TOUTONG ZHENZHI 19 JIANG
SHENJING NEIKE ZHUANJIA TAN TOUTONG

头痛诊治*19*讲
——神经内科专家谈头痛

主　编　孙　斌　孙　健
编　者　（以姓氏汉语拼音为序）
　　　　邓燕玲　丁　楠　冯学功
　　　　李华兴　孙　斌　孙　健
　　　　王诗男　吴盛各

U0363071

河南科学技术出版社
·郑州·

内容提要

　　本书以讲座方式，从不同角度讲述头痛的诱发因素、发病原因、特征、检查、诊断要点和防治措施，包含特殊类型头痛的诊断标准等。本书内容通俗易懂，图文并茂，科学性、可读性、实用性强，适合非神经科的医护人员和在校的医学生及相关患者与家属阅读参考。

图书在版编目（CIP）数据

　　头痛诊治19讲：神经内科专家谈头痛/孙斌，孙健主编.
—郑州：河南科学技术出版社，2019.10（2022.7重印）
　　ISBN 978-7-5349-9641-2

　　Ⅰ.①头…　Ⅱ.①孙…②孙…　Ⅲ.①头痛－诊疗
Ⅳ.①R741.041

　　中国版本图书馆CIP数据核字（2019）第189353号

出版发行：河南科学技术出版社
　　　　　北京名医世纪文化传媒有限公司
　　　　　地址：北京市丰台区万丰路316号万开基地B座115室　邮编：100161
　　　　　电话：010-63863186　010-63863168
策划编辑：焦　赟
文字编辑：郭春喜
责任审读：周晓洲
责任校对：龚利霞
封面设计：中通世奥
版式设计：崔刚工作室
责任印制：程晋荣
印　　刷：河南省环发印务有限公司
经　　销：全国新华书店、医学书店、网店
开　　本：850 mm×1168 mm　1/32　印张：8.5·彩页2面　字数：200千字
版　　次：2019年10月第1版　　2022年7月第2次印刷
定　　价：39.00元

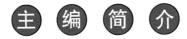

主编简介

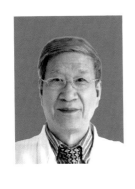

孙斌　1943 年 6 月出生,山东菏泽人。在中国人民解放军总医院神经内科任职 35 年,主任医师退休,连续从事临床诊疗工作已 50 年余。2015 年 11 月荣获中国人民解放军医学科学技术委员会神经内科学专业委员会授予的"终身成就奖",适逢从医 50 周年。对神经系统疾病诊治临床诊治经验丰富,对头痛、眩晕、周围神经病、不自主运动(尤其帕金森病等)有自己的诊治经验。1988 年 9 月曾赴意大利维罗纳大学神经病学研究所研修 1 年。2002 年当选为中华医学会神经病学分会"帕金森病及其他运动障碍学组"第一届委员。曾获国家级继续医学教育项目 5 项,省市级 2 项。撰写专业文章 100 余篇,主编《新编神经系统疾病诊疗手册》《神经系统人名病征手册》《脑血管病基础与临床》三部专著。主编科普书《脑血管病防治 200 问》《周围神经病防治 150 问》《帕金森病诊治 120 问》《帕金森病健康指南》;1993、2009 年主编《头痛防治 120 问》《头痛防治 123 问》,为金盾版畅销书。《头痛诊治 19 讲》是根据数十年的临床经验和本专业的同事们在上两本关于头痛的科普书的基础上,以讲座方式介绍头痛的防治知识,并附图注释。以科学态度、易懂语言,深入浅出地介绍给读者。希望对普及头痛防治知识能有助推作用。

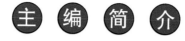

主 编 简 介

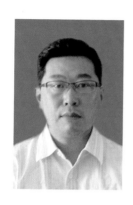

孙健 1966 年出生,副主任医师。1990 年毕业于哈尔滨医科大学,一直在三级甲等医院工作,打下坚实的理论基础和具有娴熟的手术操作技术;曾在卫生部北京医院和北京宣武医院进修学习,师从多名专家教授。临床侧重于脑血管病的内、外科治疗,对血管内介入治疗,熟练的独立完成各种类型手术,成为个人专长。平时特别关注国内、外有关头痛的各项研究进展和新动态,长期累积资料,对头痛的诊疗、预防及日常养护有独到的经验和深刻的体会。曾在央视"健康之路"栏目,省、市电视台报道和宣传普及神经介入知识,并在国内医学核心期刊发表学术论文10 余篇,作为副主编撰写《脑血管病基础与临床》专著。

前　言

　　强调防治头痛的重要性：一是因为它是各科患者常见的症状之一，几乎每个成年人都有过头痛的经历，在一般人群中头痛的发生率约为 10%；二是头痛可以长期存在、反复发生，严重地影响工作、学习，一部分头痛若能早期预防，可以不发作或减少发作；三是头痛有可能是某些严重疾病的征兆，若能及时诊治可取得满意的效果。然而，头痛的诱发因素、病因和发生机制比较复杂，故诊断和防治措施是多方面的。为此，引起国内外学者极大关注。

　　WHO 提出：偏头痛、四肢瘫痪、精神障碍和痴呆已成为危害人类最严重的慢性功能障碍性疾病。在欧美国家偏头痛的患病率为 1500/10 万～2000/10 万，发病率为 10%～15%。国际头痛学会（HIS）头痛分类委员会 1988 年首次制订了第 1 版《国际头痛分类（ICHD-1）》，于 2004 年 1 月发布修订的第 2 版《头痛疾病的国际分类（ICHD-2）》。2013 年试行版为头痛疾病（*Headache Disorders*）国际分类（第 3 版-beta 版），国内有了 ICHD-3 中文版。国际头痛协会（HIS）于 2017 年 9 月在加拿大温哥华召开了第 18 届国际头痛学术会议。这表明国际卫生组织对于头痛的研究和防治十分重视。

　　2010 年，由中华医学会疼痛学分会公布的"中国头痛流行病学调查"结果表明，中国内地 18－65 岁人群中，原发性头痛发病率为 23.8%，接近 1/4 的人群，若按第 5 次全国人口普查统计的人口总量超过 13 亿推算，大约有 3 亿多人遭受头痛困扰。其中，最常见的紧张性头痛和偏头痛分别为 10.77% 和 9.3%。我国偏头痛的患病率为 732.1/10 万，发病率为 0.06％。中国偏头痛患病率如此之低，似乎是值得庆幸的事。但国内专家于生元、李舜伟教授指出，有可能某些医师常用"神经血管性头痛""神经性头痛"等在国际头痛分类中已经废止的头痛类型。我国偏头痛的患病人数绝不会与欧美国家有如此大的差别，可能因沿用不规范的诊断用词，致使许多病例无法纳入有关统计。为了加强我国头痛领域的交流与发展，全国头面痛学术年会、全军神经内科专业头痛学术会议，已经多次召开学术会议，与全国各地头痛领域专家共同讨论头痛诊疗和预防，提高了该领域的学术水平。

我们为了宣传和普及头痛的基础知识，于 1993 年、2012 年分别出版《头痛防治 120 问》《头痛防治 123 问（第 2 版）》，多次印刷，达 32 万余册，有着良好的社会效益。由于医学及相关的现代科学有着飞跃发展，有关头痛的研究也有了长足进步，如神经影像学的发展（头颅 CT、磁共振、DSA 检查的临床应用）、电生理、神经生化和免疫学研究的进展，在流行病学调查中计算机的运用等，为研究头痛拓宽了道路，治疗方面也出现新的方法和药物。责任感在督促我们撰写《头痛诊治 19 讲》，以讲座方式较系统地介绍头痛的解剖、生理、病理、药理等，重点放在诊断和防治上。特邀冯学功（中医博士，主任医师）撰写第十九讲《中医药治疗头痛》，其余作者均为临床富有经验、热心于写作的神经内外科医师，讲述通俗易懂，有举例，有插图，增加实用性和可读性。希望本书不仅能使读者了解头痛的基本知识，有益于患者，并且对医护工作者亦具有参考价值。总之，希望本书在头痛的防治方面能起到正面的积极作用。

由于时间仓促，作者知识水平所限，书中可能有疏漏或不妥之处，恳切期望批评、指正。

孙 斌

目 录

第一讲

头痛是常见病症

王诗男

如果说"头痛是常见病症",就是非医务人员也会表示同意。流行病学调查分析结果,进一步证实这一说法是对的。

一、头痛的流行病学调查

有人报道,在 4634 名被调查的健康人中,有 64.8％的人曾发生头痛,其中 18％曾因头痛而就诊。有人统计,因头痛而来神经科门诊就诊者,高达就诊人数的 30％～40％。头痛作为神经症的主要症状而来就诊者,约占总数的 50％。

近几年,国内对于头痛做过大量的流行病学调查。结果表明,偏头痛的患病率为 179/10 万～985/10 万,男女之比为 1∶(2.6～4.0),女性患病率明显高于男性;10 岁以下患病率仅为 42.6/10 万,14 岁以下也只有 182/10 万。明显低于国外报道,国外以 1－12 岁儿童最多见,10 岁以下者占 25％。

我国内陆患病率、发病率高于沿海地区,特别是内陆高原地区显著高于沿海省市。超过 1500/10 万的地区列为高发区,包括蒙、青、藏、陕、甘、宁和鄂、湘、黔;低于 400/10 万的为低患病区,集中在沿海地区,包括冀、鲁、苏、浙、闽、沪和四川盆地。这可能与沿海多食鱼和鱼油可以降低偏头痛及鱼肝油可抗血小板活性和降脂的观点相吻合。另外,我国流行病学调查显示,偏头痛在北方内陆少一些,气候多干旱,甚至春寒,至夏末北方才出现炎热阴雨天气;而云、贵促发头痛无明显季节性则与该地区"冬无严寒、夏无酷暑"的规律极为吻合。这可以用湿热并存是促发头痛的重要因素,这也与老百姓的"闷热得头痛"的经验相一致。

综上所述,无论是流行病学调查分析结果,还是临床工作实践,都可以认为头痛是十分常见的症候。这已受到国内外医学界的广泛注意。

二、普通人眼中的"头痛"

头痛的发病人群广泛分布在青少年至中老年的各个年龄层人群中。头痛是怎么回事?上面说到头痛是一个十分常见的症候,一方面每个人在一生中都可能有过头痛的体验,或是暂时的,或是长时间的,一生中不知道头痛是什么滋味的人是很少有的;另一方面,在临床工作中,以头痛作为就诊的原因或作为伴发症状者是极为多见的,在神经科门诊中就更是常见了。

人们对头痛的感受或体验不同,不同的人对疼痛耐受程度也不一样。有的人可能很重视或者高度紧张于自己的头痛;有的人可能认为不过是"常见的头痛",并不用太紧张。事实上,头痛是由多种原因引起的,堪称是五花八门的原因,而且头痛的发病机制也比较复杂,甚至是专门治疗头痛的医师也会遇到一时难以准确判断到底是哪一种原因引起的头痛或属于哪个类型。所以单凭患者主观的臆断或者个人经验去过分紧张或抱着无所谓的态度都是不可取的。所以如果是第一次发生明显头痛不能忍受、持续性头痛而影响工作、学习与生活,或者有明确原因(如外伤、高血压、肿瘤、心脏疾病等器质性病变存在)导致的头痛,既往多次头痛未正规就诊等情况时,应该积极到正规医院就诊,医师会根据每个患者的不同情况建议做一些相关检查和查体,以最大限度明确头痛的类型和病因,以免延误病情。

三、医师眼中的"头痛"

头痛是临床上常见的一种痛觉症候。引起头痛的原因是多种多样的,超过90％的人都或轻或重地体验过头痛的滋味。由于头颅内外组织结构中的痛觉末梢(即痛觉感受器)受到某种物理的、化学的(包括某些生物化学的)或机械性刺激,产生异常的神经冲动,经感觉神经通过相应的神经传导通路,传至大脑而感知。头痛属于疼痛范畴,是人体对致痛因素的客观反应。除了个人的体验外,他人难以觉察。在现代科学研究中,生物电、生化等方面的研究,已给疼痛找到了客观指标。一切疼痛都会有两个方面的内容:一是对某种刺激的不带感情色彩的感受,该刺激的强烈程度一般要达到足以造成组织损害的程度;二是感受该刺激后做出的情感反应的程度。疼痛的强烈程度与人体感受并做出反应,在个体之间有较大的差别。换言之,对于一定程度的疼痛,有人能耐受,有人则有明显的反应。因此,头痛的轻重并不代表疾病本身的严重程度。

痛觉神经末梢在颅内各种组织结构中的分布有很大差异,所以颅内各种组织结构对疼痛刺激的敏感性不同。由此可见,头痛程度与病灶大小、部位都有密切关系。很多颅外致痛结构受刺激后,除表现为局部的疼痛外,还常常广泛地扩散和反射到颅内。许多全身性疾病也可出现头痛,所以"头痛医头"是不全面的。引起头痛的常见因素有许多,造成头痛的机制也不同,此处仅概而言之,在其他章节有详细讲述。

四、医学界重视头痛的研究、学习交流

世界卫生组织(WHO)有国际头痛协会(IHS),我国有中华医学会疼痛学分会,国际交流有英文版"头痛"期刊。由国际头痛协会主办,中国医师协会神经内科医师分会疼痛与感觉障碍专业委员会、亚洲头痛委员会(ARCH)、中华医学会疼痛学分会协办,解放军总医院神经内科承办,于2015年10月16—18日在北京解放军总医院召开了第四届"国际头痛高级培训班[International Headache Master School (HMS)]。

HMS 是由国际头痛协会主办的旨在培养头痛专家、提高全球头痛科研及临床诊疗水平、减轻全球头痛疾病负担的高级培训班,培养对象为立志于头痛专业并有一定基础的神经内科中青年医师。前三届会议分别在巴西、日本、印度举办,学员通过学习交流对头痛机制、诊断及防治有了更深了解,并且极大开阔了视野。本届学习班也将秉承既往培训方式,培训之前施行准入制,对于头痛相关基本知识经考核通过才能入班,全部培训内容均由国际头痛协会主席及理事授课,培训结束经考核合格将授予由国际头痛协会统一颁发的培训证书。诚邀了立志于头痛专业的中青年医师积极参加。大会主席:David W. Dodick, Alan Rapoport, Fumihiko Sakai;组织委员会主席:于生元;执行主席:万琪、李焰生、周冀英、刘若卓。

五、头痛给患者带来的危害

(1)痛苦的体验,心情不爽,情绪低落,影响工作、学习和参与正常活动。

(2)即便是非器质性疾病的头痛如偏头痛,长时期头痛伴随于患者,必定影响工作、学习与生活;功能性疾病引起的长期头痛,常伴有情绪异常,如烦躁、易怒、焦虑、抑郁和睡眠异常;其次,因影响工作和休息,导致工作、学习能力下降、生活质量下降,整天无精打采、身心疲惫;严重者会出现自杀念头,"只有一死才能解脱头痛"。

(3)头痛可能由于颅脑器质性疾病所致,如脑肿瘤(良性、恶性、转移瘤),颅内血肿,脑卒中,颅内感染等疾病。头痛可能是早期症状,将进一步发展严重者可以引起致残,甚至危及生命。

(4)头痛有可能是全身性疾病的一部分,如高血压、风湿热、血液系统疾病、慢性肾功能不全、慢性中毒性疾病、贫血等。

(5)近 30 年来,人们随着对抑郁、焦虑的认知有大幅提高,而对神经症的头痛认识也更加深入,既往认为神经性头痛属于功能问题、"思想问题"。目前应用抗抑郁药治疗,有效性明显提高,说明它与神经介质代谢有关。

因此,正确认识头痛、了解头痛,注意头痛的部位、性质,疼痛发作频次,持续时间,伴随症状,诱发、加重及缓解因素,找出头痛的相关因素(如心理背景),对每一位头痛患者都是非常重要的。患者学会准确地描述头痛,对于就医很有帮助,有助于及时、准确地和医师交流自己疾病的情况,使医师能快速、准确地明确诊断、尽快帮助自己解除头痛的困扰;同时要树立战胜头痛的信心,学会控制头痛的发作和加重,而不必被动地忍受头痛的折磨。

总之,头痛很常见,非器质性疾病的头痛影响工作、学习与生活;器质性疾病所致头痛发展严重者可以引起致残,甚至危及生命。为此,头痛属于信号性症状,务必引起重视、就医治疗。

第二讲

诉说头痛有要领

吴盛各

头痛(headache)是临床上很常见的一种痛觉症候,几乎每个成年人都可能或轻或重地体验过头痛的滋味,一生中不知道头痛是什么滋味的人是很少有的。但是如何诉说头痛的滋味、从哪方面诉说,特别是就诊时如何向医师正确地诉说头痛,使医师听完后对你的头痛有更加清晰的了解,更加容易做出正确的诊断和合理的治疗,这应该是重要的环节。长期头痛,经历多家医院医治,已经服药很多,但许多人不能很好地叙述病情。那么,应该从几个方面来讲述头痛呢? 注意讲述:头痛的部位、性质、程度或强度、起病方式及持续时间、诱发因素、缓解方法及伴随症状等。患者对自己的头痛叙述良好,则为正确诊断奠定基础。下面教你如何从这六个方面去诉说头痛。

一、头痛的部位

从解剖学上来看,头部的神经和血管分布有一定规律性,也是人们所共有的规律。当然,它们具有多级分支,当某一个或几个分支有了病变或受到损害时,就可以首先出现相应部位的头痛。传导头部痛觉主要由三叉神经、颈神经$_{1-3}$和舌咽神经、迷走神经,称为一级神经元;二级神经元包括上部颈髓后角灰质和脑干内的三叉神经感觉核。经脊髓丘脑束和三叉神经丘系,传导至丘脑后腹核,在此交换神经元(三级神经元),然后投射到大脑皮质中央后回感觉区(3、1、2区)而被感知。如果一侧三叉神经第一支分布区有病变,则疼痛主要位于病变侧的相应神经分布区。通常由颅外病变引起的头痛多与病变侧相一致,或位于病灶附近,常见的眼源性、耳源性、鼻源性和牙源性头痛,疼痛部位大多与这些器官相连。例如,青光眼引起的头痛,多位于眼周围或眼睛上部(额眶部)。如一侧枕大神经病变时,疼痛主要位于该侧枕颈部。然而,颅内病变或脑深部病变时,头痛部位与病变部位不一定完全相一致。例如,小脑幕以上的病变,头痛多位于病变同侧,以额部为主,多向颞部放散。小脑幕以下病变(占位性病变多见),头痛多位于后枕部。垂体瘤或蝶鞍附近的肿瘤所引起的头痛,多发生于双颞部(太阳穴附近)。颅内的感染、出血性病变(如脑膜炎、蛛网膜下腔出血等)和颅外感染性疾病多为全头痛,多呈弥散性,很少呈放散性。颈肌纤维组织炎时,头痛主要位于枕颈部,且与头颈活动有密切关系。作为患者向医师提供头痛的具体部位、性质、持续时间和关联因素等,患者必须仔细体会、回顾,因为这些是靠患者提供的内容,对诊治头痛会有很大的帮助。

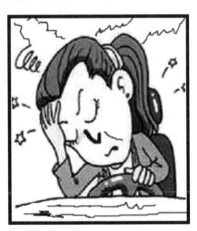

二、头痛的性质

头痛是患者对致痛因素的客观反应,凭借健全的感觉系统而体验。医师需依靠患者生动形象的叙述才能得知其疼痛的具体滋味。有学者说:"疼痛是通过个体经验而得以了解,通过例证而被描述的。"头痛在每个患者身上表现有所不同,有时患者也很难说清楚疼痛的具体滋味,常常辅以形象的手势或比喻。根据众多患者的重复和经验,可把头痛的性质归纳如下。

1. **胀痛** 为一种钝性疼痛,多呈持续性全头痛,疼痛的同时伴有头脑胀大感或伴以头昏、头沉。常见于神经症引起的头痛、普通型偏头痛、脑积水、高血压、脑慢性缺血、头部外伤后及头部器官疾病所致的头痛等。

2. **钝痛** 痛势缓慢,呈持续性,是多种疼痛的概括(如胀痛、紧压痛等),多见于慢性疾病所致的头痛,系由不敏感的致痛组织所致。

3. **搏动性痛(或跳痛)** 疼痛呈规则的搏动性,与心跳或脉搏相一致。常见于各型偏头痛及感染、中毒、中暑、缺氧、早期高血压、动-静脉漏,以及头部器官疾病等所致的头痛。

4. **紧压痛** 头痛伴有束紧感、压迫感。疼痛强度弱,持续时间长,见于肌紧张性头痛、神经症头痛、颈性头痛等。

5. **锥痛、钻痛、刺痛** 在持续性隐痛的背景下出现的尖锐的、不连续的快速短暂的疼痛,重者如锥,轻者如刺。多见于偏头痛、神经症、脑神经痛等。

6. **灼痛** 为伴有灼热感的尖锐疼痛,疼痛强度较强。见于三叉神经痛、偏头痛、神经症、带状疱疹引起的神经痛。

7. **牵掣痛** 头痛连及周围组织,如有牵拉则加重,甚至有抽动样痛。见于肌紧张性头痛、占位病变所致的压迫性头痛、急性颞颌关节炎等。

8. **刀割样痛** 系尖锐连续性剧痛,似刀割样,呈持续性疼痛阵发性加剧。见于蛛网膜下腔出血、急性脑膜炎等疾病之早期。

9. **电击样痛** 为短促而剧烈的锐利疼痛,持续时间为数秒至数分钟不等。主要见于神经痛,如三叉神经痛、舌咽神经痛、枕大神经痛等。

10. **捶打痛** 为一种不连续的、似重物敲打一样的钝性疼痛。较搏动性头痛之频率为慢,疼痛程度更重。见于高血压性头痛、月经期头痛、偏头痛等。

11. **炸裂样剧痛** 系连续性爆炸样剧痛,疼痛强度强烈,持续时间较长,可伴有恶心、呕吐、发热。见于颅内压急剧增高(如颅内肿瘤卒中)、癌性脑膜炎、蛛网膜下腔出血、急性脑膜炎、颅脑外伤后意识清醒而有颅内出血或形成血肿等。

总之,头痛的性质就是患者对头痛滋味的一种个人体验及描述。对头痛性质的描述与患者的年龄、经历、文化素养、职业、精神情绪和社会背景有关。但能准确地向医师描述头痛的性质,对头痛的诊治会有很大的帮助。

三、头痛的程度或强度

"痛阈"是研究疼痛的专业名词。众所周知,非常轻微的弱刺激不引起痛觉。当刺激强度逐渐加大,到一定程度会出现疼痛。"痛阈"是指引起疼痛的最低刺激量。例如,拿一个 100ml 的水杯,给它灌水,当注入 99ml 水时不会外溢,100ml 就是个"阈值"。若继续加水,当注入 101ml 就会溢出。人在生理情况下,对痛阈下的微弱刺激不会产生痛感,但当刺激强度加大,强度超越痛阈时,若再增加强度就产生疼痛,就像水由杯内外溢一样。当然,痛阈的问题要比杯子装水复杂得多。痛阈因人而异,且受多种因素影响,如年龄、性别、性格、心理状态及致痛刺激的性质等,对痛阈的影响较大。头痛的程度(强度)与"痛阈"及头痛刺激的强度有关。

临床上,有些疼痛是由伤害性刺激引起的,有些疼痛则其刺激因素不明确。痛阈降低会使人对疼痛的敏感性提高,正常的刺激(如体内生理范围内的改变)亦可出现疼痛感觉,包括头痛不适。久而久之,会引起情绪改变和体内的功能紊乱,导致血管痉挛、肌肉持续性收缩,从而又会出现血管源性头痛和肌紧张性头痛,给人体带来痛苦。痛阈升高,则对于超出生理痛阈的刺激,亦不能感知疼痛或反应延迟,致使养"痛"成患,对疾病不能早期发现、早期诊断,丧失早期治疗的机会。

总之,痛阈的升高或降低,对人体都是不利的。同样的道理,在"痛阈"相同的情况下,头痛刺激的强度越强,引起头痛的程度(强度)越厉害。通常剧烈头痛使患者难于入睡或使之痛醒,常提示器质性病变,但是头痛程度并不总是与疾病的严重性一致。临床最剧烈的头痛见于偏头痛、三叉神经痛、颅内动脉瘤破裂、脑膜刺激征和严重的颅内压增高等。所以,头痛程度严重时必须尽快就医,以免耽误病情。

头痛的严重程度的描述:按起病快慢分为急性头痛、亚急性头痛、慢性头痛和发作性头痛。①轻度头痛,仍可坚持工作、学习,不影响睡眠。常由于过度劳累、紧张、受凉、睡眠少等原因引起。经过休息、充足的睡眠即会消失,不大引起人们的重视。②中度头痛,对工作、学习有影响,注意力不集中,影响情绪,对睡眠影响不大。常由某些疾病引起的头痛,经过休息也不能恢复,应该引起我们的重视。头痛产生的原因十分复杂,有颅内的、颅外的;有头颅局部的,也有全身性的;也有极个别情况一时找不到头痛的病因。③重度头痛,不能坚持工作、学习,影响睡眠或伴随恶心、呕吐。多见于颅内感染性疾病、脑外伤、颅内占位病变、高血压、偏头痛和丛集性头痛等。急性青光眼可以有剧烈头痛,伴眼眶痛,视力锐减,呕吐。

四、头痛的起病方式及持续时间

临床上会经常遇到一部分头痛患者病程已数年、十几年,反复发作;另一部分是患头痛数日或数周不愈;还有刚发生的头痛,急而重,已持续数分钟、数十分钟等。头痛病程之长短在头痛的诊治中具有意义,故应仔细观察和询问。头痛若发生快(以分钟计算),且呈持续性,既往无类似发作,又伴有部分体征者,常见于动脉瘤或血管畸形等所致的颅内出血;但是,虽然头痛发生快,但持续时间短而无体征,又是反复多次发作者,多见于偏头痛。慢性持续性头痛,以器质性病变引起者居多,往往伴有神经系统局灶性体征,如脑瘤、颅内血肿、颅内压增高等,常呈持续性、进展性头痛,也可伴有可长可短的缓解期。功能性头痛多反复发作,持续时间短,常伴精神因素,头昏头沉,睡眠障碍,情绪波动,对症治疗即愈。持续数日者,可见于耳源性、鼻(包括鼻旁窦)源性、牙源性头痛,或腰穿后引流性头痛;神经症性头痛可呈连续性,或轻或重,连绵不断数月、数年,常伴精神因素,睡眠障碍,情绪波动,或与体内外多种因素变化有关,多数有心理背景。头痛的病程长短与病情轻重或预后有一定关系,但又不是平行相关,要视具体病因而论。神经症性头痛,尽管头痛病程很长,但其后果并不严重,预后良好。蛛网膜下腔出血所致的头痛,尽管头痛发生时间短,但病情却较重,预后也相对险恶。

五、头痛的诱因及缓解措施

初次发生头痛的患者体会不多,而反复发作的患者经历一段时间后,对头痛的诱因和缓解方法总会有一些经验和体会。头痛的诱因指诱发头痛发作或使头痛加重的原因,如已知精神紧张及月经等因素可使各类型头痛加重;紧张型头痛的患者,家庭、工作单位和学校的工作疲劳和精神紧张可能为诱发因素;可因食用巧克力和冰激凌而诱发偏头痛;进食、吞咽、讲话、洗脸、刷牙等动作可以诱发三叉神经痛及舌咽神经痛,神经痛特有的触发点被称为"扳机点(The trigger point)";用力时头痛加重为血管性头痛、颅内感染性头痛、脑肿瘤头痛和颅内高压头痛的特点,并在咳嗽、喷嚏、大笑、摇头、俯首、弯腰时头痛加剧。

头痛的缓解因素是指能使头痛缓解的某些措施或因素,如在偏头痛发作时使室内变暗、压迫颞动脉及冷敷可防止动脉扩张,头痛可减轻;紧张型头痛时,休息、入睡前沐浴及按摩能使头痛缓解;低颅压头痛在卧床时减轻或消失,直立时加重;丛集性头痛直立位可缓解;颅外动脉扩张性头痛在压迫颈总动脉或颞动脉时可减轻。神经症性头痛与情绪的变化、月经期有密切关系。

总之,患者如果能准确客观地向医师描述头痛的诱因及缓解因素,可以为医师准确地判断头痛类型提供可靠的依据,有助于制订正确的治疗方案。

六、头痛的伴随症状

引起头痛的病因复杂,头痛发作常有神经、体液因素参与并受精神情绪的影响。因此,头痛伴随症状是多种多样的。不过这些伴随症状并非随便出现,而是根据引起头痛的病因产生的。临床上常见的伴随症状多与下列各系统有关。

1. 视觉系统　视力减退、偏盲、复视、流泪、眼冒金星、畏光、结膜充血及眼肌麻痹。

2. 嗅及听系统　鼻塞、流涕、喷嚏、听力下降、眼球震颤、眩晕、共济失调。

3. 自主神经系统　面色潮红或苍白、出冷汗、血压波动、心悸、乏力、恶心、呕吐、腹泻。

4. 中枢神经系统　意识障碍、感觉减退、失语、癫痫、肢体瘫痪、尿便失禁、颈强。

5. 精神情绪变化　记忆减退、烦躁、失眠、注意力不集中和行为异常,如不说话而小声呻吟;也有高声呼喊者,引起关注。

6. 全身反应　疲劳、发热、食欲减退、消瘦。

7. 情绪低落或高声呼喊的异常行为　在头痛时常伴有情绪低落而不说话或只是小声呻吟、耳语,如炸裂样剧痛伴有颅内高压时,这可能由于说话的振动可使疼痛加剧,耳语可以减轻头痛;但也有高声呼喊者,在呼喊时呼出更多的二氧化碳(CO_2)而使脑血管收缩、降低颅内压,减轻头痛。"情绪低落或高声呼喊"都可以表示炸裂样剧烈的头痛。

"小声呻吟、耳语"和"高声呼喊'"这两种情况都有典型病例,已经 20 年前的病例,但给作者留下深刻的印象。

例 1,男性,32 岁,工程师。双手抱头走进急诊室,面色苍白,爱人代诉,突然炸裂样剧烈头痛、呕吐 2 次,问患者为什么不说话?患者耳语告诉医师,说话时的振动头痛更明显。检查后诊断为蛛网膜下腔出血。

例 2,女性,62 岁,农民,文盲。高声呼喊:"哎呀,头痛啊——哎呀,活不了啦——哎呀……"医师的问话不答。陪人代诉,患者剧烈头痛、呕吐多次 1 月余,并逐渐加剧,持续性炸裂样剧烈头痛,每天昼夜呼喊不停。检查后诊断为转移性癌性脑膜炎(病)。

上述症状不一定全部出现,不过某一系统症状较多时,常提示头痛与该系统的病变有关。对于自主神经系统的伴随症状,无论是功能性还是器质性头痛都可能出现,故有时询问伴随症状有助于其病因诊断。

第三讲

头部哪些结构能引起头痛

孙　健

这一讲是从现代科学的角度,沿着解剖学、生理学的线路来阐述头痛是如何产生、被患者感知的。头痛的病因与发病机制非常复杂,但主要是由颅脑内、外的痛觉感受器受到刺激,经痛觉传导通路向上传到大脑皮质而引起感知的。颅内、外各种组织结构对疼痛的敏感性有很大差别。对疼痛敏感的主要是硬脑膜、大血管和部分脑神经。为了便于理解疼痛与头痛,同时介绍一些神经介质的基础知识,以及对疼痛的某些研究。

一、头痛解剖生理学基础

1. 颅脑内结构

(1)硬脑膜:硬脑膜对疼痛的敏感程度因部位而异。对于硬脑膜哪些部位的痛觉敏感与否,20世纪40年代已有许多研究,当然后来又有补充报道。①颅脑顶部的硬脑膜,在硬脑膜动脉两旁5mm以内的部分和静脉窦的边缘部分对痛觉敏感,其余部分痛觉迟钝。上矢状窦前1/3痛觉迟钝,越向后则痛敏感度越高。②颅底部硬脑膜对痛感也比较敏锐。③前颅凹底硬脑膜,以嗅球窝筛板处最敏感,其次是蝶骨小翼上面和蝶鞍背部的硬脑膜,而眶面硬脑膜痛觉最迟钝。前颅凹硬脑膜的疼痛,体表投射部位是在眼眶周围。④中颅凹底硬脑膜的痛感比较迟钝,仅在沿着硬脑膜中动脉及其分支的周围、蝶鞍隔膜的部分痛感敏锐。中颅凹的疼痛向眼眶后和颞部放散,如垂体瘤常伴颞部头痛。⑤后颅凹底部沿横窦、乙状窦两旁的硬脑膜痛感敏锐,而覆盖小脑半球部分的硬脑膜无痛感。枕大孔区硬脑膜有痛感,大脑镰和下矢状窦的痛觉感受性低。后颅凹的疼痛向耳后及枕部放散。

(2)血管:颅内动脉的痛觉相对敏感,而静脉与静脉窦则多无痛感。脑底部的动脉环(Willis 环)及与该动脉环相连接脑动脉的近端部分、椎-基底动脉主干均有痛感。大脑的静脉多无痛觉感受,仅在它们与静脉窦相接的数毫米处有痛感。大静脉窦及其来自脑表现的静脉属支的痛感。

(3)部分脑神经及神经根:如三叉神经(Ⅴ)、面神经(Ⅶ)、舌咽神经(Ⅸ)和迷走神经(Ⅹ),在颅内的神经根部受到刺激和牵扯时会出现痛感,而另一些纯运动脑神经则无痛觉感受。最主要的是三叉神经,它包含来自颅内敏感组织的痛觉通路,尤其位于小脑幕上的组织;舌咽、迷走神经含有小脑幕下组织的痛觉通路,而进一步传入至三叉神经核,可见颅内痛觉的感知、传导主要通过三叉神经丘系至丘脑。舌咽、迷走神经产生的疼痛在体表主要位于顶枕部。脊神经颈$_{1-3}$参与头颈部痛觉传导,有人认为颈$_1$(C_1)无感觉神经根。枕神经从大到小依次是枕大神经、枕小神经、第 3枕神经和枕下神经,主要由颈$_{2-3}$(C_{2-3})参与传入痛觉。枕小神经来自颈$_{2-3}$神经的前支,纯感觉。而耳颞神经则是三叉神经下颌支的一部分。常见的枕神经痛即为枕大神经、枕小神经、枕下神经和第 3 枕神经痛的总称。

(4)脑实质:是指大脑半球、脑干、小脑。脑实质、室管膜、脉络丛都是无痛感的组织。但部分脑白质和脑灰质是疼痛的传导纤维和疼痛高级中枢,如丘脑及顶叶大脑皮质(中央后回),一旦受损则可造成对侧肢体痛觉丧失或者痛觉过度或自发性疼痛。另外,还包括部分脑神经及神经根,如上所述。

2. 颅脑以外结构　是指头颈部软组织,如头皮及皮下组织、肌肉、帽状腱膜、骨膜;头颅的附属器官和组织,如眼、耳、牙齿、鼻窦、口咽部和鼻腔黏膜,以及血管、末梢神经等均对疼痛较为敏感,其中以颅外的动脉、肌肉和末梢神经最为敏感。因此,这些组织结构的病变是引起头痛的常见原因,分述如下。

(1)颅外肌肉:头颈部肌肉持续性收缩和血流受阻,造成各种代谢产物蓄积,释放出"致痛物质",可产生头痛,如肌紧张性头痛最为常见。常引起头痛的头颈部肌肉有:位于头部两侧颞窝内的颞肌,位于颈部深层的头半棘肌、头最长肌、颈髂肋肌及枕下肌群(头上、下斜肌,头后大、小直肌),其次还有颈部中层的头、颈夹肌,浅层的斜方肌、肩胛提肌和菱形肌等。

(2)血管(主要指动脉):颅外动脉受机械刺激即可产生疼痛。任何原因所致的动脉扩张、扭曲、牵拉和搏动振幅加大,均能引起该血管所在范围内的搏动性疼痛,是血管源性头痛的基础。头面部有非常丰富的动脉分布,主要来自颈外动脉及其分支,如颞浅动脉、枕动脉和耳后动脉等;来自颈内动脉者仅是几个小分支,供血到眼内眦部、鼻背及颧部。颅外静脉与同名动脉伴行,对痛觉迟钝。

(3)部分神经末梢:颅外末梢神经是指额部的滑车上神经、眶上神经(属于三叉神经第 1 支的分支),颞部的耳颞神经(属于三叉神经第 3 支),顶枕部有枕大神经、枕小神经和耳大神经(属于脊神经上颈丛的分支,由颈$_{1-3}$神经感觉根组成)。这些末梢神经对疼痛十分敏感,若受到刺激可产生深部放射痛,常被患者感觉为头痛。长期的神经痛还可引起颅外肌肉的持续性收缩,产生继发性肌肉收缩性头痛。

(4)头颅骨膜:颅底部骨膜对疼痛敏感,而顶部的骨膜对痛感迟钝。头骨、板障静脉及导血管无痛感。此外,颞颌关节炎可引起单侧或双侧头痛,尤其老年人多见。

二、头痛的形成和传导

头痛与全身疼痛产生的机制类同,颅脑内、外的痛敏组织本身病变或者受到炎症、外伤、肿瘤压迫等刺激,产生疼痛信号,经痛觉传导通路向中枢传导,最终到大脑皮质,经皮质综合分析而感知疼痛并做出相应的反应。其顺序如下:致痛刺激因素→感受器→传入神经纤维→脊髓后角灰质→脊髓丘脑束(包括三叉神经丘系)→丘脑→大脑皮质。

痛觉是有机体受到伤害性刺激所产生的感觉,有重要的生物学意义。它是有机体内部的警戒系统,能引起防御性反应,具有保护作用。但是强烈的疼痛会引起机体生理功能的紊乱,甚至休克。痛觉可分为皮肤痛,来自肌肉、肌腱和关节的深部痛和内脏痛,它们各有特点。痛觉达到一定程度,通常可伴有某种生理变化和不愉快的情绪反应。人的痛觉或痛反应有较大的个别差异。有人痛感受性低,有人则高。痛觉较大的个别差异与产生痛觉的心理因素有很大关系。痛觉在民族、性别、年龄方面也存在着一定的差异。影响痛觉的心理因素主要是注意力、态度、意志、个人经验、情绪等。

与其他感觉相比,痛觉有其特殊的属性。它的出现总是伴随着其他一种或多种感觉,如刺痛、灼痛、胀痛、撕裂痛、绞痛等。换言之,痛是和其他感觉糅合在一起,组成的一种复合感觉。其次,痛觉往往伴有强烈的情绪反应,如恐怖、紧张不安等。此外,痛觉还具有"经验"的属性。同样一个伤害性刺激,对不同的人员,可以产生在程度上甚至性质上差别很大的痛感觉。这是由于各个人的生活经验不同所造成的。例如,有人观察到:前线的伤员对于伤口并不感到十分痛,而当注射针刺入他们的皮肤时却大声呼痛;而另一些久病的人,则对于针刺注射并不在意。

按疼痛性质可以大致分为3类:①刺痛,又称快痛或第1痛。其特点是感觉鲜明,定位明确,感觉迅速产生又迅速消失,引起较弱的情绪变化。②灼痛,又称慢痛或第2痛。它表现为痛觉缓慢地加剧,呈烧灼感,定位较差,持续时间较久,感觉难以忍受,常伴有较强的情绪反应。③内脏痛和躯体深部痛,多半是酸痛、胀痛、绞痛等。有时很难描述,感觉定位很差,可引起强的情绪变化和内脏、躯体反应,如恶心等。

痛觉感受器是感受疼痛刺激的最前缘的神经结构。而是否有专门感受痛的痛感受器的问题,长期是个有争议的问题。直到 20 世纪 70 年代初期,神经生理学家记录了大量单个神经纤维的传入放电。他们看到有相当数量的传入神经纤维只有当给予皮肤伤害性刺激时才发生放电反应,说明这些传入纤维外周端末梢所形成的感受器是专一的痛感受器。

1. 分类

(1)Aδ 纤维-机械-痛感受器:Aδ 纤维是一种细的有髓鞘神经纤维。这种感受器是 Aδ 纤维的外周端末梢形成的,对伤害性机械刺激发生反应,而热痛刺激、冷痛刺激、酸、缓激肽均不能引起反应。

(2)C 纤维-机械-痛感受器:C 纤维是无髓鞘神经纤维。这种感受器是 C 纤维的末梢形成的,对不同刺激的反应和 Aδ 类一样。

(3)C 纤维-热-机械-痛感受器:它对伤害性机械刺激、热痛刺激、酸均发生反应,对冷痛刺激则仅发生弱反应,对常温变化无反应。

(4)C 纤维-冷-机械-痛感受器:它对伤害性机械刺激、冷痛刺激发生反应,对酸和热痛刺激无反应,对常温变化也无反应。

一般认为,感受伤害性刺激的感受器是一种游离神经末梢,是一些没有形成特殊结构的感受器。在皮肤、肌肉和血管壁上都分布有大量的游离神经末梢。其中估计有相当部分是感受痛觉的。

一般认为,传导痛觉冲动的神经纤维是较细的神经纤维,包括 Aδ 纤维和 C 纤维。Aδ 纤维传导快痛,C 纤维传导慢痛。但这两种纤维中有相当数量是传导非痛觉冲动的(如触觉、温觉等),只有一部分是传导痛觉冲动的。如果通过皮肤给人的皮下神经干以电刺激,在只兴奋较粗的神经纤维时不引起痛觉;当刺激强度达到兴奋 Aδ 纤维时,就产生明显的刺痛;达到兴奋 C 纤维的强度时,引起难于忍受的疼痛。

2. 致痛物质　在动物和人体实验中观察到,将某些物质(如 K^+、H^+、组织胺、5-羟色胺、缓激肽、前列腺素等)涂在暴露的游离神经末梢上均可引起痛觉反应,这些物质称为"致痛物质"。由此设想,在伤害性刺激作用下,组织损伤并释放出某些致痛物质,然后作用于感觉神经末梢,引起痛觉传入冲动。疼痛信号将由 Aδ 类痛觉感受器快速传导,接着是缓慢延续的缓和疼痛,由较慢的 C 纤维传导,前者传导速度快,定位精确,使机体做出速反应,称为特异传导通路;后者传导速度慢且定位差,主要引起消极的情绪反应,称为非特异传导通路。

(1)目前已知的致痛物质

①乙酰胆碱(Acetylcholine,AC):中枢胆碱能系统参与镇痛。其作用不能被阿片受体所拮抗。

②去甲肾上腺素(Norepinephrine,NE):脑内通过 $α_1$ 拮抗吗啡镇痛;脊髓内参与初级传入调控,发挥镇痛效应。

③多巴胺(Dopamine,DA):具有抗镇痛作用。

④5-羟色胺(Serotonin,5-HT):外周围致痛剂,脑内具有镇痛作用。提高中枢神经系统内 5-HT 能系统功能,可增强吗啡镇痛效应。

⑤γ-氨基丁酸(Gamma-aminobutyric acid,GABA):抑制性氨基酸,脑内 GABA 受体激动时产生镇痛效应。值得注意的是,当 GABA 系统功能降低时,反而增强针刺镇痛效果。

⑥组胺(Histamine,HA):脑血管内含量增高时可致头痛,在外周为致痛物质。

⑦前列腺素(Prostaglandins,PG):可增强组胺、5-HT、缓激肽等止痛物质的作用,引起痛觉过敏。

⑧阿片肽(Opioid peptides,OP)及 P 物质(Substance P)。

⑨其他:缓激肽及其同类的多肽类、K^+、H^+、酸性产物等。

(2)感受器:是指感觉神经及其终末感受部分,统称为感受器。研究发现,感受器具有特异性生理功能,如机械能伤害感受器、热伤害感受器、多应伤害感受器(即可对一种以上的伤害性刺激发生反应)。感受器分布很广,皮肤、黏膜、肌肉、关节、血管、硬脑膜和内脏均有感受器分布。

(3)传入神经纤维:就是负责将感受的信息传入至大脑。头部痛觉的传导主要由三叉神经、面神经、舌咽神经、迷走神经和第1—3颈神经,称为一级神经元;二级神经元包括上颈髓后角灰质和脑干内的三叉神经感觉核,经脊髓丘脑束和三叉神经丘系,传导至丘脑后腹核,在此交换神经元(三级神经元),然后投射到大脑皮质感觉区(中央后回 3、1、2 区)而被感知。

痛觉传入纤维进入脊髓后,在脊髓后角更换神经元并发出纤维交叉到双侧,再经脊髓丘脑侧束上行抵达丘脑腹下核,转而向皮质体表感觉区投射。研究发现,在脊髓中存在着 6 条传导痛觉的通路(新脊丘束、旧脊丘束、脊网束、脊颈束、脊索、灰质神经元链)。此外,痛觉传入冲动还在脊髓内弥散上行,沿脊髓网状纤维、脊髓中脑纤维和脊髓丘脑内侧部纤维,抵达脑干网状结构、丘脑内侧部和边缘系统,引起痛的情绪反应。

三、头痛信息的调控

痛觉和其他感觉相比,有其特殊性。首先,痛觉本身就具有多样性,如刺痛、灼痛、胀痛、撕裂痛、绞痛等。其次,痛觉往往伴有强烈的情绪反应,如恐惧、紧张、烦躁不安等。此外,痛觉还具有"记忆"的属性,如看见或想起"打针",就有针扎感的痛觉回忆。同样一个伤害性刺激,对不同的人员,可以产生在程度上甚至性质上差别很大的痛感觉。各种能引起疼痛的刺激,在其刺激强度非常微弱时,并不令人感觉疼痛;当刺激达到一定强度时才感到疼痛。所谓"痛阈(pain threshold)"是指引起疼痛的最低刺激量。人在生理情况下,对痛阈下的微弱刺激不产生痛感,当刺激加大到一定强度时,若再增加强度就产生疼痛,就像水由瓶内外溢一样。当然,痛阈的问题要比瓶子装水复杂得多。

"痛阈"因人而异,且受多种因素影响,如年龄、性别、性格、文化背景、心理状态及致痛刺激的性质、强度等,对痛阈的影响较大。影响痛觉的心理因素主要是注意力、态度、意志、个人经验、情绪等。临床上,有些疼痛是由伤害性刺激引起的,有些疼痛则其刺激因素不明确。痛阈降低会使人对疼痛的敏感性提高,正常的刺激(如体内生理范围内的改变)亦可出现疼痛感觉,包括头痛不适。久而久之,会引起情绪改变和体内的功能紊乱,导致血管痉挛、肌肉持续性收缩,从而又会出现血管源性头痛和肌紧张性头痛,给人体带来痛苦。痛阈升高,则对于超出生理痛阈的刺激,亦不能感受疼痛或反应延迟,致使养"痛"成患,对疾病不能早期发现、早期诊断,丧失早期治疗的机会。总之,痛阈的升高或降低,对人体都是不利的。

疼痛的信息先是传到丘脑(是大脑皮质下管理各种感觉的高级中枢),而后感觉信息才到达大脑皮质。大脑是如何处理各种感觉信息的呢?迄今,人们已经了解许多,但还未完全清楚。人类大脑皮质中央后回(3、1、2区)是感觉区,但并没有发现大脑中哪一部分是疼痛中枢。对极少见的顽固性疼痛,若能找到某个"疼痛中枢"便可有对付的措施。脑内与痛觉有关的神经通路也是很弥散的,这是痛觉特殊的地方。

某些研究结果让科学家们认为,大脑也可以影响疼痛知觉。从受创伤部位传来的疼痛最终消失,或者减缓或降低其强度。如果有意识地转移注意力,不去想疼痛,那么它也将不那么明显。实验证明,服用安慰剂而非真正的止痛药的患者,也会使部分人的疼痛缓解或者消失。这表明大脑影响疼痛的神经通路肯定存在。这一下行性的痛觉调整通路始于皮质感觉区(从此传至丘脑)与下丘脑。丘脑神经元下行至中脑。在那里,它们激活位于延髓和脊髓的下行神经通路,并且抑制上行的神经信号。这就引起了疼痛的减缓如失痛症(analgesia)。研究比较清楚的痛觉调控通路主要有四大系。

(1)脑干下行抑制系统:中央导水管周围灰质(PAG)——延髓头端腹内侧核群(RVM)——脊髓后角/三叉神经脊束核通路。

(2)中脑边缘镇痛回路:PAG-伏核——杏仁核——缰核——PAG。

(3)大脑皮质下行抑制通路:皮质体感Ⅱ区——伏核/缰核——中缝大核(NRM)——脊髓后角通路;皮质体感Ⅱ区——运动皮质——丘脑髓板内核群通路;皮质体感Ⅰ区——尾核——丘脑束旁核通路。

(4)下丘脑弓状核(ARH)痛觉调制通路:ARH——中缝背核——蓝斑——PAG通路。

下行性痛觉调整系统发挥正常功能的主要为去甲肾上腺素能神经元、5-羟色胺能神经元和内源性阿片肽、γ-氨基丁酸、生长抑素等神经元与神经介质参与。

四、"神经递质"概说

神经递质,又名神经介质,在化学突触传递中担当信使的特定化学物质,简称递质。神经元之间的信息传递是突触传递,是通过突触前膜释放化学递质来完成的(非突触性化学传递的情况也是如此)。随着神经生物学的发展,陆续在神经系统中发现了大量神经活性物质。因此,神经介质这个家族迅速扩大。

在神经系统内存在许多化学物质,并不都是神经递质,只有符合或基本符合以下条件的化学物质才能认定它是神经递质。一个化学物质被确认为"神经递质"应符合以下条件:①在突触前神经元内具有全盛递质的前体物质和合成酶系,能够合成这一递质;②递质贮存于突触小泡以防止被胞质内其他酶系所破坏,当兴奋冲动抵达神经末梢时,小泡内递质能释放入突触间隙;③递质通过突触间隙作用于突触后膜的特殊受体,发挥其生理作用,用电生理微电泳方法将递质离子施加到神经元或效应细胞旁,以模拟递质释放过程能引致相同的生理效应;④存在使这一递质失活的酶或其他环节(摄取回收);⑤用递质拟似剂或受体阻断药能加强或阻断这一递质的突触传递作用。关于神经递质,首先是在外周迷走神经对心脏抑制作用的环节上发现的。介绍几种常提及的神经递质,如下。

1. 乙酰胆碱(ACH)　脊椎动物骨骼肌神经-肌肉接头、某些低等动物如软体、环节和扁形动物等的运动肌接头等,都是以乙酰胆碱为兴奋性递质。ACH 不足或与受体结合障碍,就会出现肌无力现象。脊椎动物副交感神经与效应器之间的递质也是乙酰胆碱,但有的是兴奋性的(如在消化道),有的是抑制性的(如在心肌)。1932 年,中国生理学家张锡钧和 J. H. 加德姆创始的以蛙腹直肌标本定量测定乙酰胆碱的方法,对后来研究乙酰胆碱起了重大作用,至今仍有应用价值。它是被人们认识最早的神经递质。

2. 儿茶酚胺(CA)类　这类递质包括去甲肾上腺素(NE)、肾上腺素(adrenaline,AD)和多巴胺(DA)。交感神经节细胞与效应器之间的接头是以去甲肾上腺素为递质。主要生理作用是兴奋血管的 α 受体,使血管收缩,主要是小动脉和小静脉收缩,表现在皮肤和黏膜比较明显;其次是肾脏的血管收缩。此外,脑、肝、肠系膜、骨骼肌血管都有收缩作用;对心脏冠状血管有舒张作用,这是因为心脏兴奋、心肌代谢产物(如腺苷)增加,提高了冠状血管的灌注压力,使冠状动脉流量增加的原理。作用在心脏本身,体内儿茶酚胺释放增多时,心肌收缩力加强,心率加快,心搏出量增加,收缩压增高,出现脉压变小的改变。

3. 5-羟色胺(5-HT)　5-羟色胺神经元主要集中在脑桥的中缝核群中,一般是抑制性的,但也有兴奋性的。中国一些学者在针刺镇痛中发现 5-羟色胺起着重要作用。5-羟色胺是受到学者最广泛研究的神经递质,它是一种能产生愉悦情绪的信使,几乎影响到大脑活动的每一个方面,从调节情绪、精力、记忆力到塑造人生观。抗抑郁药如盐酸氟西汀就是通过提高脑内 5-羟色胺水平而发挥抗抑郁的作用。并发现脑内 5-羟色胺水平较低的人群更容易发生抑郁、冲动行为、酗酒、自杀、攻击及暴力行为。科学家们甚至通过改变实验动物脑内 5-羟色胺的水平而改变实验动物的攻击性。研究发现,女性大脑内合成 5-羟色胺的速率仅是男性的一半,这一发现可能有助于解释为何妇女更容易患抑郁症。随着年龄的增长,5-羟色胺作用通路的工作效率会出现下降,因为活化 5-羟色胺的受体减少了。据研究显示,30 岁与 60 岁的人相比,后者大脑中 5-羟色胺特异受体数量已减少了 60%。由于 5-羟色胺的效力下降,随年龄增长患抑郁症的可能性增加。对伴抑郁的酒精使用障碍患者,选择性 5-羟色胺再吸收抑制药(selective serotonin reuptake inhibitors,SSRIs)能改善焦虑和抑郁,直接减少酒精吸收达 15%～20%,但某些患者服 SSRIs 反而增加饮酒行为。对不伴抑郁的酒精使用障碍患者,SSRIs 的研究结果混乱。当 SSRIs 治疗酒精依赖患者时,能加重 SSRIs 的胃肠不良反应。减少患者对酒的渴求程度,减少饮酒量。另外,5-羟色胺还能增强记忆力,并能保护神经元免受"兴奋神经毒素"的损害。因此,充足的 5-羟色胺确实能在老化过程中防止脑损害有作用。

4. **氨基酸递质** 被确定为递质的有谷氨酸(Glu)、γ-氨基丁酸(GABA)和甘氨酸(Gly)。谷氨酸是甲壳类神经肌肉接头的递质。γ-氨基丁酸首先是在螯虾螯肢开肌与抑制性神经纤维所形成的接头处发现的递质。后来证明,γ-氨基丁酸也是中枢的抑制递质。以甘氨酸为递质的突触主要分布在脊髓中,也是抑制性递质。

5. **多肽类神经活性物质** 近年来发现,多种分子较小的肽具有神经活性,神经元中含有一些小肽,虽然还不能肯定它们是递质。如在消化道中存在的胰岛素、胰高血糖素和胆囊收缩素等都被证明也含于中枢神经元中。

与头痛有密切关系的几种神经介质,包括儿茶酚胺类(去甲肾上腺素、肾上腺素和多巴胺)、5-羟色胺、γ-氨基丁酸(GABA)、阿片肽及 P 物质(substance P,SP)。

神经递质与调质:神经递质是指神经末梢释放的特殊化学物质,能作用于支配的神经元或效应细胞膜上的受体,从而完成信息传递功能。以上已经介绍多种神经递质。

调质是指神经元产生的另一类化学物质,它能调节信息传递的效率,增强或削弱递质的效应。有人把递质概念规定得非常严格,认为只有作用于膜受体后导致离子通道开放从而产生兴奋或抑制的化学物质才能称为"递质";而其他一些作用于膜受体后通过第二信使转而改变膜的兴奋性或其他递质释放的化学物质,均应称为"调质"。根据后一种观点,递质为数不多,氨基酸类物质是递质,神经肌接头部位释放的乙酰胆碱也是递质,而肽类物质一般均属于调质。但是一般来说,递质与调质无明确划分的界限,调质是从递质中派生出来的概念,不少情况下递质包含调质;前文就没有把两者严格区分开来,统称为递质或神经介质。

五、痛觉过敏的研究

外周组织炎症或神经损伤常常引起持续性自发痛(spontaneous pain)、痛觉过敏(hyperalgesia)和痛觉超敏(allodynia)等病理性疼痛,临床上有时遇到,而很多治疗效果不佳。持续性自发痛是指在不受任何外来刺激下持续发生的疼痛;痛觉超敏是指非伤害性刺激即可引起的疼痛;痛觉过敏指伤害性刺激下在受损部位及周围组织或远处可产生各种敏感性增强的疼痛或痛觉过敏区域,引起的更加强烈的疼痛。这些病理性疼痛是外周和中枢敏感化的结果,其中脊髓敏感化起着十分重要的作用。痛觉过敏时机体对疼痛的感觉阈值降低,轻微刺激即可引起疼痛感觉的现象。兴奋性氨基酸(excitatory amino acids,EAAs)的释放及受体的激活所引起的细胞内信使,特别是蛋白激酶 C(protein kinase C,

PKC)、一氧化氮（nitric oxide，NO）等生成是此种外周损伤或伤害性刺激所引发的痛觉过敏现象的原因。

痛觉过敏及疼痛模型，已经做过许多基础研究，包括以下三方面。

1. 敏化和痛觉过敏　组织损伤可以导致伤害感受系统出现两种反应：即外周敏化和中枢敏化。外周敏化是初级传入纤维的变化引起的，表现为对刺激反应阈值的下降、对阈上刺激反应增强、自主活动增强、感受野（刺激可诱发传入神经纤维动作电位的区域）的扩大。伤害性刺激的输入能提高中枢神经系统疼痛传递神经元的反应，称为中枢敏化。例如，损伤区域以外的刺激也可诱发脊髓后角疼痛反应增加。外周敏化导致初级痛觉过敏，表现为对来自损伤区域的刺激产生疼痛反应的夸大。中枢敏化导致次级痛觉过敏，表现为损伤区域外的刺激也能产生增加的疼痛反应。许多研究表明，机械刺激（不是温度刺激）产生的次级痛觉过敏（次级机械性痛觉过敏）发生在损伤后，它不是由未损伤区域的初级传入纤维的敏化引起的。

2. 痛觉过敏的类型　皮肤或周围组织损伤可引起各种感觉敏感性增强的疼痛称痛觉过敏。初级痛觉过敏产生于受损部位，二级痛觉过敏产生于邻近未受损部位的组织、皮肤或远距离及深部组织。通过进一步研究痛觉过敏的产生机制表明，初级痛觉过敏主要是由于外周受损部位神经末梢伤害性感受器不断受到刺激产生的，而二级痛觉过敏为神经中枢尤其脊髓神经元兴奋性发生改变所致。根据测试方法及组织对不同刺激的感受，痛觉过敏分为热痛觉过敏和机械性痛觉过敏。前者指皮肤损伤后产生持续性疼痛和痛觉过敏，原发性痛觉过敏发生在组织损伤部位，表现为热刺激的反应增强；后者指继发性痛觉过敏发生在损伤周围的正常组织，表现为对机械刺激的反应增强，如轻触刺激诱发疼痛。在实验室里对热刺激痛觉过敏观测，热板法是研究动物对伤害性刺激反应的常用方法，但不太适用于神经损伤后的动物。目前较常用的是 Hargreaves 发明的热辐射刺激的方法。采用一定功率之辐射热，从下向上照射动物之脚底，测试其回缩潜伏期（热刺激回缩潜伏期），或采用后脚浸泡方法，测试一定温度下后脚回缩潜伏期。也有采用不同温度的热探头刺激以观测后脚回缩阈值。对机械性痛觉过敏的观测，一般可应用软毛刷或铅笔头轻触动物的皮毛以测试动物对轻触觉刺激的反应。目前较常用的方法是应用系列的 Von Frey 针丝压迫皮肤以产生不同程度的压力（几毫克至几百克）。

3. 动物疼痛模型　包括机械刺激致痛模型（小肠扩张模型、输尿管结石痛模型），温度变化致痛模型（热辐射刺激法、甩尾发），化学因素致痛模型（扭体实验、甲醛致痛模型、角叉菜胶炎症模型、大鼠上切牙牙髓炎疼痛模型、大鼠输尿管膀胱炎症疼痛模型），中枢病理性疼痛模型，周围神经损伤模型（慢性缩窄性损伤、坐骨神经部分损伤、脊神经选择结扎、坐骨神经分支选择损伤），癌痛模型（大鼠胫骨骨癌疼痛模型、小鼠骨癌疼痛模型）等。这里不做详细介绍。

六、脑内存在镇痛结构与内源性镇痛物质

研究证实，脑内存在着具有镇痛功能的结构和内源性的镇痛物质。用弱电流刺激脑内有些部位，特别是脑干中央导水管周围灰质和位于脑干中线一带的中缝核群，可以有效地抑制动物的痛反应和人的痛觉。有许多证据表明，这些结构的活动具有强大的镇痛作用。吗啡的镇痛作用可能是激活这些结构的结果。我国学者邹冈和张昌绍最先发现用微量吗啡做脑室注射，可以产生很强的镇痛作用，同样剂量若静脉注射则完全不能镇痛。20 世纪80 年代以来的许多研究，如针刺镇痛作用可能也是通过激活这些具有镇痛功能的结构实现的。

以上的研究工作说明脑室周围可能存在着吗啡受体，至 1973年有人用放射受体结合法证实脑内吗啡受体的存在。由此，使人

想到脑内可能存在着类似吗啡作用的物质来和这些受体起作用。到 1973 年第 1 次从脑组织中分离出了具有吗啡样活性的多肽。以后这类物质发现得越来愈多,统称为内源性吗啡样物质。其中有一种 5 个氨基酸组成的肽,称为脑啡肽。许多工作表明,针刺镇痛过程中脑脊液中吗啡样物质的含量增加。脑内镇痛结构和吗啡样物质的发现,从现代科学的角度对针刺镇痛机制的认识有了明显的进展。

第四讲

引起头痛的常见病因

孙　斌

头痛主要因颅内、外的头部敏感组织,如颅内主要是脑膜、血管和脑神经(如三叉神经和舌咽神经);颅外的动脉、肌肉、末梢神经(如眶上神经、枕神经等)、颅底部脑膜、骨膜等疼痛敏感组织,当受到物理性的、化学性的、微生物性因素的多种刺激、压迫、牵拉、移位时,将会出现各种形式及不同部位的头痛。其实,脑实质本身并不是痛觉敏感的神经组织。

一、头痛病因

引起头痛的病因大致可分为原发性和继发性两大类。前者不能归因于某一确切病因,也可称为特发性头痛,常见的如偏头痛、紧张型头痛;后者病因可涉及各种颅内病变如脑血管疾病、颅内感染、颅脑外伤,全身性疾病如发热、内环境紊乱以及滥用精神活性药物等。分述如下。

1. **颅内、外的感染**　颅脑感染或身体其他系统急性感染引发的发热、头痛。常引发头痛的颅内感染(如脑膜炎、脑炎、脑膜脑炎、脑脓肿)及颅内寄生虫感染(如囊虫、包虫、脑内裂头蚴)等;面部、头皮疖肿;流行性感冒、肺炎等疾病。

2. **脑血管病变**　包括蛛网膜下腔出血、脑出血、脑血栓形成、脑栓塞、高血压脑病、脑供血不足、颅内动脉瘤、动静脉畸形、烟雾病及静脉窦血栓形成等。

3. **占位性病变**　颅内原发肿瘤或转移癌、炎性脱髓鞘假瘤、脑淋巴瘤等,由于颅内压增高而引发头痛。

4. **头面、颈部神经病变**　头面部支配神经痛,如三叉神经、舌咽神经及枕神经痛;头面五官科疾病,如眼、耳、鼻和牙齿、颞颌关节疾病所致的头痛;颈椎病及其他上颈部疾病引发头颈部疼痛。

5. **颅脑外伤**　如脑震荡、脑挫伤、硬膜下血肿、颅内血肿、脑外伤后遗症。

6. **毒物及药物性头痛**　如酒精、一氧化碳、有机磷中毒及药物(如颠茄、水杨酸类)中毒,以及应用脑血管扩张药过多。

7. **全身系统性疾病**　高血压、贫血、肺性脑病、中暑、高原反应等,由于脑血管扩张、缺氧、代谢紊乱等因素引起头痛。

8. **内环境紊乱及精神因素**　月经期及绝经期头痛,睡眠障碍、神经症(躯体化障碍)及癔症性头痛。

9. **其他**　如偏头痛、丛集性头痛(又称组胺性头痛)、头痛型癫痫。

二、头痛与遗传因素

由于头痛的病因复杂,临床工作中经常有人询问"头痛是否与遗传有关"的问题,不可简言之。

头痛的病因如感染、中毒、外伤、肿瘤等器质性头痛,是由这些原发性病因引起的头痛,显然其头痛与遗传无关;又如脑血管病所致的头痛,而脑血管病(如高血压脑病、脑出血、脑梗死等)却有遗传倾向。这也不是我们谈论的重点。这里主要介绍偏头痛和功能性头痛的遗传倾向。

国内外关于偏头痛的遗传问题已有许多报道。据流行病学调查,偏头痛的遗传患病率占 20%～80%。其遗传规律多数符合常染色体显性遗传,少数病例呈常染色体隐性遗传和多基因遗传。遗传组典型性偏头痛,女性占多数,由母亲传给女儿,可隔代遗传,男女皆可发病。其中典型性偏头痛有遗传家族史者约占 51%,普通型偏头痛约为 21%,两者有显著差别。父母双方皆患偏头痛,其子女发病率高达76.2%。有阳性家族史的偏头痛患者,发病年龄较上一代更早,病程也长于普通型偏头痛组。因此,偏头痛的遗传因素毋庸置疑,但在具体发病环节(基因位点)上尚不十分清楚。除了流行病学的调查研究外,由于现代科学技术的发展,神经生化(包括神经介质)、神经肽和重组DNA技术的应用,对推进偏头痛的遗传研究,发挥着重大作用。神经功能性(或精神、心理性)头痛,其发生与心理素质和环境因素有关,当然心理素质与遗传因素有关,但其头痛的遗传倾向却不像偏头痛那么明确。

不良的精神刺激、心理压抑、精神紧张或疲劳者易于发病。反之,精神放松和情绪愉快则对这类型的患者大有益处。

三、头痛与环境因素的关系

头痛与环境因素的关系密切,其分布地域广泛且患病率高。据我国1990年权威的流行病学调查资料表明,其患病率可达985.2/10万人。科学家们发现,头痛的发生与环境因素有关是可以肯定的,除去器质性病因(如肿瘤、脑血管意外、颅内感染性疾病等),并认为环境因素是导致头痛的主要因素。

环境因素具体包括以下几方面。

1. 地理　我国头痛的高发区主要位于西北、西南的大部分地区,患病率超过1500/10万人。我国东南沿海及东北、华南地区则为低发生区。

2. 气候　温度及湿度与头痛发生有极密切的关系,因为随温度和湿度增加头痛患者人数增加。在我国南方春季及我国北方夏季均是患病高峰,恰好此时气候特点为温度高、湿度大。另外,头痛常发生在一天中温度最高的白天,提示温度改变对头痛的影响较湿度更为显著。

3. 食物结构　喜食高脂性食物,特别是动物脂肪(如肥肉等)易患头痛;喜甜咸食者比素淡食者容易患头痛。沿海渔民或城市中喜食鱼虾者头痛患病率低,可能与海洋生物体内含有抗血小板聚集功能的物质有关。

4. 工作、职业　凡从事脑力劳动者(如教师、科研人员、学生等),生活不规律者(如三班倒工人、战士、临床医护、司机等),精神高度紧张者,或是在高噪声、光线过强或过暗的环境中长时间工作者,头痛患病率相对较高。而从事农业、机关和管理工作者头痛患者相对较少。

5. 生活习惯　生活相对规律,按时起居者头痛患病率低,而长期睡眠不良者患病率高;工作劳累、用脑过度又得不到及时休息者容易出现头痛。此外,生活不规律伴有不良嗜好(吸烟、酗酒)者,更容易诱发头痛。

6. 社会环境　由于高速度、快节奏的工作,单调的生活方式,或是社会不安定、生活缺乏保障等,以及人际关系中的猜疑、不信任、妒忌,都会造成人们精神上长期压抑、紧张和焦虑,从而诱发头痛。

7. 药物的滥用　这包括成瘾性毒品、药品、酒精及杀蚊虫的气雾剂等。就治疗药物而言,如抗高血压药、血管扩张药、抗抑郁、焦虑药物、安定药及某些抗癫痫药、激素等,有可能导致药源性头痛。

以上因素常相互依赖和相互制约,甚至多种因素共同参与,在头痛发生中所起的作用不容忽视,故医学流行病学中常把它们作为头痛的"危险因素"来看待。

四、头痛与精神情绪有关

很多人也许都有这样的经历,每当工作上、生活中碰到种种不快或是生气、愤怒、激动、焦急之后总会感到全身不适,也会出现头部隐隐作痛。这种症状在高血压、睡眠障碍、神经症患者中尤为常见。同时,头痛时也常使人烦躁不安和易激惹。这是怎么回事?

在人的大脑中存在一个称为"边缘系统"的结构,是一个主管情绪活动的高级中枢。它包括部位不同的多处脑结构,如梨状皮质、内嗅区、眶回、扣带回、胼胝体下回、海马回、脑岛、颞极、杏仁核、隔区、视前区、下丘脑、海马及乳头体都属于边缘系统结构。边缘系统的主要部分环绕大脑两半球内侧分布,由神经纤维联络,形成一个闭合的环,故此得名。边缘系统内部互相连接,并与大脑皮质各区、丘脑及网状结构都有广泛的联系。它是自主神经功能主要的整合中枢,参与感觉、内脏活动的调节并与情绪、行为、学习和记忆等心理活动的管控有密切关系。

　　实验研究表明,边缘系统中含有大量的神经递质,在致痛和镇痛过程中发挥着作用。研究还发现,海马回能接受躯体的各种感觉刺激,并引起相应的情绪反应。于是不难看出,情绪改变时的头痛是有边缘系统参与的。当人们受到不良情绪影响时,这种感受通过相应的感受器官和传导通路,向上传到大脑皮质和边缘系统,边缘系很快将情绪变化的信号通知位于下丘脑的自主神经高级中枢,同时促使垂体分泌相应激素,促使交感神经兴奋和有关化学物质释放。上述神经-内分泌调节的结果,使血压增高,血中致痛物质浓度增加,血流加快及部分脑血管扩张。这些构成了头痛发生的重要病理生理基础。近年我国科学工作者通过对部分人群的流行病学抽样调查发现,头痛的发生与人的个性有关,其中情绪不稳定者极易引起头痛发作;而偏头痛患者中又不乏固执、猜疑和争强好胜者。因此,注意培养人们乐观豁达的性格和情绪是很重要的,时时保持健康愉快的身心是防止头痛发生的有效措施之一。

五、吸烟与头痛的关系

　　近30年来,对烟草的研究表明,吸烟严重危害人们的健康。与头痛有一定关系,但也不是指所有的吸烟者人人都头痛。为说明这个问题,让我们先了解烟草中主要含有哪些化学成分。

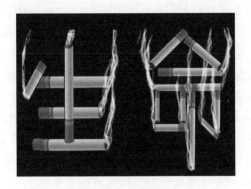

吸烟严重危害健康

1. 烟草中的化学成分　在燃烧的烟草中,存在着烟焦油、烟碱(俗称尼古丁)、二氧化硫、一氧化碳及一些致癌物质等。其中烟碱对血管的张力、血液流变学变化有影响,会造成血液高黏、高凝状态,血小板易聚集等。血流变学异常本身就可造成头痛。再者烟雾中的一氧化碳(CO)可以和氧竞争与血红蛋白结合,而形成大量的碳氧血红蛋白,造成血中氧饱和度及氧分压下降,使脑组织供氧不足,引起脑血管扩张而致头痛。如果患者处在不良的环境中,如空气污浊、气温高、湿度大,而又高度紧张、得不到休息,并伴有吸烟的情况下,将大大增加发生头痛的可能性。

吸烟除上述直接作用引起头痛外,还会带来远期不良后果。长期吸烟可以损害小动脉内皮细胞,干扰体内脂质代谢,久而久之形成动脉粥样硬化和小动脉玻璃样变,使血管腔持续变狭窄,流经大脑的血流减少,导致缺血性脑卒中、高血压和心血管疾病。这种情况所产生的头痛就是器质性的,而且治疗更为困难。

2. 吸烟的危害　必须严肃的警示:"吸烟严重危害人体健康"的问题。

我国约有 3 亿吸烟者,7.4 亿人受到二手烟危害,每年有 120 万人死于烟草相关疾病。吸烟者不但损害自身的健康,他们吸烟时产生的二手烟,也会给不吸烟者造成危害,引起肺癌等恶性肿瘤、慢性阻塞性肺心病、心-脑血管病等严重疾病,并可危害孕妇、婴儿和儿童的健康。

现代医学研究已证明,香烟燃烧时释放 38 种有毒化学物质,多环芳烃类化合物、砷、苯及亚硝胺等。其中有害成分主要有焦油、一氧化碳、尼古丁、二噁英和刺激性烟雾等。焦油对口腔、喉部、气管、肺部均有损害。其中毒性最大的是烟碱,又叫尼古丁(nicotine)。一支香烟的尼古丁为 6～8mg,足以毒死 1 只老鼠;20 支香烟的尼古丁可以毒死 1 头牛。使人致死的尼古丁剂量为 50～75mg。1 个人每天吸 20～25 支烟,尼古丁就可以达到这个致死的剂量。但由于尼古丁是逐渐进入人体并逐渐解毒的,才不会至死。但是人体在这个过程中会受到很大伤害。

吸烟怎么引起多种恶性肿瘤呢? 研究发现,吸烟是产生自由基最快最多的方式,每吸一口烟至少会产生 10 万个自由基,从而导致癌症和许多慢性病。英国牛津提德克里夫医院,对 3.5 万名吸烟者进行长达 50 年的随访研究结果显示,肺癌、胃癌、胰腺癌、膀胱癌、肝癌、口腔癌、鼻窦癌等 11 种癌症与吸烟"显著相关"。为什么吸烟的人容易感冒,是因为人体的淋巴细胞活性降低,免疫能力下降,导致癌症。

(1)我国每年约有 60 万人死于肺癌,肺癌已经成为累计危险性最高的癌症。烟草烟雾中的焦油沉积在肺部绒毛上,破坏了绒毛的功能,使痰增加,使支气管发生慢性病变,气管炎、肺气肿、肺心病、肺癌便会产生。吸烟是肺癌发病的第一元凶,超过八成的肺癌患者死亡与吸烟相关。吸烟的人和不吸烟的人相比较,肺癌发病率增加 10～50 倍。据胸外科专家支修益教授介绍,随着烟草摄入量的增加,肺癌的发生率也会明显升高。而且患上肺癌后,吸烟者的死亡风险也远远高于不吸烟者。支教授说"吸烟是肺癌发病的第一元凶,超过八成的肺癌病人死亡与吸烟相关。如果真能实现全面禁烟,降低肺癌的发病率会容易得多。"预防肺癌的正确答案是"戒烟"。

据北京地区调查,近十年来,肺癌、乳腺癌、结直肠癌一直位于北京市居民恶性肿瘤发病前三位。从不同性别角度来看,男性近年来前三位恶性肿瘤为肺癌、结直肠癌和肝癌,女性前三位恶性肿瘤为乳腺癌、肺癌和结直肠癌。男性肺癌发病一直高居榜首,在 2008 年发病率第一次突破 70/10 万大关,遥遥领先于其他器官的恶性肿瘤。男性吸烟者的肺癌死亡率是不吸烟者的 8～20倍。据统计,吸烟的人 60 岁以后患肺部疾病的比例为 74%,而不吸烟的人 60 岁以后患肺部疾病的比例仅为 4%,这是一个触目惊心的数字。

(2)北京地区调查,男性肝癌发病率上升较为平缓,烟草中含有的大量对人体有害的物质,同样需要在肝脏中解毒,阻碍肝脏功能恢复,吸烟与肝癌有密切关系,因此肝炎患者必须决意戒烟。但结直肠癌发病率上升的速度仍值得注意,其发病率在 2007 年超过肝癌,成为北京市男性第二位高发的恶性肿瘤。

(3)冠心病发病率增加 2～3 倍;慢性气管炎发病率增加 2～8倍;口腔癌发病率增加 3 倍。咽喉、食管及肾脏等发生癌症的机会明显增加。吸烟者的脑血管病发生率也明显增加。

(4)更值得注意的是:母亲吸烟,还会使孩子发育缓慢,体质虚弱,智力低下。

总而言之,吸烟不但造成成人的体质下降、健康受损、疾病增加、寿命缩短,而且会殃及后代。吸烟造成的种种危害,相比之下与头痛之间的因果关系算是小事一桩,因为不会致命。但是,给我们最大的警示是:"为保障身体健康,现代文明要求戒烟"。现在许多公共场所如医院、会议室、车站和机场都禁止吸烟(No Smoking)。普及吸烟的种种危害,让每个人自觉地远离烟草,戒烟!

六、饮酒与头痛的关系

"酒逢知己千杯少""今朝有酒今朝醉"的诗句,那是代表作者个人的浪漫心情,而不具科学性。

很多人在饮酒后,尤其是在醉酒后会出现头痛。这是因为饮酒的危害性在于降低脑血流量,使脑组织缺血、缺氧,从而使大量脑局部代谢产物(如乳酸、氢离子、钾离子、腺苷、前列腺素、儿茶酚胺类物质)潴留,导致脑血管扩张而引起头痛。此外,进入体内的酒精能使血液的纤溶能力下降,凝血因子活性增高;还能导致血小板生成异常,小血管麻痹,其张力和通透性发生异常改变。有些酒类(如啤酒、果酒、米酒等)富含酪胺(tyramine)的物质,极易诱发头痛。这是由于酪胺属儿茶酚胺类物质,能刺激交感神经末梢释放去甲肾上腺素,具有收缩血管和升高血压的作用,从而导致头痛。现代研究提示,每天饮用 50～100g 白酒,对人体损害不大。因此,在饮酒时,对酒精的不良反应一定要胸中有数。醉酒人意外死亡,劝酒人是否负有民事赔偿责任的问题,我国侵权法和民法通则规定,公民对侵害他人人身安全的行为,应负民事赔偿责任。喝酒致死,劝酒者有罪吗? 回答:劝酒者负不负刑事责任要视情况而定。根据刑法第十六条之规定,行为在客观上虽然造成了损害结果,但不是出于故意或者过失,而是由于不能抗拒或者不能预见的原因所引起的,不是犯罪。劝酒者对喝酒人如果知道对方有不能喝酒的疾病,如有高血压等疾病,但仍拼命劝对方喝酒,那就属于应当知道自己的行为可能造成社会危险性,但由于疏忽大意而实施了,是过失犯罪,其行为就构成过失致人死亡罪;如果并不知道对方不能喝酒,而劝他人喝酒,致人死亡,他的行为不是出于故意或过失,而不能预见的原因所引起的,不构成犯罪。但他应该对对方的死亡承担一定的民事责任。例如,某酒店一场婚礼上,28 岁的伴娘饮酒过量身亡。其家属认为,其死亡极有可能是因一同喝酒的朋友劝酒所致,结果都成被告了,这下都得赔钱。新人不高兴,死者亲属不高兴,赔钱的各位也不高兴。既然都不高兴为什么要往死里灌酒呢,没坐牢就不错了,希望诸位以后喝酒时记住。律师说:饮酒死亡者本人、婚宴召集者、劝酒者都应担责。这些提示我们:切莫贪杯而伤害身体,更不要劝他人饮酒。

七、月经与头痛有关

一般在门诊主诉头痛的患者中,女性患者占大多数,为男性患者的 3~4 倍。女性患者中又有相当一部分人是在月经期前后发生头痛的。根据我国不同地区的流行病学调查,与月经有关的头痛占因头痛就诊女性的 16%~17%。什么原因导致这种情况呢?月经是成年妇女特有的一种生理现象,代表着女性神经内分泌系统中垂体-性腺轴功能发育完善,以及性器官能对血中性激素水平改变做出周期性应答反应。在月经周期中,随着卵巢对卵泡的产生和发育所做出的解剖生理学变化,以及在促性腺激素的作用下,雌激素和孕激素分泌呈现周期性改变,促使子宫内膜增殖和发育。在卵泡衰老死亡后,雌、孕激素分泌水平下降,子宫内膜也坏死脱落,伴随经血流出。月经性头痛正好也发生在这段时间中。研究证实,当血中雌激素下降到一定值时,可以诱发头痛;而雌激素逐渐上升到原有水平后,头痛即可缓解。目前认为,雌激素可以降低机体对疼痛的敏感性,血中一定浓度的雌激素可以形成某种保护机制。当血中雌激素水平下降时,可使颅内外血管、子宫血管等处的痛觉神经末梢,对血中的致痛物质(如 5-羟色胺、前列腺素等)的敏感性增高,头痛就是这样产生的。当然并非所有的女性在行经期都会发生头痛,这只是对那些痛阈值较低而又具有易感倾向的部分人而言。对于这样一些女性,在月经期前后适当服用一些当归、阿司匹林、吲哚美辛(消炎痛)等活血止痛的药物,对预防和缓解头痛是有一定作用的。

八、性交活动中出现头痛

国内关于性交时出现头痛的研究报道较少。性交性头痛是指性交活动中出现的良性头痛，男女均可发生，呈良性病程，情绪激动、紧张是其常见的促发因素。由于性活动中常出现头痛而影响性交的和谐，严重者回避性活动，久之甚至可以影响夫妻感情，这是令人极不愉快的。此类头痛也可因手淫而引起，男女没有明显差别，随兴奋的增高出现双侧头部钝痛或胀痛，当达到性高潮时头痛十分剧烈，一般头痛持续半小时到一天不等。如果在达到性高潮前停止性活动，可预防或减轻头痛。另外，由于性活动中伴有心跳加快、加强，血压升高明显，对于暗藏颅内动脉瘤、海绵样血管瘤、动静脉畸形、颅底异网症（又名 moya-moya 症，烟雾病）等疾病患者，随时可能发生颅内出血。此时严重头痛、恶心、呕吐，甚至昏迷，应立即急诊。参见第十九讲"中医药治疗头痛"。

九、睡眠与头痛的关系

睡眠与头痛的关系密切，但用寥寥数语是难以说清楚的。恐怕大部分人都有过因用脑过度或未能及时休息而出现头痛、头晕的经历，甚至有人少睡 2～3 小时就会头痛。"不懂得休息就不懂得工作"，说的就是这个道理。由此可见，睡眠与头痛关系很密切。在对偏头痛的流行病学调查中，专家们把睡眠不良也列为"危险因素"。睡眠在人的一生中占有重要位置，可以说人生有1/3 的时间是在睡眠中度过的。适当的睡眠对人体健康是必不可少的。按巴甫洛夫学说的观点，睡眠有助于大脑休息，恢复其兴奋性，并使人精力充沛。在睡眠时，不仅意识水平降低，体内大多数生理活动和化学反应亦均减慢。此时基础代谢率下降、心率减慢、血压偏低、呼吸深沉、肌肉松弛。总之，全身代谢和心血管运动都处在相对低的水平。脑电波活动呈现"纺锤样"改变，节律变慢。机体代谢减慢对消除疲劳是有益的。另外，中枢神经递质也参与到睡眠过程中,并发挥相应的作用。由于这些物质的分泌水平受生物钟的调控,异常的睡眠会造成神经递质在活动规律及合成代谢等方面的紊乱。其中有些物质(如儿茶酚胺类)既有递质的功能,其本身又是神经末梢的致痛物质。它们的代谢异常,一旦造成局部过多蓄积,而又导致了交感和副交感神经平衡功能失调时,自然就会诱发头痛。反过来说,头痛也会影响睡眠质量。因为头痛作为不良刺激,作用于机体,造成令人不适的情绪反应,干扰安静入睡。头痛和睡眠两者可以互为因果,相互影响。故在治疗头痛时,医师常给患者同时服用适量镇静药,就是这个道理。

十、发热与头痛

感染发热时,全身不适,如酸懒、疲乏、肢体无力、头痛、鼻塞等症状随之而来,体温增高后,头部就像戴箍一样发紧发沉,前额、枕部或双侧头部经常出现钝痛、胀痛或跳痛。

发热是如何导致头痛的?在正常情况下,下丘脑存在着管理产热和散热的中枢,能分别感受来自外界环境和体内温度变化的信息,通过自动调节皮肤血管的舒张和收缩、汗腺的分泌或骨骼肌的运动方式,来保持体温,使之恒定于 37℃ 的最适值上,以保证体内各种代谢得以顺利进行。发热常是这一对中枢功能失调的结果,凡是感染、中毒、脱水、过敏、内分泌失调或其他理化因素都可引起机体发热。发热时机体原有的各种平衡条件被打乱,新陈代谢过程加速,产热增加;同时体内储存的糖原、脂肪、蛋白质等分解消耗增大,产生许多有害代谢产物,如乳酸、二氧化碳、腺苷、钾离子等;发热时交感神经处于兴奋状态,还能产生大量儿茶酚胺(见神经递质)。这些物质都有致痛和扩张血管的作用。血管扩张而牵拉血管的痛觉末梢神经而引发头痛。另外,致病因素本身也能直接引起头痛,如上呼吸道感染累及鼻旁窦导致鼻源性头痛;病原体毒素直接作用于血管可造成小血管扩张麻痹,通透性增加;感染侵犯脑膜可以引起炎症反应和颅压增高性头痛。可以说,发热和头痛是感染后的机体对致病因素不同的两种反应。

十一、不良气味可引起头痛

"难闻极了,熏得我头痛!"这话时常可以听到。人们嗅到一些不良气味后会产生厌恶心理,如长时间接触则会诱发头痛。为什么不良气味能诱发头痛呢?因为不良气味多属于带刺激性的化学气体,它们的分子弥散在空气中,经过人体鼻腔黏膜上的嗅细胞传导直接刺激位于额叶底部的嗅中枢,通过额叶、边缘系统等和情绪有关的中枢神经传导通路,指导人们做出相应的反应。这就提示,不良气味导致的头痛,主要是通过情绪反应引起的。在接触不良气味时,神经兴奋同样可使大脑中多种致痛物质释放,如有些刺激性大的气体(如氨、二氧化硫、硫化氢、臭氧及神经毒剂等)。如吸入了这类刺激性气体,可直接造成黏膜的感觉神经损伤、血管内皮细胞破坏、血管麻痹扩张,于是产生剧烈头痛,这常是中毒的早期症状,也是机体的保护性反应。

新装修的房子、新家具给房主带来哪些危害呢?室内污染的主要有害物质是甲醛、苯及放射性物质。甲醛主要含在胶里,很多胶合的板材里含有甲醛(formaldehyde 即福尔马林),如大芯板,有刺激性气味,辣眼睛;苯主要含在油漆里,有刺激性气味;放射性物质主要含在瓷砖、大理石等石材里,无色无味;氡气存在于混凝土添加剂、防冻剂、增白剂等;氡气存在于混凝土添加剂、防冻剂、增白剂及大理石、花岗岩;二异氰酸甲苯酯(TDI)毒性很大,来源于板材、油漆、涂料、密封膏、绝缘材料等;其中甲醛对人体的危害最大,甲醛可引起呼吸道和神经系统的疾病,出现咳嗽、咽痛、胸闷、头晕、恶心、四肢无力、呼吸困难、嗜睡等症状。更为严重的诱发鼻癌、咽喉癌、皮肤癌和白血病等。一般有毒气体活动的周期为 1～10 年,第一年尤为严重,这期间有毒气体挥发快,释放量高,因而对人体的危害也更严重。房间里的甲醛超标一定要采取适当的措施来降低甲醛的含量。天然木材是没有太多污染的,但板材的连接和面漆是污染的重头;板式家具或者地板所使用的大量人造板材及木材料制品中大量使用胶粘剂,释放出大量甲醛、苯、甲苯、二甲苯等有害物质;使用含有甲醛的胶粘剂覆贴表面装饰材料,也会造成大量甲醛释放。目前中国地板的国家标准是 E1,没有 E0 的标准,E0 是日本 JISA5908 基材的标准。如果选择 E0 级地板,那么家中装修所有的材料,如家具、门、涂料等也必须是 E0 的。否则,只有 E0 级的地板对家庭整体环保作用有限。德国最新技术会呼吸的环保板材 OSB 板,甲醛释放量仅在 $0.02\mathrm{mg/m^3}$,相当于在 $100\mathrm{m^2}$ 房间内一口烟的有害物释放量。室内污染不良气味能诱发头痛算是小事,诱发癌肿是大事呀。

十二、头痛与头颈部疾病

1. **血管被牵拉、压迫、伸展或移位** 常见于以下情况:①颅内占位性病变(如肿瘤、血肿、脓肿、囊肿等);②颅内压增高(见于脑水肿、脑积水、静脉窦血栓、肿瘤或囊虫的压迫堵塞,造成脑脊液循环障碍等);③颅内压降低(见于腰椎穿刺或腰麻之后,由于脑脊液流出较多而降低了颅内压力)。

2. **血管扩张性头痛** 各种原因引起颅内、外动脉扩张时可以引起头痛。如颅内、外的急慢性炎症时,病原体及其毒素可引起血管扩张性头痛;代谢性疾病(如低血糖、高碳酸血症与缺氧时),中毒性疾病[如酒精中毒、一氧化碳中毒(即俗称煤气中毒)],脑外伤后、癫痫发作后,高血压脑病(多由肾炎、嗜铬细胞瘤等所致),大量服用脑血管扩张药,均为引起血管扩张性头痛的原因。

3. **脑膜受刺激引起头痛** 颅内急、慢性炎症性渗出物(如脑膜炎等),或出血性疾病(如蛛网膜下腔出血等)的血液刺激脑膜,或脑水肿使脑膜及其血管受牵拉而产生头痛。

4. **神经受刺激或病损时引起头痛** 当脑神经、颈神经受到压迫或炎症性损害时(如三叉神经、枕神经有炎症或肿瘤压迫),可导致头痛。

5.头颈部肌肉痉挛性收缩引起头痛　　引起头颈部肌肉痉挛性收缩的原因,有部分患者病因不明确;另一部分则可找到相关原因,如颈椎病(颈椎外伤、骨关节病、颈椎间盘突出等),局部肿瘤,慢性脓肿等颈部疾病,反射性引起颈肌紧张而持久性收缩导致头痛,又称肌肉收缩性头痛。

　　6.放射性头痛或称牵涉性头痛　　常见于眼、耳、鼻及鼻旁窦、牙齿及上颈部等部位的病变,可扩散或反射到头面部,造成放射性头痛。

　　7.心因性头痛　　主要由于精神或情绪因素引起的头痛,常见于神经症性头痛、癔症或抑郁症等。

　　8.其他　　颅内病变(炎症、肿瘤、血肿、脓肿、肉芽肿、囊肿等),中毒,外伤,头颈部病变,系统性疾病(如高血压病)等,参见其他章节。

　　提醒大家,由于头痛的原因诸多,不能没有依据地认为“没事”,应及时到神经内科就诊和治疗。

第五讲

头痛给人们的提示与简易处理

吴盛各　李华兴

　　头痛(headache)通常是指头颅上半部(眉弓、耳郭上缘和枕外隆突连线以上)的疼痛。头面部及颅内外组织的痛觉主要由三叉神经、面神经、舌咽神经、迷走神经及颈$_{1-3}$神经(枕大神经、枕小神经、耳大神经)等支配并沿相应的神经结构传导至中枢。颅外只有部分结构对疼痛敏感,包括颅外的骨膜、关节面、帽状腱膜、肌肉、皮下组织、头皮、脑膜中动脉、颞浅动脉、眼、鼻(包括鼻旁窦)、耳(外耳及中耳)、牙和口腔黏膜;而颅内敏感结构有颅内静脉窦及其大分支、脑底部的硬脑膜、硬脑膜之中的动脉、软脑膜-蛛网膜之中的动脉、大脑镰、小脑幕及上述传导头面部疼痛的神经。对疼痛均不敏感的组织包括颅骨、脑实质、大部分硬脑膜、软脑膜、蛛网膜、室管膜和脉络膜丛。不同的头痛都是一种信号,头痛信号给我们提示了什么?

一、急性剧烈头痛,提示了什么

　　急性头痛指起病方式急,短时间内头痛达到高峰。起病快(以分钟计算)的头痛,且呈持续性,既往又无类似发作,或伴有部分体征者,常见于颅内(动脉瘤、动静脉畸形或颅内异网症,也称烟雾病等)动脉破裂所致的颅内出血;但是,虽然头痛发生快,但持续时间短而无体征,又是反复多次发作者,多为血管性头痛,如偏头痛。此种情况下必须尽快到医院急诊查明原因。特别是首次急性剧烈头痛多为器质性疾病,应该引起高度重视,应该争分

　44　•

夺秒地到医院就诊。观察一下再说的想法是错误的,以免耽误病情。

二、慢性每日头痛,提示了什么

(1)慢性持续性头痛,以器质性病变引起者居多,往往伴有神经系统局灶性体征,如颅内肿瘤、血肿、颅内压增高等,常呈持续性、进展性头痛,也可伴有可长可短的缓解期。

(2)功能性头痛多反复发作,持续时间短,数秒或数十秒,对症治疗即愈。神经官能症性头痛可呈连续性,或轻或重,连绵不断数月、数年,且随情绪或体内外多种因素而变化。

(3)头痛之病程长短与病情轻重或预后有一定关系,但又不是平行相关,要视具体情况而论。神经官能症性头痛,尽管头痛病程很长,但其后果并不严重,预后良好;蛛网膜下腔出血所致的头痛,尽管头痛发生时间并不长,但病情却较重,预后也相对险恶。

三、用力性头痛,提示了什么

用力性头痛是指咳嗽、喷嚏、大笑、举重物、弯腰和用力排便时,出现的一过性剧烈头痛。用力性头痛可为血管性头痛、颅内感染性头痛、颅内肿瘤头痛、颅内高压头痛和高血压头痛的特点。这些不同性质的疾病都可以出现头痛,但各自又有特点。血管性头痛一般呈搏动性头痛,疼痛呈规则的搏动性,与脉搏跳动相一致,如偏头痛;而颅内感染性头痛应该有相应的感染症状,如发热、项强、脑脊液异常等;脑肿瘤头痛有神经系统症状及恶心、呕吐等颅内高压症状。应引起高度重视,尽快到医院就诊,目的是明确头痛的病因,及时准确的治疗。

四、搏动性头痛,提示了什么

搏动性头痛(跳痛),头痛呈规则的搏动性,与脉搏跳动相一致。常见于血管性头痛及感染、中毒、中暑、头部器官疾病引起的头痛等。因为引起这类头痛的原因都来自于血管,故统称为血管源性头痛。

血管源性头痛粗分为原发性和继发性两大类。

(1)原发性血管性头痛:即因头部血管舒缩功能障碍引起的头痛。

(2)继发性血管性头痛:是指有明确的脑血管疾病(如脑卒中、颅内血肿、脑血管炎等)所致的头痛。血管源性头痛包括以下几类:①急性缺血性脑血管病:短暂性脑缺血发作(TIA);血栓栓塞性脑血管病;②颅内血肿:硬膜下或硬膜外血肿;③蛛网膜下腔出血;④未破裂的血管畸形:如动-静脉畸形;烟雾病、囊状动脉瘤;⑤动脉炎:巨细胞动脉炎、其他系统性血管炎及原发性颅内动脉炎;⑥颈动脉或椎动脉病变:颈动脉或椎动脉阻断、原发性颈动脉瘤;动脉内膜切除后头痛;⑦颅内静脉和静脉窦的血栓形成;⑧动脉性高血压:对外源性物质的急性反应(如药物引起高血压)、嗜铬细胞瘤、恶性高血压、先兆子痫和子痫等。此类头痛的病因复杂,应尽快就医,尽快明确病因及时处理。

五、头痛伴喷射性呕吐,提示了什么

剧烈头痛伴有喷射性呕吐提示颅内高压,导致颅内高压的常见疾病有脑肿瘤、颅内感染、动脉瘤破裂脑出血等。颅内压越高,头痛越明显,多为弥漫性钝痛。疼痛好发于晨起时,常呈持续性或阵发性加重。任何引起颅内压增高的因素(如咳嗽、排便等)均可使疼痛加剧。呕吐或过度换气可使头痛减轻。急性颅内压增高头痛剧烈,坐立不安,往往伴有喷射性呕吐。此类头痛病情发展迅速,应该引起高度重视,应该争分夺秒地到医院就诊,以免耽误病情。

六、不同年龄(儿童/青壮年/老年人)头痛,提示了什么

近几年来,国内对头痛的流行病学调查研究已有多个报道。在与头痛相关的因素中,发现头痛与年龄段有一定的关系。如偏头痛多发于青年女性。一大组 383.7597 人统计资料,查出各类型偏头痛 3.7808 例,男性 25－29 岁患病率最高,为 883.9/10 万,女性以 29－34 岁患病率最高,为 3184.1/10 万;50 岁以上女性和 13 岁以下儿童均低于 660/10 万。同时看出,女性患病率明显高于男性。

因脑供血不足、高血压所致的头痛多见于中年以上者;多发于中老年的是脑血栓形成、脑出血和蛛网膜下腔出血等,自然这些疾病引起的头痛亦多见于中老年;脑瘤所致头痛以青壮年多见,颅内动脉瘤多发于 20－60 岁。普通血管性头痛、肌紧张性头痛多见于中青年。神经功能性头痛也多见于青壮年。颞动脉炎性头痛多见于老年;而感染性疾病(如脑炎、脑膜炎)所致的头痛则多见于儿童和青少年。总之,头痛与年龄有一定关系,在防治中应有所侧重。

七、头痛与性别

根据头痛的流行病学调查和大宗的病例总结报道,发现头痛与性别、年龄有关。前已述及头痛与年龄关系,头痛与性别也有关系。头痛的病因复杂,种类颇多,不同种类的头痛与性别有不同的关系。偏头痛的女性患者中发生率高,男:女之比为 1:(2.6~4);而簇集性偏头痛则男性居多;常见的慢性头痛如肌紧张性头痛,以女性青壮年多见。脑血管疾病所致的头痛,总体来说,男性略多于女性。高血压引起的头痛,严重程度与血压高低无平行关系;但与血压波动有密切关系。青壮年高血压患者头痛发生率高于老年人,女性稍多于男性。眼部疾病所致头痛,以女性多见,可能与青光眼的女性中发生率高有关。功能性头痛也是

女性稍多于男性。其他全身性疾病(如感染、中毒、循环、消化、呼吸等系统疾病)引起的头痛,以及颅内肿瘤、炎症、寄生虫、发育畸形等所致的头痛,男女无明显差异。然而,具体患者的诊治,主要看诊断依据而不是看统计数字。

八、头痛的简易处理

头痛是很常见的问题,大体可以分为原发性头痛(丛集性头痛、偏头痛、紧张型头痛)和继发性头痛(如感染、肿瘤、出血及动脉炎、过度服药所致的头痛)。头痛的简易处理,首先需进行评估头痛是否具有以下情况,如伴发热、呕吐;头痛在几分钟加重达剧痛;伴一侧肢体无力;出现认知功能障碍、人格改变或意识改变;同时需回忆近期(特别是近 3 个月内)有头外伤,咳嗽或打喷嚏诱发头痛、体位改变是否能引起头痛;是否有过度服用某些药物(如曲坦类药物、阿片类药物、麦角类药物或镇痛药等),如果合并以上情况之一,则需到医院进一步检查,不可只用镇痛药。一般性头痛,特别是已经被确诊的功能性头痛(如紧张型头痛、偏头痛、丛集性头痛)等,可用镇痛药、镇静药、催眠药,包括针灸、按摩等简易处理方法。

1. 紧张型头痛　紧张型头痛又称为肌收缩性头痛。一种头部的紧束、受压或钝痛感,更典型的是具有束带感。作为一过性功能障碍,紧张性头痛多与日常生活中的应激有关,但头痛如持续存在,则可能是焦虑症或抑郁症的特征性症状之一。这种头痛的神经系统检查无阳性发现,颅颈周围的肌肉(如颈枕部肌肉,头顶部及肩上部肌肉)常有压痛,有时轻轻按揉后患者感到轻松、舒适、头痛好转,脑部 CT 或 MRI 正常,不伴有高血压及明显的五官科等疾病。可用阿司匹林、对乙酰氨基酚或非甾体类抗炎药(NSAID)治疗急性紧张型头痛,但处理时要考虑到患者的个体差异、并发症和不良反应的风险。对 16 岁以下患者,一般不推荐使用含有阿司匹林的药物。头痛的急性期治疗不需用阿片类药物,因为成瘾性和不良反应过多。除药物治疗外,尚可考虑针灸、按摩、推拿、拔火罐等方法,用于预防治疗慢性紧张型头痛。

2. 偏头痛 偏头痛(migraine)是临床最常见的原发性头痛类型,以发作性中重度、搏动样头痛为主要表现,头痛多为偏侧,也可以双侧,一般持续 3～24 小时,甚至 72 小时,可伴有恶心、呕吐,光、声刺激或日常活动均可加重头痛,安静环境、休息后头痛可好转。偏头痛是一种常见的慢性神经-血管性疾病,多起病于儿童和青春期,中青年期达发病高峰,人群患病率为 5%～10%,女性多见,男:女患者比例为 1:(2～3),常有遗传家族史。

急性期偏头痛治疗:口服曲坦类和非甾体类抗炎药或曲坦类与对乙酰氨基酚联合应用。但用药过程需要考虑到个体差异、并发症以及药物的不良反应。提几个注意事项。

(1)对 12～17 岁的青少年患者,优先考虑经鼻用的曲坦类制剂,而非口服曲坦类制剂。对于那些急性期用口服制剂治疗偏头痛(或 12－17 岁者鼻用制剂)无效或不能耐受的患者,可根据患者个人情况、并发症及不良事件风险的差异,可给予托吡酯或普萘洛尔预防性治疗。

(2)托吡酯有致胎儿畸形的危险、降低激素类避孕药的疗效,故育龄妇女,若是服用托吡酯治疗偏头痛,一定要确保有合适的避孕措施。

(3)如果托吡酯和普萘洛尔都不适合或者无效,根据患者个人情况、并发症及不良事件风险等差异,可考虑用 5～8 周共 10 个疗程的针灸,或口服加巴喷丁(最高达每日 1200 mg)治疗。

(4)对偏头痛的患者可服用核黄素(400 mg,每日 1 次),有可能减少偏头痛的频率和强度。

(5)对于那些与月经相关的偏头痛且急性期治疗效果欠佳的妇女,预计在偏头痛发作的日子,可考虑给予夫罗曲坦(2.5 mg,每日 2 次)或佐米曲普坦(每次 2.5 mg,每日 2～3 次)进行预防性治疗。

3. 丛集性头痛 丛集性头痛(cluster headache)又称偏头痛

性神经痛、组胺性头痛、岩神经痛、蝶腭神经痛、Horton 头痛等。因头痛在一段时间内密集发作而得名。属于血管性头痛之一,在所有头痛中其疼痛程度是较严重的一种。多见于青年人(20—40岁),男性多于女性,男性发病率为女性的 4～5 倍,一般无家族史。头痛固定于一侧眼及眼眶周围,同时伴有疼痛侧球结膜充血、流泪、流涕、出汗、眼睑轻度水肿等。丛集性头痛与组胺过敏反应有重要关系,组胺试验可诱发典型疼痛即可诊断。诊断中应与偏头痛、血管性头痛相鉴别。临床分为发作性和慢性两种类型。

发作急性期:用镇痛安定类药物效果不佳,可给氧气、皮下或经鼻曲坦类药物治疗。吸氧(100﹪氧气 8～10L/min,10～15min);应用舒马普坦或二氢麦角胺可迅速缓解头痛;泼尼松每日 40～60mg,口服 1 周,对典型丛集性头痛可见戏剧性改善疼痛,在数小时内多可在 2 日内消退,第 2 周逐渐减量停药。有人应用钙离子拮抗药,如氟桂利嗪(西比灵)等。可参见"第八讲几种常见类型头痛"的内容。

第六讲

常见头痛的分类

王诗男

一、头痛的国际分类

WHO 提出,偏头痛与四肢瘫痪、精神障碍和痴呆均已成为最严重的慢性功能障碍性疾病。偏头痛的患病率在欧美国家为 $1500\sim2000/10$ 万人,发病率为 $10\%\sim15\%$;在中国,患病率为 $732.1/10$ 万人,发病率为 0.06%。但解放军总医院神经内科于生元教授指出,中国偏头痛患病率如此之低,在一些医院尤其是基层医院病历中常有"神经血管性头痛""神经性头痛"等诊断,而在国际头痛分类标准中根本不存在的头痛类型,这属于头痛诊治不规范的体现。于生元教授也曾指出,要依据国际标准规范头痛的诊治,由于许多医师对头痛分类仍然沿用不规范的用语,致使许多病例无法纳入统计。按照神经科医师在临床上接诊的情况,我国的头痛患病人数绝不会与欧美有如此大的差异,如偏头痛发生率明显低于国外报道。

国际头痛学会头痛分类委员会于 1988 年首次制定了头痛疾病的分类及诊断标准。2004 年 1 月在第 1 版《头痛疾病的国际分类》使用了 15 年后,国际头痛分类委员会发布了历经 3 年半时间修订的第 2 版《头痛疾病的国际分类》。具体分类见如下。

(一)原发性头痛

1. 偏头痛

(1)无先兆偏头痛。

(2)先兆性偏头痛。

(3)可能为偏头痛前驱的儿童周期综合征(childhood periodic syndromes that are commonly precursors of migraine):周期性呕吐(cyclical vomiting),腹型偏头痛(abdominal migraine),儿童良性发作性眩晕(benign paroxysmal vertigo of childhood)。

(4)视网膜性偏头痛。

(5)偏头痛的并发症。

(6)很可能的偏头痛。

2. 紧张型头痛

(1)偶发性紧张型头痛。

(2)频发性紧张型头痛。

(3)慢性紧张型头痛。

(4)很可能的紧张型头痛。

3. 丛集性头痛和其他三叉自主神经性头痛

(1)丛集性头痛。

(2)发作性偏侧头痛。

(3)伴结膜充血和流泪的短暂性单侧神经痛样头痛。

(4)很可能的三叉自主神经性头痛。

4. 其他原发性头痛

(1)原发性针刺样头痛。

(2)原发性咳嗽性头痛。

(3)原发性劳力性头痛。

(4)与性活动有关的原发性头痛,如性高潮前头痛,性高潮性头痛。

(5)睡眠性头痛。

(6)原发性霹雳样头痛。

(7)持续性偏侧头痛。

(8)新发每日持续性头痛(NDPH)。

（二）继发性头痛

1. 归因于头颅和（或）颈部外伤的头痛。

2. 归因于颅内或颈部血管疾病的头痛。

3. 归因于颅内非血管性疾病的头痛。

4. 归因于某物质或该物质戒断的头痛。

5. 归因于感染的头痛。

6. 归因于内稳态紊乱的头痛。

7. 归因于头颅、颈部、眼、耳、鼻、鼻窦、牙齿、口腔或其他头面部结构疾病的头面痛。

8. 归因于精神疾病的头痛。

9. 颅神经痛和与中枢性疾病有关的面痛。

10. 其他类头痛、颅神经痛、中枢或原发性面痛。

二、介绍几种典型的头痛

1. 原发性头痛与注意的问题　头痛粗略分为原发性与继发性头痛两大类。原发性头痛可以视为是一种独立的疾病；继发性头痛是指由于某些原因或疾病引起的头痛。

原发性偏头痛包括偏头痛、紧张型头痛、丛集性头痛和其他三叉自主神经性头痛及其他原发性头痛。这种头痛一般发作持续 4～72 小时、单侧、搏动性、中度或者重度疼痛、日常体力活动可以加剧或者造成日常体力活动不能，伴随恶心、呕吐和畏光、畏声等症状。

对于患者和医师来讲，头痛是一种主观体验，所以询问病史尤为重要，包括发病频率、发作时间、头痛部位、头痛性质、头痛程度、伴随症状、时间特点、发作诱因、先兆症状、起病形式、发展过程及加重和缓解因素等，都是诊断需要的内容。对于患者来说，头痛对日常生活的影响、生活工作习惯、既往病史和伴随疾病、外伤史、药物治疗史、家族史应该提供给医师；还有，长期发作性头痛的患者，最好能够记录头痛日志，内容就是医师询问的内容。

这对于日后病史的采集和寻找头痛规律特点提供重要线索,同时也有助于准确地回答医师的提问;一天只记录一次或发生头痛的当晚甚至第二天回顾记录也可以,是记录与头痛有关的因素,而不应刻意地回忆头痛,不然反而强化了疼痛带来的痛苦。

2. 无先兆性偏头痛　无先兆性偏头痛旧称为普通型偏头痛、单纯偏头痛。无先兆性偏头痛是指一种反复发作的头痛疾病,每次持续 4~72 小时,头痛的典型特征是单侧、搏动性、中或重度疼痛,常规体力活动可加重疼痛,伴恶心、呕吐和(或)畏光、畏声。无先兆性偏头痛是偏头痛最普遍的亚型,比先兆性偏头痛具有更高的发病率和致残性,女性患者通常与月经周期有明确关系;若非常频繁的偏头痛并且与过量使用药物无关,就归为慢性偏头痛。无先兆性偏头痛是最频繁使用对症治疗药物的疾病,而容易导致另一种新的头痛——药物过量性头痛。在无先兆性偏头痛发作期间,局部脑血流没有特殊的变化,而在先兆性偏头痛发作期间出现特征性的广泛性血流量减少。一氧化氮(NO)和降钙素基因相关肽(CGRP)也参与发病过程。

起初把无先兆性偏头痛视为血管源性头痛。经过数十年研究发现,偏头痛发作可能起源于中枢神经系统。

区分无先兆性偏头痛和偶发紧张型头痛有时比较困难,为此要求至少 5 次发作后再做结论。患者在偏头痛发作期间可能入睡并且睡醒后偏头痛消失,那么计算其发作时间时,要计算到患者醒来的时间。儿童发作时间可能为 1~72 小时。当偏头痛发作≥15 天,并且持续 3 个月以上时,则符合无先兆性偏头痛和(或)慢性偏头痛的诊断。

3. 儿童周期综合征可能为偏头痛前驱表现　这种类型的偏头痛包括周期性呕吐、腹型偏头痛和儿童良性发作性眩晕三种类型。发作特点为反复周期性发作,个别患者呈刻板性,恶心和剧烈呕吐,通常伴有面色苍白和浑身无力,发作间期症状完全缓解。

周期性呕吐是一种儿童自限性周期性发作的疾病,发作间期完全正常。在国际头痛分类第 1 版中没有把它列入儿童周期性综合征。该综合征的临床特点类似那些已经发现的偏头痛样头痛,过去几年中多方面的研究提示周期性呕吐是与偏头痛相关的疾病。

　　腹型偏头痛是一种主要在儿童的原发性反复发作的疾病,以发作性中腹部疼痛为特点,发作持续 1～72 小时,发作间期正常。疼痛为中度至重度,与血管收缩症状、恶心和呕吐有关。这种类型的特点是:疼痛程度严重,足以影响正常的日常活动;儿童难以区别厌食和恶心、面色苍白,常伴有眼前暗影。在一些患者中脸红,显然是血管运动失常的现象;大多数腹型偏头痛儿童在后来的生活中发生偏头痛。

　　儿童良性发作性眩晕相对少见,特征为无先兆的反复短暂性眩晕发作,可自行缓解,可能为偏头痛的变异疾病。发生于除此疾病之外健康的儿童。常伴有眼震或呕吐;某些发作可伴有单侧搏动样头痛。

　　4. 偶发紧张型头痛　偶发紧张型头痛是指一种头痛发作较少、而时间持续数分钟至数日。典型的头痛为轻到中度双侧压迫性或紧箍样头痛,不因日常体力活动而加重。无恶心,但可以有畏光、畏声表现。触压颅周软组织时(特别是枕大神经出口处),在紧张型头痛患者中常见的体征是压痛明显,压痛随头痛程度加重和频率增加而加重,并在头痛发作期间则压痛更明显。触诊不但增加诊断的可靠性,对患者可以解释病情,同时对治疗方法可提供有用的指导。

　　5. 丛集性头痛(cluster headache,CH)　丛集性头痛的旧名称包括蝶腭神经痛、睫状神经痛、岩神经痛、血管麻痹性偏侧头痛、偏头痛性神经痛、慢性神经性偏侧头痛、组胺性头痛、Horton综合征、Harris-Horton 病、头部红斑性肢痛病、Bing 红斑性面痛等。

　　丛集性头痛主要部位固定于一侧眼眶及其周围的头痛,发生于眶、眶上、颞或这些部位的任何结合部的重度、严格的单侧头痛发作,每次持续 15～180 分钟,频率从隔日一次到每日 8 次。发作伴有以下几项中的一项或更多,均在疼痛侧:结膜充血、鼻充血、流泪、流涕、前额和面部出汗,瞳孔缩小、上睑下垂、眼睑水肿。大多数患者发作期间躁动或不安。发病年龄通常为 20－40 岁,发病年龄高峰男性为 25－44 岁,女性 40－59 岁,儿童少见。发病率男性明显高于女性,男女之比为 6.2∶1。呈周期性丛集性发作的、在同一患者丛集发作期间疼痛总是恒定地在同一侧复发。发作多在晚间,初感一侧眼及眼眶周围胀感或压迫感,数分钟后迅速发展为剧烈胀痛或钻痛,并向同侧额颞部和顶枕部扩散,但少有呕吐。大约 27%患者仅有一次丛集期,10%～15%患者有不缓解的慢性症状。发作通常连续发生"丛集期",持续数周或数月,但可以有持续数月或数年的缓解期。

　　1992 年,第一个曲坦类药舒马曲坦上市,此前对偏头痛一直没有好办法,只能服用镇痛药、麦角生物碱及安定类等药物,有效率 50%左右。舒马普坦(舒马坦)为 5-羟色胺(5-HT)受体激动药,与 5-HT 受体结合,从而抑制 5-HT 扩张血管的作用,使血管收缩达到治疗目的。舒马曲坦片 25mg 或 50mg 口服,每日 1～2 次,在 2 小时内有效率都达到 60%～80%。有几种制剂,可以口服、滴鼻、皮下或静脉注射,1～2mg/次,每日不超过 6mg。在舒马曲坦上市后第二代曲坦类药物相继问世,包括佐米曲普坦、利扎曲坦、那拉曲坦、依立曲坦、氟伐曲坦(夫罗曲坦)、阿莫曲坦,共有 6 种。不同的个体对不同的曲坦类药物敏感性不同。为此选择越多意味着患者的希望就越大。用药前应详细阅读说明书,注意不良反应。

　　本病发病机制尚未完全明了。在丛集性发作期或慢性亚型患者发作规律,可被组胺(Histamine)、酒精或硝酸甘油诱发。丛集性头痛急性发作涉及下丘脑后部灰质兴奋。大约 5%患者可能与遗传有关(常染色体显性遗传)。

6. 原发性针刺样头痛　原发性针刺样头痛是一种自发的短暂性和局部针刺样头痛,而无相关结构的器质性疾病或脑神经疾病。以前使用过的术语有冰凿样疼痛、刺痛、阵痛或周期性眼痛。在一项描述性研究中,80％刺痛持续 3 秒或更短时间,少数患者刺痛反复发作持续数天。偏侧头痛同侧或对侧的刺痛可以从一处转移到另一处。如果刺痛固定于某一部位,必须排除该区域的器质性病变和相应脑神经(分支)病变。针刺样头痛约 40％见于患偏头痛或丛集性头痛(约 30％)患者,其刺痛出现在头痛经常发生的部位。

7. 颅脑和(或)颈部外伤后头痛　颅脑外伤性头痛,顾名思义就是当头部受到直接或者间接暴力时,导致的颅脑不同程度的损伤所造成的头痛。例如,交通事故、高空坠落伤、跌倒等情况下,有的人可能受伤当时就伴有明显头痛、头晕、恶心、呕吐等不适,而有的人可能受伤当时并没有明显的不适;而是在随后数日、数月甚至更长时间出现头痛,同时可能伴有一些精神情绪、认知领域、肢体活动等方面的改变。因为颅骨或者脑组织可能受到了损伤,这个时候出现了颅内出血或者脑组织的挫裂伤或血肿。颈部外伤也会引起头痛,因为颈椎损伤或者软组织、颈部神经或血管受损伤造成的。颈神经受损或者颈部肌肉牵拉伤造成耳后或枕部疼痛,颈部血管损伤可能造成血管内壁的撕裂伤,除了会造成头痛甚至还可能出现偏瘫、言语障碍、头晕、视物不清等症状。所以,当经历头部或颈部外伤时,一定不能想当然地去处理,特别是头颈部有不适时,应该做检查而不要去进行颈部按摩。无论是否伴有头痛,最好都能及时到医院进行正规检查,排除隐患。

8. 头痛与颅内或颈部血管疾病　颅内或颈部血管异常大部分为先天出生时就存在,后天原因造成的少见。最常见的异常为脑动脉瘤、动静脉畸形、烟雾病(异网症、moya-moya 病)、动脉夹层、动脉-静脉瘘、静脉窦血栓形成等脑血管系统疾病。这些疾病平时处于"休眠状态",但是一旦"火山爆发"多伴有剧烈的头痛,甚至出现更为严重或危及生命的后果。

颅内动脉瘤为脑动脉内腔的局限性异常扩大造成动脉壁的一种瘤状突起，当动脉内壁出现局部先天缺陷为基础而腔内压力增高逐步形成这种瘤状突起，即先天性动脉瘤。正常的动脉壁有5层，而在动脉瘤处可能只有 3～4 层，而且每层不一定正常，所以动脉瘤处容易破裂出血。动脉瘤一旦破裂会出现严重蛛网膜下腔出血。动脉瘤破裂出血多在情绪激动、血压升高时。临床表现患者剧烈头痛，"爆炸样头痛"，同时出现大汗、频繁呕吐，甚至昏迷。各个年龄阶段、男女均可发病，以 40－60 岁多见，尤其高血压患者居多。

脑动静脉畸形是一种在胎儿期先天性局部血管发育异常，在脑动脉与静脉之间缺乏毛细血管，血管壁发育异常，动脉-静脉直接连通形成短路，导致脑血流动力学的障碍。相对动脉瘤来说，脑动静脉畸形发生率低，男性多于女性。一旦发生破裂出血，临床表现与动脉瘤十分相似，甚至更为凶险。烟雾病也属于胎儿期先天性局部血管发育异常，脑的大动脉主干闭塞，伴随侧支循环的微小扩张，也很容易发生破裂出血。

动脉夹层又称动脉剥离，是由于动脉内膜撕脱导致血液流入管壁内形成壁内血肿，当血肿较大时可能导致管腔狭窄、闭塞或者形成夹层动脉瘤。形成动脉夹层的原因有先天性因素、血管局部因素和外源性因素。血管局部因素如动脉粥样硬化斑块脱落、动脉炎症、动脉内膜受损，外源性因素中常见的有颈部拉伸、颈部按摩、体育运动等造成的机械外伤。这时候患者可以出现额、颞部搏动性头痛或者颈部剧烈疼痛。发病年龄以 40－50 岁为高峰，男女比例相当。

其实在以上疾病"爆发"之前，很多人可能在日常生活中是有蛛丝马迹的症状可寻，如平时的头痛认为就是累了，服药或者休息后就好了，久而久之就会麻痹大意，不能及时发现疾病，而造成突然破裂出血。一旦发现有血管破裂出血，应该到有条件的医院及时就诊,而不应过于紧张或激动,否则会引起血压波动,反而有造成出血量增多、加重病情的可能性。最关键的是平时经常性伴有头痛的人们,要有一点警惕心理,及时到医院就诊,及时发现,及时治疗。

9. 头痛与颅内感染　任何原因、任何部位的颅内感染,主要症状是头痛伴发热。最常见的颅内感染包括脑膜炎、脑炎、脑脓肿。最常见的病原体有细菌(化脓性细菌、结核杆菌等),病毒(乙型脑炎病毒、疱疹病毒等),螺旋体(如梅毒、钩端螺旋体等),真菌(新型隐球菌),脑囊虫,裂头蚴等病原体感染。

(1)脑膜炎引起的头痛主要是由脑膜、血管和神经受到炎症侵犯所致。发生脑膜、脑组织水肿,炎性渗出,颅内压增高,引起脑膜牵涉性头痛。另外,炎性渗出物、病原体毒素及感染过程中产生有害物质可刺激脑神经,并使颅内血管扩张而引起剧烈头痛。此外,脑膜本身直接受到刺激,继发颈肌强直收缩,产生和加重头痛。脑膜炎引起头痛的特点:一般先有发热或头痛与发热同时出现,在急性期头痛程度最剧烈,表现为弥漫性痛,头痛性质可呈胀痛、跳痛、敲击痛、撕裂样痛,摇头、咳嗽或震动身体可使头痛加剧,可伴有喷射性呕吐、颈强、精神意识障碍。这类疾病比较凶险,应及早诊治。

(2)脑炎多为病毒所致(乙型脑炎病毒、疱疹病毒脑炎),也可由脑膜炎的病原体引起脑膜炎和脑膜脑炎。急性期最初头痛明显,可为弥漫性痛,呕吐、抽搐、肢体瘫痪、精神错乱、意识障碍。

(3)脑脓肿是引起头痛的常见原因。多见于青少年和儿童,首先出现全身感染症状,如畏寒、发热、剧烈头痛、恶心、呕吐、脑膜炎表现,高颅压的表现,视盘水肿等,可伴有偏瘫、偏盲、共济失调、记忆力减退、个性改变、产生颅高压等。耳源性脑脓肿则是中耳炎常见的并发症。

(4)"蛛网膜炎"实质上是一种病理诊断,而不是一个疾病单元。系指脑或脊髓的蛛网膜在某些病因的作用下发生的一种组织反应,以蛛网膜的增厚、粘连和囊肿形成为主要特征。青、中年多见。可表现为急性、亚急性或慢性病程。可出现不同程度的发热、头痛和全身症状。由于神经、血管、脑膜的粘连或脑脊液循环障碍形成脑积水、产生颅高压,进而引起头痛,多为持续性慢性头痛。

颅内感染的辅助检查包括血常规、血培养、脑脊液检查、血与脑的免疫学检查,影像学检查如脑 CT、脑 MRI、脑 DSA 检查,有助于颅内感染的病因学诊断和治疗。

第七讲

偏头痛

丁 楠 孙 斌

偏头痛是神经内科门诊的常见病、多发病之一。据史料记载,三国时期曹操就患有头痛病,头痛反复发作,疼痛剧烈不堪忍受,且难以治愈,大部分学者猜测是现在的"偏头痛"疾病。偏头痛的病因研究已有许多报道,但发病机制尚未十分清楚。偏头痛与多种心脑血管疾病的危险因素相关,可引起缺血性脑卒中及心绞痛;部分偏头痛可导致脑组织的结构改变,并在 MRI 上有所体现;偏头痛与多种情感障碍相关,可引起认知功能下降;偏头痛与眩晕的症状也远高于紧张性头痛。偏头痛的治疗方法:包括钙离子拮抗药、缩血管药、抗抑郁药、某些抗癫痫药物,也包括针灸、中成药、吸纯氧等均有一定效果。目前认为,疗效较好的药物是钙离子拮抗药、缩血管药;特异性药物为曲普坦类药物(如舒马曲坦、佐米曲普坦、利扎曲坦等)。

一、流行病学调查

国外资料显示,美国偏头痛年发病率为 11%,女性 18%,男性 6%,每年至少 1 次发作;通过对 15 000 个家庭的调查,偏头痛的患病率女性为 17.6%,男性为 6%。英国对 16-65 岁的 4007 人电话调查显示,男性 7.6% 和女性 18.3% 患有偏头痛。丹麦人 25-64 岁年龄段的人群偏头痛年发病率为 0.8%,青年女性最高为 2.0%。女性患偏头痛的风险显著高于男性(2.25 倍),欧美国家患病率为 1.5%~2%,40-49 岁发病率最高。

中国偏头痛的患病率和发病率明显低于欧美国家。郭述苏等(1991)报道了我国偏头痛流行病学调查结果。对全国各省、市、自治区(除台湾省外)进行了偏头痛流行病学调查,按随机或选点抽样 3 837 597 人,共查出患者 37 808 例,患病率为 985.2/10 万,发病率为 79.7/10 万。内陆高原为我国高患病地带,中南沿海省市患病率低。男女之比为 1:4。25－29 岁患病率最高(1927.4/10 万),10 岁以下最低(42.6/10 万)。北方内陆地区于夏季头痛发作频率最高,而南方地区以春季最高。

【注】 发病率(incidence rate)与患病率(prevalence rate)的概念不同。发病率表示在一定期间内、一定人群中某病新病例出现的频率,即新发病例的比率,强调新发病例数。患病率也称现患率,指某特定时间内总人口中某病的新旧病例所占比例,强调新旧病例一起算。

二、偏头痛的病因

偏头痛的病因尚不明确,可能与下列因素有关。

1. 遗传因素 有 50%～80% 的偏头痛患者有家族史,遗传方式多数为常染色体显性遗传,少数为常染色体隐性遗传或多基因遗传。其亲属出现偏头痛的风险是一般人群的 3～6 倍,家族性偏头痛患者尚未发现一致的孟德尔遗传规律,反映了不同外显率及多基因遗传特征与环境因素的相互作用。家族性偏瘫型偏头痛是明确的有高度异常外显率的常染色体显性遗传,已定位在 19p13(与脑部表达的电压门控 P/Q 钙通道基因错译突变有关)、1q21 和 1q31 等三个疾病基因位点。

2. 内分泌和代谢因素 本病多在青春期发病,女性多于男性,月经期容易发作,妊娠期或绝经后发作减少或停止。这强烈提示内分泌和代谢因素参与偏头痛的发病。

3. 中枢神经递质代谢异常 如 5-羟色胺、前列腺素、儿茶酚胺、组胺、酪胺、苯乙胺、阿片类多肽、单胺氧化酶等物质对偏头痛发作起着重要作用。主要是5-羟色胺(5-HT)、去甲肾上腺素、P物质和花生四烯酸等代谢障碍。如5-羟色胺再摄取抑制药治疗偏头痛,可取得明显效果。

4. 食物和药物诱发因素　偏头痛发作可由某些食物和药物诱发,食物包括含酪胺的奶酪、含亚硝酸盐防腐剂的肉类和腌制食品、含苯乙胺的巧克力、食品添加剂如谷氨酸钠(味精)、红酒及葡萄酒等。药物包括口服避孕药和血管扩张药如硝酸甘油等。多次发作的偏头痛患者或许已经取得生活经验,知道哪些饮食或药物能诱发自己的偏头痛发作。

5. 环境和精神因素　某些环境和精神因素如紧张、过劳、情绪激动、睡眠过度或过少、月经期、强光等也可诱发。周围环境的影响有时比遗传因素更严重。

郭述苏等(1991)对37 808例偏头痛患者的危险因素做了分析,发现脑力劳动职业者(技术人员、机关干部和教师等)患病率高于其他职业,包括情绪紧张、闷热气候、熬夜、劳累等刺激因素、睡眠障碍、多数酿造(酒)工作人员、多食肥肉、喜食甜和腌制咸菜者,均为偏头痛的危险因素。情绪紧张是农村女性患者的主要发病危险因素。

三、发病机制

目前关于偏头痛的发病机制尚未十分清楚,而有以下几种主要学说。

1. 血管学说　认为偏头痛是一种原发性血管疾病。20世纪30年代Wolff认为偏头痛是颅内血管收缩(先兆期)引起皮质缺血、出现视觉障碍等先兆症状,继以颅外血管扩张,产生头痛发作,血管活性多肽和无菌性炎症的刺激加剧了头痛症状。Olsen(1990)发展了血管源性学说,认为先兆性偏头痛和无先兆性偏头痛是血管痉挛程度不同的同一种疾病,无先兆性偏头痛发作时血管扩张,先兆性偏头痛发作时血管收缩。但血管源性学说不能完全解释普通偏头痛与典型偏头痛的临床表现。

2. 神经源性学说　认为偏头痛是原发性神经源性头痛。偏头痛发作的五个阶段(前驱期、先兆期、头痛期、头痛终末期、后续症状期),八组诱发因素(紧张和焦虑心理、睡眠、女性生理周期、内分泌改变、气候环境、饮食、药物等),以及发作期脑电图和脑血流量的变化,都与中枢神经系统功能失调有关,而不能用血管源性学说解释。近年来,一些学者的临床研究认为,偏头痛是原发性神经源性紊乱并伴有继发性血管舒缩运动改变。这一假说比较全面地阐述了偏头痛的发病机制。

3. 三叉神经血管学说　认为偏头痛是由于某些原因激活了脑血管周围的三叉神经末梢而产生,从而导致血管活性物质的释放,这种伤害性刺激沿着三叉神经传入纤维至延髓化学感受区,引起恶心、呕吐;传入丘脑出现畏声、畏光等症状,传入大脑皮质而产生痛觉、紧张和焦虑。

4. 其他学说　如遗传性学说,单亲患偏头痛者的子女约有一半的概率有偏头痛发作。家族性偏瘫型偏头痛是明确的有高度异常外显率的常染色体显性遗传,已定位在 19p13(与脑部表达的电压门控 P/Q 钙通道基因错译突变有关)、1q21 和 1q31 等三个疾病基因位点。

四、病理生理

颅内痛觉敏感组织如脑血管、脑膜血管、静脉窦,血管周围神经纤维和三叉神经可能是偏头痛发生生理基础和痛觉传导通路。电刺激三叉神经节后能导致硬膜血管无菌性炎症。偏头痛的三叉神经血管反射学说认为,偏头痛是三叉神经传入纤维末梢释放 P 物质(SP)及其他神经递质,传出神经作用于颅内外血管,引起头痛和血管扩张。与三叉神经系统相关的最主要的神经肽是降钙素基因相关肽(CGRP),其次是 P 物质、神经激肽 A(NKA)。P 物质是传递并降低痛阈的神经递质,与神经激肽 A 有协同作用,而降钙素基因相关肽具有较强的扩血管作用,通过扩张血管而引起头痛。

五、临床表现

偏头痛频繁发作直接导致睡眠障碍,因为睡眠不足,白天没精神,而影响患者的生活、工作和学习。同时,患偏头痛疾病的人久而久之,睡眠障碍,性格发生变化,往往性情变得暴躁。特别是治疗失当而久治不愈,丧失信心,生活受到严重影响,心理脆弱,可能伴有抑郁和焦虑。久治不愈对人的心脑血管将产生不利影响,临床上偏头痛发作后脑梗死、脑出血、心绞痛、心肌梗死、高血压等,突发心脑血管事件临床也较常见。

1. 偏头痛发作的特征表现

(1)疼痛部位:偏头痛并不像字面意思所描述的一定是偏侧头痛,约60%的头痛发作以单侧为主,约40%为双侧头痛。部分患者头痛两侧交替,部位不固定,但仍以固定一侧头痛较多见。也有少部分患者可由一侧头痛逐渐发展至双侧头痛。部位以额、颞部多见,有时可向颈部及面部放射,引起相应部位疼痛。

(2)疼痛性质:多数患者描述初期疼痛为钝痛,逐步增强,呈搏动样疼痛较多见,但部分疼痛剧烈患者可呈锥刺样疼痛。多数患者疼痛都很剧烈,以致影响工作、学习,同时伴全身乏力、面色苍白或发红、烦躁、恶心、呕吐、食欲差、心慌等自主神经症状,入睡后头痛可减轻或消失。

(3)疼痛发作频率:偏头痛的发作频率不固定,且发作间隔时间均因人而异,80%的患者每年有1~2次以上的发作,而发作频率极少者甚至一生只有1~2次发作。

(4)疼痛持续时间:典型的偏头痛临床发作可分三期:颅内血管收缩期、颅外血管扩张期和缓解期。①颅内血管收缩期(先兆期):常在头痛前数分钟或数小时内发生,主要表现为脑供血减少的症状,如视觉先兆症状(眼前冒金星、偏盲、视野缺损);个别患者可出现短暂偏身麻木、肢体无力及言语不清等。先兆期内没有头痛;②颅外血管扩张期(头痛期):随着缺血症状的逐渐缓解,血管扩张引起的头痛随即出现,呈搏动性跳痛,一般持续数小时至1~3日或更长时间;③缓解期(恢复期):此为血管扩张和头痛发作持续一定时间后,逐渐恢复正常状态,上述症状消失。在发作间歇期,患者无明显不适,仅少数人存在头晕、乏力、疲倦、心情低落、睡眠浅或多梦等。以上 3 个时期通常紧密相连无明显间隔,而且每个时期持续时间的长短,每个患者及同一患者每次发作均可以有所不同。

(5)诱发因素:尽管偏头痛的病因与发病机制尚未清楚,但目前已知很多因素可促发偏头痛,而部分因素尚存有争议。常见诱发因素,包括 9 项:①内分泌:月经之前或月经第一天,口服避孕药、激素替代治疗;②光线刺激:强光、强闪;③食物:酒精、巧克力、咖啡、味精、柑橘、浓茶、牛奶、奶酪等;④气候:秋末冬初、低气压等天气;⑤精神刺激:精神过度紧张、情绪不愉快、过度疲劳、急躁;⑥睡眠相关:多眠或少眠;⑦其他疾病:慢性肾病等;⑧遗传性:家族遗传倾向等;⑨人格:敏感型等。

2. 有先兆性偏头痛(migraine with aura) 有先兆性偏头痛约占偏头痛患者的 10%。发作前数小时至数日可有倦怠、注意力不集中和打哈欠等前驱症状。在头痛之前或头痛发生时,常以可逆的局灶性神经系统症状为先兆,最常见为视觉先兆,如视物模糊、暗点、闪光、亮点亮线或视物变形;其次为感觉先兆,感觉症状多呈面-手区域分布;言语和运动先兆少见。先兆症状一般在 5~20 分钟逐渐形成,持续不超过 60 分钟;不同先兆可以接连出现。头痛在先兆同时或先兆后 60 分钟内发生,表现为一侧或双侧额颞部或眶后搏动性头痛,常伴有恶心、呕吐、畏光或畏声、面色苍白或出汗、多尿、易激惹、气味恐怖及疲劳感等,可见头面部水肿、颞动脉显露等。活动能使头痛加重,睡眠后可缓解头痛。疼痛一般在 1~2 小时达到高峰,持续 4~6 小时或十几小时,重者可历时数天,头痛消退后常有疲劳、倦怠、烦躁、无力和食欲差等。这个类型比较典型,临床诊断相对容易一些。

(1)伴典型先兆的偏头痛性头痛:为最常见的有先兆性偏头痛类型,先兆表现为完全可逆的视觉、感觉或言语症状,但无肢体无力表现。与先兆同时或先兆后 60 分钟内出现符合偏头痛特征的头痛,即为伴典型先兆的偏头痛性头痛。若与先兆同时或先兆后 60 分钟内发生的头痛表现不符合偏头痛特征,则称为伴典型先兆的非偏头痛性头痛;当先兆后 60 分钟内不出现头痛,则称为典型先兆不伴有头痛。后两者应注意与短暂性脑缺血性发作相鉴别。

(2)偏瘫性偏头痛:临床少见。先兆除必须有运动无力症状外,还应包括视觉、感觉和言语三种先兆之一。先兆症状持续 5 分钟至 24 小时,症状呈完全可逆性,在先兆同时或先兆 60 分钟内出现符合偏头痛特征的头痛。如在偏瘫性偏头痛患者的一级或二级亲属中,至少有一人具有包括运动无力的偏头痛先兆,则为家族性偏瘫性偏头痛;若无,则称为散发性偏瘫性偏头痛。

(3)基底型偏头痛:先兆症状明显源自脑干和(或)两侧大脑半球,临床可见构音障碍、眩晕、耳鸣、听力减退、复视、双眼鼻侧及颞侧视野同时出现视觉症状、共济失调、意识障碍、双侧同时出现感觉异常,但无运动无力症状。在先兆同时或先兆 60 分钟内出现符合偏头痛特征的头痛,常伴恶心、呕吐。

3. 无先兆性偏头痛(migraine without aura,MA)　无先兆性偏头痛是最常见的偏头痛类型,约占 80%。发病前可没有明显的先兆症状,也有部分患者在发病前有精神障碍、疲劳、哈欠、食欲缺乏、全身不适等表现,女性月经来潮、饮酒、空腹饥饿时也可诱发疼痛。头痛多呈缓慢加重,反复发作的一侧或双侧额颞部疼痛,呈搏动性,疼痛持续时伴颈肌收缩可使症状复杂化。常伴有恶心、呕吐、畏光、畏声、出汗、全身不适、头皮触痛等症状。与有先兆性偏头痛相比,无先兆性偏头痛具有更高的发作频率,可严重影响患者工作和生活,常需要频繁应用止痛药治疗,易合并出现一新的头痛类型——"药物过量使用性头痛(medication-overuse headache)"。

4. 视网膜性偏头痛(retinal migraine) 视网膜性偏头痛为反复发生的完全可逆的单眼视觉障碍,包括闪烁、暗点或失明,并伴偏头痛发作,在发作间期眼科检查正常。与基底型偏头痛视觉先兆症状常累及双眼不同,视网膜性偏头痛视觉症状仅局限于单眼,且缺乏起源于脑干或大脑半球的神经缺失或刺激症状。

5. 儿童周期性综合征(periodic syndrome in children) 临床表现为周期性呕吐、反复发作的腹部疼痛伴恶心、呕吐,即腹型偏头痛、良性儿童期发作性眩晕。发作当时不伴有头痛,随着时间的推移可发生偏头痛。常为偏头痛前驱的儿童周期性综合征的患儿预示着到成年时期成为偏头痛患者。

6. 家族性偏瘫型偏头痛(familial hemiplegic migraine,FHM) 是一种罕见的常染色体显性遗传性疾病,是有先兆性偏头痛(migraine with aura,MA)的一种亚型,通常在儿童及青春期起病,主要表现为偏头痛、单侧肢体无力及其他先兆,如视觉、感觉、言语先兆。据报道,家族性偏瘫型偏头痛(FHM)主要与CACNA1A 基因、ATP1A2 基因、SCN1A 基因突变有关。

本病国内很少见。李芳芳等报道 1 例先证者,18 岁男性,3 年前由坐位站起时突然出现头懵,伴双眼视物不清,持续约10 分钟消失,随之出现言语欠流利,持续约 5 分钟后出现左侧肢体无力,表现为上肢不能抬举,持物困难,不能行走。持续10 分钟后自行缓解,随之出现右侧颞部头痛,呈搏动性,视觉模拟量表(VAS)评分 4~5 分,伴恶心、呕吐、畏声、瞌睡,直至休息后方可缓解。3 年内共发作 5 次,发作间期查脑电图、头MRI+MRA 未见明显异常。既往体健。神经系统检查未见明显异常。追问家族史其父亲、堂姐(大伯家女儿)有类似病情,并经基因学证实。

本家系中共有 3 个家庭成员受累,临床表现均符合国际头痛疾病分类-3 中关于偏瘫型偏头痛的诊断标准,其基因测序结果提示 CACNA1A 基因上的第 1748 号氨基酸由 G 变为 A,导致第 583 号氨基酸由精氨酸变为谷氨酰胺。据国外研究报道,R583Q 突变是 CACNA1A 基因常见的突变形式。除了典型的偏瘫型偏头痛的发作,先证者堂姐尚有无先兆性偏头痛(非 FHM 型)的发作。

诊断标准:包括可逆性的运动无力、至少 1 种其他先兆(视觉、感觉、言语先兆)及偏头痛,且其一级亲属或二级亲属中至少有 1 人有相同的发作。家族性偏瘫型偏头痛(FHM)具有遗传异质性,依据基因突变的不同可分为 FHM-1、FHM-2 及 FHM-3 三种类型。

提醒大家,像李芳芳等报道的"少见病例",一般人可能不在意、不去就诊,医师见的少也容易漏诊。

7. 基底动脉型偏头痛　基底动脉型偏头痛是发生于青少年女性的较常见的一种头痛综合征,确切的发病原因目前尚不清楚。偏头痛发作前期由于基底动脉的痉挛,往往出现眩晕、耳鸣、听觉迟钝、构音障碍、复视、视觉症状、共济失调、四肢无力、双侧感觉异常、意识水平下降、恶心、呕吐等一系列前驱症状。由于脑组织的缺血缺氧和继发性颅外段血管扩张,以及 5-羟色胺等一系列体液成分的改变而临床上出现位于双额、双颞或枕部的头痛,多呈搏动性及发作性。发作后其先兆症状可以完全恢复。应排除耳源性眩晕、颈性眩晕、眩晕性癫痫发作及多发性硬化等。

8. 前庭性偏头痛　前庭性偏头痛具体诊断标准如下:①出现 5 次前庭症状,持续 5 分钟到 72 小时。②有或无先兆性偏头痛病史(按照 ICHD 诊断标准)。③至少有 50% 的前庭症状和 1 个或多个偏头痛特点:头痛为一侧、搏动性、中、重度发作;恐声、恐光;视觉先兆。④不符合其他前庭疾病或偏头痛标准。很可能的前庭性偏头痛诊断标准:①出现 5 次前庭症状持续 5 分钟至 72 小时。②符合前庭性偏头痛诊断标准中的②或③。③不符合其他前庭疾病或头痛标准。

9. 眼肌麻痹性偏头痛(ophthalmoplegic migraine)　眼肌麻痹性偏头痛临床上很少见,表现为反复发作的偏头痛样头痛(migraine-like headache),头痛发作同时或 4 天内出现头痛侧眼肌麻痹,动眼神经最常受累,常有上睑下垂、瞳孔扩大,部分病例可同时累及滑车和展神经。眼肌麻痹性偏头痛患者头痛常持续 1 周或 1 周以上,头痛至出现眼肌麻痹的潜伏期可长达 4 天,部分病例 MRI 增强扫描可提示受累动眼神经有反复发作的脱髓鞘改变。尽管 MRI 增强扫描发现动眼神经脱髓鞘改变,尚缺少病理学支持。但目前已倾向将眼肌麻痹型偏头痛不作为偏头痛的亚型或变异型。

10. 偏头痛叠加综合征(migraine superposition syndrome)偏头痛叠加综合征是套用帕金森叠加综合征的转意,是指在某些疾病当中出现偏头痛的表现,而在偏头痛以外还有其他疾病更多的证据。与症状性偏头痛(symptomatic migraine)有些近似,也存在某些差异。例如,江新梅等(2003)报道 1 例伴皮质下梗死和白质脑病的常染色体显性遗传性脑动脉病(cerebral autosomal dominant arteriopathy with subcortical infarcts and leukoencephalopathy,CADASIL),其自然进程为 30 余岁开始出现先兆症状偏头痛,40 余岁出现缺血性卒中,50 余岁出现进行性痴呆,平均死亡年龄为 60—70 岁。袁云(2007)在"CADASIL 的诊断与鉴别诊断"中提到高加索的 CADASIL 患者中偏头痛多见,出现在疾病的早期,国内 CADASIL 患者的偏头痛症状少见。偏头痛患者也可出现一过性偏瘫症状,一般无痴呆表现。迎琳娜等(2007)报道 1 例 65 岁男性患者双眼急性视神经乳头炎,而以偏头痛为首发症状;赵洪芹等(2009)报道,对 2005—2008 年经 DSA 确诊的自发性头颈部动脉夹层患者 10 例,其中 1 例表现为偏头痛;周志彬等(2008)报道 2 例在房间隔手术后发生偏头痛,例 1 为房间隔缺损进行经皮封堵术,出现先兆性偏头痛可归因于术后出现了右向左的分流,此分流导致了偏头痛症状的发生。在患偏头痛的卵圆孔未闭(PFO)患者中,PFO 封堵或修补后会使偏头痛明显好转,可能原因是消除了心脏的右向左分流。但例 2 在行 PFO 修补术后出现了偏头痛,这一事实似乎难以理解。

线粒体脑肌病(mitochondrial encephalopathy,ME)是一组少见的线粒体结构和(或)功能异常所导致的以脑和肌肉受累为主而可累及多个系统。如肌肉损害主要表现为骨骼肌极度不能耐受疲劳;神经系统累及主要表现为眼外肌麻痹、卒中、癫痫反复发作、肌阵挛、偏头痛、共济失调、智能障碍及视神经病变等,其他系统表现可有心脏传导阻滞、心肌病、糖尿病、肾功能不全、假性肠梗阻和身材矮小等。实验室检查:可以发现血清和脑脊液中乳酸含量升高,氧化磷酸化缺陷,骨骼肌细胞内有破碎红纤维(RRF),分子生物学研究发现 mtDNA 遗传缺陷。

根据基因突变的比例及位置的不同,结合常见症状分为不同临床类型,如 MELAS 综合征、MERRF 综合征、KSS 综合征和 Leigh 综合征等。其中 MELAS 型线粒体脑病,在 40 岁前起病,儿童期更多,临床表现包括突发卒中、偏瘫、偏盲或皮质盲、反复癫痫发作、偏头痛和呕吐。病情逐渐加重。

在这种患者中偏头痛、呕吐、偏瘫、偏盲、癫痫发作等临床表现,不应该诊断为偏瘫型偏头痛、基底动脉型偏头痛、前庭性偏头痛。属于症状性偏头痛,是否可以视为偏头痛叠加综合征、偏头痛叠加综合征,国际偏头痛分类中尚未列入,可以商榷。

11. 偏头痛的并发症

(1)慢性偏头痛:每月头痛发作超过 15 天,连续 3 个月或 3 个月以上,并排除药物过量引起的头痛,可考虑为慢性偏头痛。

(2)偏头痛持续状态:是指偏头痛发作持续时间≥72 小时,而且疼痛程度较严重,但其间可有因睡眠或药物应用获得的短暂缓解期。

（3）无梗死的持续先兆：指有先兆性偏头痛患者在一次发作中出现一种先兆或多种先兆症状持续 1 周以上，多为双侧性；本次发作其他症状与以往发作类似；需神经影像学排除脑梗死。

（4）偏头痛性脑梗死：极少数情况下在偏头痛先兆症状后，在相应供血区域发生缺血性脑梗死，此先兆症状常持续 60 分钟以上，而且缺血性脑梗死病灶为神经影像学所证实，称为偏头痛性脑梗死。

（5）偏头痛诱发的痫样发作：极少数情况下偏头痛先兆症状可触发痫性发作，且痫性发作发生在先兆症状中或后 1 小时以内。

六、偏头痛的诊断

根据偏头痛的临床特征，ICHD-Ⅱ修正偏头痛相应分类诊断标准，一般偏头痛的诊断需由相应神经科医师诊断并细划分型，制订相应治疗方案，列举常见的偏头痛类型的诊断标准如下。

1. 无先兆性偏头痛的诊断标准

A. 符合 B-D 项特征的至少 5 次发作

B. 头痛发作（未经治疗或治疗无效）持续 4～72 小时

C. 至少有下列中的 2 项头痛特征

1. 单侧性

2. 搏动性

3. 中或重度疼痛

4. 日常生活（如走路或爬楼梯）会加重头痛或头痛时避免此类活动

D. 头痛过程中至少伴随下列 1 项

1. 恶心和（或）呕吐

2. 畏光和畏声

E. 不能归因于其他疾病

2. 有先兆性偏头痛的诊断标准

A. 符合 B—D 项特征的至少 2 次发作

B. 先兆至少有下列的 1 种表现,没有运动无力症状

1. 完全可逆的视觉症状,包括阳性表现(如闪光、亮点、亮线)和(或)阴性表现(如视野缺损)

2. 完全可逆的感觉异常,包括阳性表现(如针刺感)和(或)阴性表现(如麻木)

3. 完全可逆的言语功能障碍

C. 至少满足下列的 2 项

1. 同向视觉症状和(或)单侧感觉症状

2. 至少 1 个先兆症状逐渐发展的过程≥5 分钟,和(或)不同先兆症状接连发生,过程≥5 分钟

3. 每个症状持续 5~60 分钟

D. 在先兆症状同时或在先兆发生后 60 分钟内出现的头痛,头痛符合无先兆性偏头痛诊断标准 B—D 项

E. 不能归因于其他疾病

3. 伴典型先兆的非偏头痛性头痛的诊断标准　符合头痛前的典型先兆,但头痛不符合偏头痛性头痛特点。

4. 典型先兆不伴头痛的诊断标准　符合头痛前的典型先兆,但先兆后无头痛发作。

5. 家族性偏瘫性偏头痛的诊断标准　在先兆期出现肢体无力表现,且一二级亲属中有类似发作。

6. 散发性偏瘫性偏头痛诊断标准　在先兆期出现肢体无力表现,一二级亲属中无类似发作。

7. 基底动脉型偏头痛的诊断标准

(1)至少 2 次发作头痛符合 B—D 标准。

(2)先兆包括以下完全可恢复的症状中至少 2 条,但没有活动力弱:①构音障碍;②眩晕;③耳鸣;④听觉迟钝;⑤复视;⑥同时在双眼颞侧和鼻侧区域的视觉症状;⑦共济失调;⑧意识水平

的下降;⑨同时双侧感觉异常。

（3）至少符合以下 1 条:①至少 1 个先兆症状逐渐发展的过程≥5 分钟,和(或)不同先兆症状接连发生,过程≥5 分钟;②每个症状 5~60 分钟。

（4）在先兆期或先兆症状随后 60 分钟之内出现符合无先兆性偏头痛的 B−D 标准的头痛。

（5）不归因于其他疾病。

七、鉴别诊断

1. 丛集性头痛　丛集性头痛(cluster headache)又称组胺性头痛等,表现为一系列密集的、短暂的、严重的单侧钻痛。头痛部位多局限并固定于一侧眼眶部、球后和额颞部。起病突然而无先兆,发病时间固定,持续 15 分钟至 3 小时,发作从隔日 1 次到每日 8 次。剧烈疼痛,常疼痛难忍,并出现面部潮红,结膜充血、流泪、流涕、鼻塞,多不伴恶心、呕吐,少数患者头痛中可出现 Horner 征。发病年龄常较偏头痛晚,平均 25 岁,男女之比约 4:1。丛集性头痛在欧美各国多见,有家族史,在我国相对少见。

2. 紧张性头痛　紧张性头痛又称肌收缩型头痛。头痛部位较弥散,可位于前额、双颞、顶、枕及颈部。头痛性质常呈钝痛,头部压迫感、紧箍感。头痛常呈持续性,部分病例也可表现为阵发性、搏动性头痛。很少伴有恶心、呕吐。多数患者头皮、颈部有压痛点,按摩头颈部可使头痛缓解。多见于青、中年女性,情绪障碍或心理因素可加重头痛症状。

3. 痛性眼肌麻痹　痛性眼肌麻痹(painful ophthalmoplegia)曾被认为是偏头痛的类型之一。它是一种以头痛和眼肌麻痹为特征,涉及特发性眼眶和海绵窦的炎性疾病。为阵发性眼球后及眶周的顽固性胀痛、刺痛或撕裂样疼痛,伴随动眼、滑车和(或)展神经麻痹,眼肌麻痹可与疼痛同时出现或疼痛发作后两周内出现,MRI 或活检可发现海绵窦、眶上裂或眼眶内有肉芽肿病变。

本病持续数周后能自行缓解,但易于复发,适当的糖皮质激素治疗可使疼痛和眼肌麻痹缓解。

4. 症状性偏头痛 症状性偏头痛(symptomatic migraine)起因于头颈部血管性病变的头痛,如缺血性脑血管疾病、脑出血、未破裂的囊状动脉瘤和动静脉畸形;起因于非血管性颅内疾病的头痛,如颅内肿瘤;起因于颅内感染的头痛,如脑脓肿、脑膜炎等。这些继发性头痛在临床上也可表现为类似偏头痛性质的头痛,可伴有恶心、呕吐,但无典型偏头痛发作过程,大部分病例有局灶性神经功能缺失或刺激症状,颅脑影像学检查可显示病灶。缘于内环境紊乱的头痛,如高血压危象、高血压脑病、子痫或先兆子痫等,可表现为双侧搏动性头痛,头痛在发生时间上与血压升高密切相关,部分病例神经影像学检查可出现可逆性脑白质损害表现。

5. 药物过量使用性头痛 药物过量使用性头痛属于继发性头痛。药物过量主要指使用过于频繁且规则,如每月或每周有固定天数。临床常见每月规则服用麦角胺、曲普坦、阿片类≥10天或单纯镇痛药≥15天,连续 3 个月以上,在上述药物过量使用期间头痛发生或明显恶化。头痛发生与药物有关,可呈类偏头痛样或同时具有偏头痛和紧张型头痛性质的混合性头痛,头痛在药物停止使用后 2 个月内缓解或回到原来的头痛模式。药物过量使用性头痛对预防性治疗措施无效,因此对它做出正确的诊断极为重要。

6. 偏头痛性癫痫 偏头痛须与头痛性癫痫鉴别。偏头痛发作是渐进性的,常为单侧,多为波动性头痛,多持续时间较长,一般为数小时或1~2天,常伴有恶心,呕吐等胃肠道症状。头痛性癫痫具有癫痫的特征,包括脑电图特征。

八、偏头痛治疗

由于发病原因不清楚,目前缺少根治的措施。偏头痛的治疗策略有两个方面：对症治疗及预防性治疗，均采取药物干预及非药物干预两个方面。对症治疗的目的在于消除、抑制或减轻疼痛及伴随症状。预防性治疗以减少头痛发作频度及减轻头痛严重程度。

急性发作期的治疗：偏头痛急性发作时，需应用药物以达到快速镇痛的目的。具体选择的药物是由专业医师确定，根据头痛严重程度、伴随症状、既往药物使用及患者个体情况决定。治疗偏头痛常规药物分为：非特异性药与特异性药物。

（1）非特异性药物：包括①非甾体类抗炎药：常用药物有阿司匹林、布洛芬、双氯芬酸等（具体见书后附录），一般对于轻、中度的偏头痛发作及部分重度偏头痛发作（既往使用该类药品有效），可作为一线药物首选，并建议在偏头痛发作时尽早使用。②巴比妥类镇静药：常用药物有苯巴比妥、司可巴比妥等，主要促使患者镇静、入睡从而使头痛消失，但因该类药品有成瘾性，故一般用于其他药物无效的严重偏头痛患者。③阿片类镇静药：常用药物有哌替啶、芬太尼美沙酮等，主要镇痛机制同巴比妥类药物，该类药品亦存在成瘾性，不良反应较多，并容易诱发对其他药物的耐药性，所以一般不常规推荐。仅用于其他药物治疗无效的严重偏头痛患者。

（2）特异性药物：①曲普坦类药物：常用药物有舒马曲坦、佐米普曲坦、利扎曲坦等，能特异地激动 5-羟色胺 1B/1D 受体，控制偏头痛的头痛症状，且药物在头痛期的任何时间应用均有效，推荐越早应用效果越佳，但不建议在头痛先兆期使用。②麦角类药物：常用药物有麦角胺咖啡因等。该药物具有作用时间长，复发率低的优势，被临床用于治疗偏头痛的急性发作已存在相当长的时间。但是，小剂量的麦角类药物可迅速导致过度用药性头痛，因此不推荐常规应用。③降钙素基因相关肽受体拮抗药（Gepants 类药物）：该类药物主要通过扩张的脑膜动脉恢复至正常从而减轻偏头痛症状，且此过程不导致血管收缩。可用于部分对曲坦类无效或者不耐受的患者。

（3）复方制剂：常用药物如对乙酰氨基酚及咖啡因的复方制剂，双氯芬酸与咖啡因的复方制剂、阿司匹林与咖啡因的复方制剂等。复方制剂针对多方面因素导致的偏头痛有效，可加强镇痛药的疗效，但需注意使用咖啡因的药物依赖、成因风险，且容易出现过度用药性头痛。

（4）其他：症状性偏头痛或偏头痛叠加综合征，除了对症治疗，病因治疗是根本。

（5）非药物疗法：针灸治疗及头面部和颈部的穴位推拿按摩，放松训练、生物反馈疗法、音乐疗法等心理治疗用以辅助缓解偏头痛症状。

九、偏头痛预防

目前无法根治偏头痛，但是通过有效的预防可以控制其发作。因此，患者在平日生活中应正确对待偏头痛，积极寻找和避开诱发因素，在医师指导下合理应用预防性药物治疗，并充分利用各种非药物的干预措施预防偏头痛发作。

（1）寻找头痛诱因：总结并记录每次头痛发作时间、频率，发作特点，是否与文章前段所列举的头痛因素有关，合理总结规律，积极避免头痛诱发因素。

（2）预防性药物治疗：预防性药物应用需在专业医师指导下合理应用。药物治疗一般遵循小剂量单药原则，逐渐加量至合适剂量，并需观察 4～8 周，注意有无明显不良反应。如合理用药后可减少 50% 及以上偏头痛频率发作则认为有效，一般预防性药物治疗需持续半年后再逐渐缓慢减药或停药。常见预防性药物有 β 受体阻滞药、钙离子通道阻滞药、抗癫痫药、抗抑郁药、非甾体类抗炎药等（具体可见本书头痛常用药品附录）。

（3）非药物干预措施：可尝试中医针灸治疗及头面部和颈部的穴位推拿按摩治疗用以缓解头痛。也可以放松训练、生物反馈疗法、音乐疗法等心理治疗,对缓解偏头痛症状可能起一定作用。

(4)注意事项:在偏头痛的间隙期尽量避开诱发因素是预防偏头痛发作最有效的方法。包括①远离酪氨酸类食物:酪氨酸是造成血管痉挛的主要诱因易导致偏头痛发作,这类食物包括:奶酪、巧克力、柑橘类食物,以及腌渍沙丁鱼、鸡肝、西红柿、牛奶、乳酸饮料等;②减少饮酒:所有酒精类饮料都会引发头痛,特别是红酒含有更多诱发偏头痛的化学物质。如果一定要喝,最好选择伏特加、白酒这类无色酒;③生活规律:营造安静的环境,维持规律的作息,即使在节假日也定时上床睡觉、按时起床;④规律运动:对有偏头痛的人来说,着重呼吸训练、调息的运动(如瑜伽、气功),可帮助患者稳定自律神经系统、减缓焦虑、肌肉紧绷等症状;⑤学会减压:放松心情,选择泡温水浴,做瑜伽等放松运动可以减少或避免偏头痛发作。

十、预后

大多数偏头痛患者的预后良好。偏头痛可随年龄的增长而症状逐渐缓解,50 岁时多数偏头痛患者发作减少、减轻,在 60 岁后偏头痛部分患者不再发作。有人认为,与脑动脉硬化而血管不再容易扩张有关。偏头痛治疗过程中可能应用多个品种的药物,容易发生药物过量,可诱发脑梗死、诱发痫样发作,偏头痛伴发眼肌麻痹,偏头痛常伴睡眠障碍、抑郁和焦虑等。

【附】 国际头痛学会(IHS)的头痛分类简介

国际头痛学会头痛分类委员会于 1998 年首次制定了头痛疾病的分类及诊断标准。推出(*Classification and Diagnostic criteria for headache disorders,cranial neuralgias and facial pain*)13 类,165 条。IHS 第 1 版分类与诊断标准被广泛接受。1993 年的 WHO ICD-10 和 1997 年 WHO ICD-10NA 采用了 IHS 分类的主要原则。建立了一套统一的命名和诊断体系,极大地推动了头痛领域科研和治疗的进展。

1999 年修订《头痛疾病的国际分类》,2004 年 1 月国际头痛分类委员会发布了历经三年半时间修订的第 2 版[*The International Classification of Headache Dsiorders 2ⁿᵈ Edition*(ICHD-2)],结构参照 DSM-Ⅲ(*The Diagnostic and Statistical Manual of Mental Disorders*,*Third Edition*)共 151 页,14 章,原发性头痛 45 条,继发性头痛 120 条,颅神经痛和中枢性颜面痛及其他头痛 29 条。

2010 年开始修订 *The International Classification of Headache Disorders*,*3rd edition*(*beta version*),2013 年中正式颁布为配合 ICD-11,先推出 β 版,预计 2、3 年后出正式版。IHS 建议立即使用现版,共 180 页。ICHD-3 的诊断分类是分级的,最多 5 级。除了头痛专科和科研目的外,一般临床诊断 1~2 级就可以了。

2004 年 1 月,国际头痛学会头痛委员会(IHS)发布的第 2 版《头痛疾病的国际分类》,制订的偏头痛分型,摘录如下。

1. 无先兆性偏头痛(migraine without aura)。

2. 有先兆性偏头痛(migraine with aura)。

(1)伴典型先兆的偏头痛性头痛(typical aura with migraine headache)。

(2)伴典型先兆的非偏头痛性头痛(typical aura with non-migraine headache)。

(3)典型先兆不伴头痛(typical aura without headache)。

(4)家族性偏瘫性偏头痛(familial hemiplegic migraine)。

(5)散发性偏瘫性偏头痛(sporadic hemiplegic migraine)。

(6)基底型偏头痛(basilar-type migraine)。

3. 常为偏头痛前驱的儿童周期性综合征(childhood periodic syndromes that are commonly precursors of migraine)。

(1)周期性呕吐(cyclical vomiting)。

(2)腹型偏头痛(abdominal type of migraine)。

(3)良性儿童期发作性眩晕(benign paroxysmal vertigo of childhood)。

4. 视网膜性偏头痛(retinal migraine)。

5. 偏头痛并发症(complications of migraine)。

(1)慢性偏头痛(chronic migraine)。

(2)偏头痛持续状态(status migrainosus)。

(3)无梗死的持续先兆(persistent aura without infarction)。

(4)偏头痛性梗死(migrainous infarction)。

(5)偏头痛诱发的痫样发作(migraine-triggered seizure)。

6.很可能的偏头痛(probable migraine)。

(1)很可能的无先兆性偏头痛(probable migraine without aura)。

(2)很可能的有先兆性偏头痛(probable migraine with aura)。

(3)很可能的慢性偏头痛(probable chronic migraine)。

注:这是面对专业或研究人员的头痛分类,而一般读者看后可能认为太复杂。

第八讲

几种常见类型头痛

孙　健　孙　斌

一、高血压性头痛

高血压性头痛是指由于血压升高而引起的头痛,临床十分多见。特别是那些没有高血压病史和高血压家族史的患者,平时不关心自己的血压,一旦升高时反而觉得奇怪。高血压(hypertension)在45—55岁的人群中常见,发病率有随着年龄增长而增高的趋势,40岁以上者发病率高,高血压引起的头痛也常见。头痛可由高血压本身引起,也可由其他因素引起。引起头痛的机制可能为①高血压的机械作用使血管异常扩张,动脉壁痛觉感受器受刺激引起头痛;②大脑功能紊乱引起颅内血管舒缩障碍导致头痛;③头部肌肉反射性收缩可引起类紧张性头痛。

1. 病因

(1)遗传因素:约半数高血压患者有家族史。目前认为,多基因遗传所致,30%~50%的高血压患者有遗传背景。

(2)精神和环境因素:长期的精神紧张、激动、焦虑,受噪声或不良视觉刺激等因素也会引起高血压的发生。

(3)年龄因素:据流行病学资料,其发病率有随着年龄增长而增高的趋势,40岁以上者发病率高。

(4)生活习惯因素:膳食结构不合理,如过多的钠盐、低钾饮食、大量饮酒、摄入过多的饱和脂肪酸均可使血压升高。吸烟可加速动脉粥样硬化的过程,为高血压的危险因素。

(5)药物的影响:避孕药、激素、消炎镇痛药等均可影响血压。激素的不良反应有许多,其中引起高血压多见,特别是为了治疗某些疾病(如多发性硬化、胶原结缔组织病、慢性肾病等)应用激素适当引起高血压患者很多;当然也有滥用现象,不可忽略会引起高血压的处理。

(6)其他疾病的影响:如肥胖、糖尿病、睡眠呼吸暂停低通气综合征、甲状腺功能亢进、肾动脉狭窄、肾脏实质损害、肾上腺占位性病变、嗜铬细胞瘤、其他神经内分泌肿瘤等。

2.临床表现 正常血压值为 120/80mmHg,120mmHg 表示收缩压,80mmHg 为舒张压。要确定血压是否正常,当然不能只是根据一次检查的数据,通常根据 3 日清晨测量的数据评判,或根据 24 小时监测的数据判定。

目前国内高血压的诊断标准见表 8-1。

表 8-1 国内高血压诊断标准

类别	收缩压(mmHg)	舒张压(mmHg)
正常血压值	<120	<80
正常高值范围	120~139	80~89
高血压值	≥140	≥90
1 级高血压(轻度)	140~159	90~99
2 级高血压(中度)	160~179	100~109
3 级高血压(重度)	≥180	≥110
收缩期高血压	≥140	<90

注:采用 2005 年中国高血压治疗指南建议

如患者的收缩压与舒张压分属不同的级别时,则以较高的分级标准为准。单纯收缩期高血压也可按照收缩压水平分为 1、2、3 级(表 8-2)。

表 8-2　高血压患者心脑血管危险分层标准

其他危险因素和病史	1 级	2 级	3 级
无其他危险因素	低	中	高
1～2 个危险因素	中	中	很高危
≥3 个危险因素或糖尿病或靶器官损害	高	高	很高危
有并发症	很高危	很高危	很高危

　　原发性高血压是一种以血压升高为主要临床表现而病因尚未明确的独立疾病,占所有高血压患者的 90% 以上。继发性高血压又称为症状性高血压,在这类疾病中病因明确,高血压仅是该种疾病的临床表现之一,血压可暂时性或持久性升高。

　　高血压的症状因人而异。早期可能无症状或症状不明显,常见的是头晕、头痛、颈项板紧、疲劳、心悸等。

　　(1)早期高血压:仅会在劳累、精神紧张、情绪波动后发生血压升高,出现头晕、头痛,休息后恢复正常。随着病程延长,血压明显的持续升高,头晕、头痛之外会出现其他症状(如睡眠障碍、心跳感等)。

　　高血压头痛呈沉重性、间歇样钝痛、胀痛及搏动样痛,或持续性头痛;血压突然升高可以剧烈头痛、头晕、恶心等,多见于下午或晚餐后,休息后好转;头痛类型与年龄有关,偏侧头痛多见于青壮年患者,全头痛在老年人较多。有些患者的头痛从半夜到凌晨逐渐加重,起床从事活动后头痛可减轻。早期高血压患者由于血压不稳定,头痛、头晕现象多见;我们遇到过血压达到 190/110 mmHg 的患者,当时问:"你有什么不舒服吗?"答:"没有,跟平时一样。"一是患者有高血压多年,适应了这种状态,或由于动脉硬化使血管弹性降低,头痛、头晕现象并不明显。

　　(2)急性发病的高血压:出现剧烈头痛、头晕、呕吐、心悸、眩晕等。精神过度紧张、疲劳、连续的睡眠不足等诱因引起血压升高,导致脑血管过度充盈、扩张引起症状,经治疗后趋于正常或正常的高限以下,恢复正常水平。

(3)缓进型高血压:常见症状如头痛、头晕、注意力不集中、记忆力减退、肢体麻木、夜尿增多、心悸、胸闷、乏力等。高血压的症状与血压水平有一定关联,多数症状在紧张或劳累后可加重,清晨活动后血压可迅速升高,出现清晨高血压,导致心脑血管事件多发生在清晨。

(4)高血压危象:当血压突然升高,过高,达到 200/110 mm-Hg 以上,出现剧烈头痛、呕吐、心悸、眩晕等症状,严重时会发生神志不清、抽搐。对于高血压危象需按急诊处理。常在短期内发生严重的心、脑、肾等器官的损害和病变(如卒中、心肌梗死、肾衰竭等)。高血压病的症状与血压升高的水平的关系,不一定完全一致,与个体耐受性有关。

(5)继发性高血压:临床表现尚有原发病的症状和体征,高血压仅是其症状之一。继发性高血压患者的血压升高可具有其自身特点,如主动脉缩窄所致的高血压可仅限于上肢;嗜铬细胞瘤引起的血压增高呈阵发性。应用激素适当引起高血压病,多伴有中线肥胖、骨质疏松以及原发疾病。

3. 实验室检查 包括血常规,尿常规(包括蛋白、糖和尿沉渣镜检),肾功能,血糖,血脂,血钾,超声心动图,心电图,胸部 X 线,眼底,动态血压监测等。可根据需要,检查眼底、颈动脉超声等。24 小时动态血压监测,有助于判断血压升高的严重程度,了解血压昼夜节律,监测清晨血压、血糖、血脂,指导降压治疗及评价降压药物疗效。

4. 鉴别诊断 初诊高血压时应与继发性高血压鉴别。继发性高血压常见病因有多种,包括有肾病、肾动脉狭窄、原发性醛固酮增多症、嗜铬细胞瘤引起的高血压等,大多数继发性高血压可通过原发病的治疗或手术得到改善。

5. 治疗 原发性高血压最终目的是最大限度地减少高血压患者心、脑血管病的发生率和死亡率。降压治疗应该确立血压控制目标值,不同人群的降压目标不同。另外,高血压常常与其他心、脑血管病的危险因素合并存在,如高胆固醇血症、肥胖、糖尿病等,应该是综合性的治疗措施。

(1)降压药物包括利尿药、β受体阻滞药、钙通道阻滞药、血管紧张素转换酶抑制药、血管紧张素 Ⅱ 受体阻滞药。应根据患者的危险因素、靶器官损害及合并临床疾病的情况,选择单一用药或联合用药。

对高血压患者,应用的起始与推荐维持治疗的降压药物,是每日给药 1 次能控制 24 小时并达标的药物。具体应遵循 4 项原则,即小剂量开始、优先选择长效制剂、单一与联合用药及个体化原则。

选择降压药物的原则如下:①使用半衰期 24 小时及以上、每日 1 次服药能够控制 24 小时的血压药物,如氨氯地平等,避免因治疗方案选择不当导致的医源性清晨血压控制不佳;②使用安全、可长期坚持并能够控制每一个 24 小时血压的药物,提高患者的治疗依从性;③使用心脑获益临床试验证据充分并可真正降低长期心脑血管事件的药物,减少心、脑、血管事件,改善高血压患者的生存质量。

高血压患者不可自己选择降压药物,因为降压药物种类较多,同时存在作用机制的差异,应由专业或保健医师帮助患者选择具体药物。

治疗应从小剂量开始,逐步递增剂量。临床实际使用时,患者心血管危险因素状况、靶器官损害、并发症、降压疗效、不良反应等因素会影响降压药的选择,能简单的不选复杂;治疗 2 级高血压病患者可以采用 2 种降压药物联合应用。注意药物的不良反应和相互作用,患者应阅读药物的说明书。

(2)继发性高血压针对原发病的治疗,如嗜铬细胞瘤引起的高血压,肿瘤切除后血压可降至正常;肾血管性高血压可通过介入治疗扩张肾动脉。对原发病不能手术根治或术后血压仍高者,除采用其他针对病因的治疗,还可选用降压药物治疗。

(3)注意事项:①140/90mmHg 以下为一般患者的降压目标。降低血压的标准应讲求个体化,如合并糖尿病或肾病等高危患者,应酌情降至更低;而对于伴有心、脑缺血性疾病的老年患者,酌情放宽。②有研究显示,半数以上诊室血压达标的患者,其清晨血压并未达标。尽管其他时段的血压是否高于正常值,对所有患者均应注意监测清晨的血压是否达标。③改善生活行为包括减轻并控制体重、减少钠盐摄入、补充钙和钾盐、减少脂肪摄入、增加运动、戒烟、限制饮酒、保持心理平衡、减轻精神压力、良好的睡眠等。④多重心、脑血管危险因素,尽管血压控制在正常范围,血压升高以外的多种危险因素依然对预后产生重要影响。⑤由于病因不同,高血压发病机制不尽相同,临床用药应选择最合适药物和剂量,以获得最佳疗效。

6. 预防 高血压是一种可防可控的疾病。①对血压 130～139/85～89mmHg 正常高值阶段,积极采取措施,克服几个问题:超重/肥胖、长期高盐饮食、吸烟、过量饮酒者应进行重点干预,定期健康体检,积极控制危险因素;②高血压患者应定期随访和每天定时测量血压,尤其注意清晨血压的管理;③积极治疗高血压(药物治疗与生活方式干预并举),减缓靶器官损害,预防心脑肾并发症的发生,降低致残率及死亡率。

二、紧张性头痛

紧张性头痛(tension-type headache,TTH)又称肌收缩型头痛,是临床上最为常见的头痛之一。根据国际头痛联盟制定的第 2 版头痛疾病国际分类(ICHD-2),紧张性头痛根据临床发作的频度次数划分其亚型,主要分为偶发性、频发性、慢性和可能 TTH 的四种亚型。

1. 病因与发病机制　紧张性头痛虽然是一种常见的头痛,但对其发病机制至今尚未完全明确。近年研究表明与以下因素有关。

(1)与颅颈肌肉疾病的关系:对紧张性头痛(TTH)与头、颈肌肉疾病两者之间的关系做过研究,究竟肌肉疾病是 TTH 的原因还是结果,或只是紧张性头痛发病机制中的因素之一,至今尚无定论。

一般认为,紧张性头痛是由于头部与颈部肌肉持久的收缩所致,而引起这种收缩的原因有 3 种:①作为焦虑、忧郁伴随精神紧张的结果;②作为其他原因的头痛,或身体其他部位疼痛的一种继发症状;③由于头、颈、肩姿势不良引起部分肌肉持久的收缩,接收从外周肌筋膜组织传入的不良刺激可能延长,变成伤害性信息,某些易感个体有可能发病。

(2)与心理变化的关系:情绪与发作性紧张型头痛(episodic tension-type headache,ETTH)之间的关系做了生物心理学的实验研究(Catheart et al,1998),发现 ETTH 患者的紧张水平高于对照组,即使在不头痛时也高于对照组;而在非头痛期,其精神紧张水平则显著低于头痛期。认为精神紧张与头痛有关系。

紧张性头痛患者存在中枢性抑制功能减弱。由于 5-HT 和 NE 的功能紊乱而导致脊髓神经元的兴奋性增加和脊髓背侧角传递的伤害性冲动的抑制减弱或易化增加,引起中枢敏感性增加,导致中枢对伤害性冲动的敏感性增加。

(3)与血管性头痛的关系:已经发现,紧张性头痛和偏头痛可发生在同一患者,并有患者在最初表现为偏头痛,当发作频率逐渐增加后,则表现为发作性紧张型头痛,进而转为慢性紧张型头痛。这表明不同类型的头痛可以转化,同属于"功能性头痛"的特征。

(4)紧张性头痛生化指标的变化:发作性紧张性头痛(ETTH)的神经生化等方面的研究发现,与 ETTH 患者相关的 3

种物质(即血浆血小板因子 4、β-血栓球蛋白和 11-脱氢血栓烷素 B₂ 水平)含量均显著高于慢性紧张型头痛(CTTH)组和对照组，据此认为 ETTH 患者的头痛和血小板功能障碍尤为密切(Oishi et al，1998)；发现紧张型头痛患者血清血小板镁离子水平降低(Mishima et al，1997)，可能和血小板功能增强有关。另发现，紧张型头痛患者血浆 5-羟色胺水平高于对照组，血浆多巴胺水平与头痛持续时间呈正相关，肾上腺素水平与头痛强度呈负相关(Martinez et al，1994)。发现紧张型头痛患者发作期唾液中 P 物质和 5-羟色胺含量显著升高，认为 P 物质升高系由痛觉系统所释放(Marukawa et al，1996)。

这些结果提示紧张型头痛患者中枢单胺类神经介质有改变，与发生头痛的病理生理机制有关。这种变化与随之而来的抑郁无关。据此，临床治疗紧张型头痛时常采用调整神经介质的药物，取得效果。

另外，脊髓背侧角的生化改变可能改变感觉传入的性质，从肌筋膜组织感受末端释放的炎性介质(如 P 物质和降钙素基因相关蛋白)相互影响而引起恶性循环。认为这些机制，即使在诱发因素消除、恢复正常后而中枢仍保持致敏状态，故表现出每日头痛。

2. 临床表现　紧张性头痛多见于青、中年女性，部位较弥散，可位于前额、双颞、后枕部、颈部及头顶部或全头部；头痛性质常呈闷痛、钝痛，头部压迫感、沉重感，有的患者自诉头部有"紧箍"感；头痛常呈持续性，部分病例也可表现为阵发性、搏动性头痛；头痛的强度为轻度至中度，很少伴有恶心、呕吐，或因头痛而卧床不起，影响日常生活。有的患者可有长年累月的持续性头痛，有的患者的症状甚至可回溯 10～20 年。

紧张性头痛的诱因，包括口及腭部的功能异常、心理或社会应激、惊恐、抑郁、妄想、肌肉紧张、紧张性头痛治疗药物的使用过量及其他器质性病变影响等。

多数患者头皮、颈部有压痛点,如在额肌、颞肌、咬肌、翼内外肌、胸锁乳突肌、夹肌、斜方肌上用力压迫,会加重头痛的强度和频率及头痛的高峰。

"肌筋膜扳机点(myofascial trigger point)"是指表面直径只有几毫米的压痛区域被称为"肌筋膜扳机点"。一项研究中发现,这些"肌筋膜扳机点"的肌电活性显著高于周围的非触痛区域。由头部、颈部、肩部的肌筋膜扳机点活化产生的肌源性牵涉痛可能形成 TTH 患者的头痛模式,并且持续肌筋膜扳机点活化引起的外周致敏可以导致脊髓背侧角/三叉神经核水平的二级神经元致敏,这个过程被认为是慢性紧张型头痛(CTTH)的发生机制。触诊时应向患者进行充分的解释,这样可以获得患者的配合,取得良好的反馈效果。按摩头颈部可使头痛缓解。

3. 诊断

(1)偶发型紧张型头痛

至少有 10 次类似发作,但平均每月发作不到 1 次(或每年不到 12 次)并满足基本诊断标准中的 B—D 项

(2)频发性紧张型头痛

A. 至少有 10 次类似发作,平均每月发作 1 次以上,但少于 15 次(每年发作 12~180 次)并满足基本诊断标准中的 B—D 项

B. 头痛持续 30 分钟至 7 天

C. 具备至少下述 3 项特点

(1)双侧性

(2)压迫性或紧张性(非搏动性)

(3)转到中度疼痛

(4)能走或上楼梯,日常活动不会加重

D. 无恶心呕吐(可有食欲缺乏),畏光或畏声

E. 排除其他疾病

（3）慢性紧张型头痛

A. 最近 3 个月平均每月发作 15 次以上（每年发作 180 次以上），并满足基本诊断标准中 B－D 项

B. 头痛发作持续数小时或持续性

C. 具备下述 2 项

①畏光畏声或轻度恶心之一

②没有中至重度恶心或呕吐

（4）可能的紧张型头痛

A. 除 1 项不能满足，满足上述 3 种紧张型头痛 A-D 项的诊断标准

B. 发作不能满足先兆偏头痛的诊断标准

C. 排除其他疾病

4. 治疗

（1）药物治疗：由于紧张性头痛的发病机制并不清楚，所以在药物选择上多采用温和的非麻醉性镇痛药物借以减轻疼痛症状，其中主要是非类固醇性抗炎类药物（nonsteroidalanti-inflamma-torydrug，NSAID）。其他药物包括适量的肌肉松弛药和轻型的镇静药，抗抑郁药也常根据病情应用，一般多以口服方式给药，并且短期应用以免引起药物的不良反应。

1）NSAID：通过抑制前列腺素的合成而起镇痛、抗炎作用。这类药物的不良反应、注意事项，参见本书附录：治疗头痛的药物：①酮洛芬（酮基布洛芬）：除用于紧张型头痛外也适用于肌肉和关节痛止痛，口服剂量为 12.5～25mg/次。②萘普生（naprox-en）：口服剂量为 100～200mg/次，每日 2～3 次。③普罗喹宗（Proquazone）：口服剂量为 75～150mg/次。

2）三环类抗抑郁药：为较早用于慢性紧张型头痛伴有抑郁症状的药物。本药既是去甲肾上腺素再摄取抑制药，又是 5-羟色胺再摄取的抑制药。以前研究认为，后者为本药镇痛的主要途径。

近年认为,上述两种作用对止痛效果并无差别,并且头痛的改善是间接的,是由抗抑郁的效果所介导。阿米替林(Amitriptyline):口服剂量开始为 75mg/日,以后渐增至 150mg/日分次服用。不良反应为恶心、呕吐、乏力、困倦、头昏及失眠等。有严重心脏病及青光眼者忌用。

3)肌肉松弛药:TTH 患者多伴有肌肉紧张度增加、压痛和压痛阈值降低,因此理论上松弛颅周部肌肉或纠正多突触的中枢神经系统中间神经元的功能失调应该有助于缓解 TTH 的症状,然而尚需循证医学证据证实此类药物的疗效。中枢性肌松药对预防慢性 TTH 有一定作用。①盐酸乙哌立松片(妙纳):目前为急性期 TTH 治疗首选,50 mg/次,3 次/日,疗程 2～3 周。不良反应为恶心、呕吐、胃部不适、腹泻、乏力、困倦及站立不稳,有药物过敏史、肝脏疾病者慎用;孕妇及哺乳期妇女禁用。②肉毒毒素:A 肉毒杆菌毒素 A 可通过阻断胆碱能作用降低肌肉的超敏性,从而减少痛觉传入和颅周肌肉血管的压迫以缓解头痛和颅周疼痛。根据患者头痛的部位及压痛点进行多点颅周肌内注射,每点注射 5U/0.1 ml,每次注射剂量为 100 U。已有研究报道,其对慢性 TTH 具有治疗作用,但尚需更大范围随机对照研究证实。

(2)非药物治疗物理疗法:有学者采用的物理疗法可使紧张型头痛得到改善,其治疗方案包括四部分:①训练坐位、站立、睡眠及工作时颈部和头部的正确姿势。②在家中练习改善头部位置和俯卧位练习,加强颈后部肌肉的动作,并在颈后部放置冰袋。③在背部和肩部进行中至深部按摩 3～5 分钟。④被动伸展斜角肌斜方肌上部、提肩肌和胸肌 5 分钟,必要时根据病情被动运动颈前部肌肉。

此外,根据我国中医理论进行针刺及按摩治疗均有一定的疗效。近年,国内相继整理开发一些中医药物并已应用于临床,其特点系根据中医学理论对头痛的认识,辨证用药标本兼顾,可防可治且不良反应较少。不论单独应用中药或与西药联合治疗,甚至配合物理及心理治疗均可获得良好的疗效。

三、偏头痛

偏头痛在欧美国家很常见,患病率为 1.5%～2%,40－49 岁发病率最高。我国发病率为 79.7/10 万,患病率为 985.2/10 万。中国偏头痛的患病率和发病率明显低于欧美国家。女性发生率高,男女之比为 1∶4。25－29 岁患病率最高(1927.4/10 万),10 岁以下最低(42.6/10 万)。

偏头痛与多种心-脑血管疾病的危险因素相关,可引起缺血性脑卒中、心绞痛;部分偏头痛可导致脑组织的结构改变,并在 MRI 上可以发现;偏头痛与多种情感障碍相关,可引起认知功能下降;偏头痛与眩晕的症状也远高于紧张性头痛。

治疗偏头痛方法:包括钙离子拮抗药、收缩血管药、抗抑郁药、某些抗癫痫药有效。此外,针灸、中成药、吸纯氧均有一定效果。目前认为,疗效较好的药物是钙离子拮抗药、收缩血管药;特效药物为曲普坦类药物(如舒马曲坦、佐米曲坦、利扎曲坦等)。详见第七讲"偏头痛"。

四、丛集性头痛(cluster headache,CH)

丛集性头痛又称组胺性头痛、偏头痛性神经痛、岩神经痛、蝶腭神经痛、Horton 头痛等。认识丛集性头痛已有约 250 年(Isler,1993),但其发病机制尚未十分清楚。它属于原发性神经血管头痛之一,是偏头痛的一个特殊类型。

1. 临床表现 发病年龄 20－50 岁,平均 30 岁。男性明显高于女性,男女之比为(4～5)∶1。发病年龄高峰男性为 25－44 岁,女性 40－59 岁。发病年龄较偏头痛晚一些,儿童少见。无家族遗传史。本病在我国临床较少见。

头痛突然开始、无先兆症。头痛发作常出现于凌晨或午睡时,可使患者突然惊醒。头痛局限于一侧眶周、球后,可向额、颞、下颌放射,甚至扩展至枕、颈部;为尖锐、爆炸样、深内剧痛;头痛达高峰时,患者常以手击头部,甚至以头撞墙,在室内外奔跑,十分烦躁、痛苦与不安;患者形容其发作期间的痛苦堪比分娩、骨折或肾结石的痛苦。头痛持续 15 分钟至 3 小时,一般在 30 分钟以内;发作频度不一,可隔日 1 次或每日数次;头痛发作时常伴随同侧眼结膜充血(故以往也称之红眼性头痛)、流泪、流涕及鼻塞,以及 Horner 综合征,不伴恶心、呕吐。头痛发作可连续几周至几月,一般为 2 周至 3 个月(故称之为丛集性头痛)。发作频率不一,持续时间不等,呈周期性丛集性发作,部位固定于一侧眼眶区、额颞部、眼球后区的剧烈锐痛。

在丛集期,头痛发作十分规律,每次发作之部位,发作之时间及发作持续时间几乎固定不变。丛集发作后,可有较长的间歇期。出现丛集发作期时间也十分规律,如有的患者丛集期在每年的春季或秋季。在丛集期,饮酒或血管扩张药物,可激发头痛发作;在间歇期,两者均不会诱发头痛发作。丛集期起始时,仅患侧出现一些刺痛,经数日或数周后,逐渐出现典型丛集性头痛发作。所以患者往往在丛集期开始后一周,甚至更长的时间,始求医。同时,虽然丛集性头痛无先兆,但患者经历过 2～3 次丛集期后,会预感到典型丛集性头痛即将到来,这为预防治疗提供了最好的信息。

如不治疗可持续 15 分钟至 3 小时不等,发作频率不一,发作少者每 1～2 日发作 1 次,频发者每日 8 次,会自行缓解;发作持续 2 周到 3 个月(称为丛集期),间歇期从数月到数年,其间症状完全缓解。患者的丛集发作期在每年的同一季节发生。约 10% 的患者有慢性症状。

2. 发病机制　发病机制尚未十分清楚。Ekbom(1970)首先发现在丛集性头痛患者头痛发作时,脑血管造影见海绵窦段的颈内动脉扩张,MRA 也有同样的发现(May et al,1999),MRI 还发现下丘脑后部灰质病变,此处有视交叉上核(在第三脑室底部,该处调控生物钟)。Kudrow 在 1976—1977 年发现,头痛发作时血中睾酮水平变化,也提示下丘脑病变。人的松果体能合成、分泌多种生物胶和肽类物质,主要是调节神经的分泌和生殖系统的功能,而这种调节具有很强的生物节律性,并与光线的强度有关。松果体细胞交替性地分泌褪黑激素(melatonin,MLT)和 5-羟色胺,有着明显的昼夜节律,白昼分泌 5-羟色胺,黑夜分泌褪黑激素。褪黑激素可能抑制促性腺激素及其释放激素的合成与分泌,能够影响和干预人类的许多神经活动(如睡眠与觉醒、情绪、智力等),并对生殖起抑制性调控作用。松果体分泌褪黑激素的高峰是在晚上,而丛集性头痛患者的这种高峰分泌功能减弱。而松果体的分泌活动受视交叉上核调控,故也提示了下丘脑病变。

MRA 研究发现:不论是丛集性头痛患者或辣椒素注射诱发的三叉神经眼支疼痛,均见海绵窦区的颈内动脉扩张及血流改变。但是 PET 研究,仅发现丛集性头痛患者下丘脑有变化,而辣椒素诱发的三叉神经眼支疼痛无下丘脑变化(May et al,1998)。这提示丛集性头痛的血管变化是继发于神经系统变化,而不是原发性的,因之丛集性头痛理应属原发性神经-血管性头痛。其发病机制与偏头痛相同之处,也是三叉神经血管系统反射及其调控系统的缺陷,与偏头痛不同之处为丛集性头痛的病灶位于下丘脑灰质,调控生物钟的神经元功能紊乱。

有人认为,是由三叉神经到自主神经的反射所致。眶部的剧烈疼痛认为系三叉神经第一支传入脑干,形成反射弧活化副交感神经,由于副交感神经系统亢进,引起结膜充血、流涕、瞳孔缩小、前额出汗过多等症状。既称组胺性头痛,有人强调其发作与组织胺有关,而抗组胺治疗有效也是证据之一。

3. 诊断　目前尚无一种仪器及实验室检查可作为诊断丛集性头痛的依据。丛集性头痛的诊断主要根据临床表现。诊断标准如下。

(1)国际头痛学会的头痛分类法,丛集性头痛的诊断必须符合四点标准:

1)至少发作过 5 次。

2)重度、单侧眼眶、眶上及颞部疼痛,持续 15～180 分钟(若不治疗)

3)头痛侧至少伴随以下症状之一:结合膜充血、流泪、鼻堵、流涕、前额及面部出汗、瞳孔缩小、眼裂下垂、眼睑水肿。

4)发作频度,隔日 1 次至每日 8 次。

(2)按国际头痛学会的头痛分类法,丛集性头痛可分为下列四类。

1)发作性丛集性头痛:①符合丛集性头痛诸标准;②至少有 2 次丛集期持续(若不治疗)7 日至 1 年,间歇期(2 次丛集期之间)至少 14 日,一般丛集期往往为 2 周至 3 个月。

2)慢性丛集性头痛:①符合丛集性头痛诸标准;②丛集期>1 年,无间歇期或间歇期<14 日。

3)发作性转为慢性丛集性头痛(以往称继发性慢性丛集性头痛):①符合丛集性头痛诸标准;②至少先有二次丛集期发作之间歇≥14 日。

4)发病起始就是慢性丛集性头痛(以往称原发性慢性丛集性头痛):①符合丛集性头痛诸标准;②从发病起其间歇期就<14 日。

4. 鉴别诊断　丛集性头痛有三个主要症状:三叉神经眼支分布区疼痛、自主神经系统症状及发作呈群集。在丛集期,发作少者隔日 1 次,多者一日数次。发作部位固定,发作时间十分短暂。按上述诊断标准及分类法,丛集性头痛的诊断不困难,尤其与偏头痛的鉴别十分容易。如偏头痛发作部位不固定,发作持续时间较长,发作不规律。常需与之鉴别的原发性头痛为慢性阵发性偏侧头痛(罕见)。慢性阵发性偏侧头痛与丛集性头痛十分相似,但有不同之处,其鉴别点为:慢性阵发性偏侧头痛持续时间较丛集性头痛短,发作则更频繁,常见于女性,消炎痛绝对有效。

慢性阵发性偏侧头痛按国际头痛学会分类法可分为两类。

(1)慢性阵发性偏侧头痛:①至少 50 次发作;②严重、单侧眶、眶上或颞部疼痛,常在同侧,持续 2～45 分钟;③发作频度,>5 次/日(有半数以上);④至少伴随以下症候中之一项:结膜充血、流涕、鼻塞、流泪、瞳孔缩小、眼睑水肿;⑤吲哚美辛(≤150mg/日)绝对有效。

(2)丛集性头痛样发作:但不完全符合诸标准,发作属丛集性头痛或慢性阵发性偏侧头痛,但有一项不符合,如发作为很典型的丛集性头痛或慢性阵发性偏侧头痛,但发作次数不够(前者>5次,后者>50 次)。

5. 治疗 丛集性头痛的治疗分为急性发作期治疗、预防性治疗、外科治疗。

(1)急性发作期治疗

1)吸氧治疗:研究发现,丛集性头痛(CH)急性期吸入大量纯氧可迅速缓解头痛,且无不良反应。纯氧治疗有效的机制认为是脑血管收缩,影响了儿茶酚胺和 5-HT 等的活性。临床研究发现,当发作时吸入氧气组(浓度 100%,流量 12 L/min)的患者疼痛缓解的效果优于对照组(吸入空气组),60%～80% 的患者的病情在 15 分钟内得到了改善。研究发现,吸入高浓度和高流量的纯氧治疗 CH 急性期发作是最有效的方法,而且使用纯氧还可以避免过量使用其他药物,并可以消除与 CH 有关的其他症状,如眼睛红肿、流泪等。

2)药物治疗:① 曲坦类药物 (Triptans):为选择性 5-HT1D/1B 受体激动药,对颅内外血管有选择性作用,可抑制头痛发作时的血管扩张。其常用药物为舒马普坦(Sumatriptan)。国内尚无舒马普坦注射剂上市,口服舒马普坦能非常有效地治疗 CH 急性发作,不良反应少且轻微,耐受性良好,可推荐作为治疗

CH 急性发作的药物。但舒马普坦慎用于患有心-脑血管疾病或高血压的患者,并且作为预防 CH 用药的效果也有争议。曲坦类二代药物有多种,如佐米曲普坦片(Zolmitriptan)、那拉曲坦(Naratriptan)等,参见附录 C。②麦角胺类药物:口服麦角胺类治疗 CH 已经有 50 年的历史了。有研究显示,静脉用药双氢麦角碱 1 mg,3 日至 1 个月后,有 2/3 的患者不再发作。麦角胺类也可用于预防 CH 的发作。③类固醇类药物:皮质类激素(氢化可的松、泼尼松和地塞米松)是起效最快最有效的预防 CH 的药物,能显著减少头痛的发作和发作时间,但是不良反应也最大,主要的不良反应是骨坏死。所以长期用药一定要注意,只有在其他一线用药都无效时使用。类固醇治疗 CH 的机制还不清楚,有学者认为,激素在神经阻滞治疗各种头痛时起主要作用。

(2)预防性治疗

1)维拉帕米(钙通道阻断药)可以用于长期预防性治疗,由于维拉帕米可以通过房室结的传导引起房室传导阻滞,因此用药前需进行心电图检查。起始剂量为 80 mg/日,3 次/日,逐渐增加剂量,以 1～2 周为一阶段,每日极量 960 mg。因维拉帕米有导致心肌梗死的可能,所以在加量的最初 10 日内注意心电图的变化,特别留意 PR 间期。药物其他不良反应如便秘、头晕、肢端水肿、恶心、疲劳、低血压和心动过缓。锂盐曾经用于预防 CCH 的发作,其作用机制可能是其加速神经元之内组胺的破坏,促进突触前膜对组胺的再摄取从而减少突触间隙中组胺的含量。由于锂盐有效浓度与中毒剂量接近而且有严重的不良反应,因此剂量控制在每日 0.75～2.5 g。

2)二线预防药双氢麦角碱对突然发作的头痛有很好的疗效,通常日剂量为 4～8 mg,最大剂量可增至 12 mg,短期不良反应包括恶心、肌肉痛性痉挛、腹痛和足部水肿。由于长期使用有导致肺、胸膜、心包纤维化的不良反应,因此只能在医师指导下短期治疗。

3)托吡酯(妥泰片,Topiramate Tablets)治疗丛集性头痛的作用机制尚未完全明了,但效果最理想。为减少不良反应,起始剂量以 25 mg/日为宜,每周增加 25 mg,可减少疼痛的发生频率。推测作用机制与其在偏头痛的防治作用机制类似,通过直接或间接地阻断钠离子和钙离子的通道、增强 GABA 受体的敏感性、降低谷氨酸 AMPA 受体的活性,进而降低中枢兴奋性神经递质的作用,由此产生治疗和预防丛集性头痛的双重效果。

(3)外科治疗

1)三叉神经或蝶腭神经节手术:蝶腭神经包含三叉分支的感觉纤维及交感神经纤维,阻断蝶腭神经节可通过皮下或者口内注射,更简单的方法是通过鼻腔外侧壁黏膜表面麻醉。据意大利学者 Pipolo 等发明一种新蝶腭神经技术来治疗难治性丛集性头痛,55% 对药物耐受的患者有效。有研究人员采用蝶腭神经节射频热凝术治疗后疼痛均明显缓解,1 年后随访疼痛情况,均无复发现象。

2)脑深部刺激疗法:神经影像学发现,发作期间丘脑下部区域被活化,所以尝试用深部脑刺激来治疗难控制的病例。有效率约 60%,在进行电极植入时也冒着颅内出血的风险,因此提示运用下丘脑刺激技术,必须选好适应证。

3)枕神经刺激疗法:目前被认为枕神经刺激是一种安全、有效的治疗方法,应用于那些药物难以控制的 CCH 患者中。Burns 等对 8 例 CCH 患者双侧枕下区植入电极,平均治疗 20 个月(6~27 个月),6 例患者取得满意的治疗效果。给予刺激的脉冲持续时间和频率还需要进一步研究。

总之,丛集性头痛是一种严重的头痛疾病,尤其是慢性型,严重影响患者的正常生活且治疗困难。急性期使用注射舒马普坦最好,预防用药给予维拉帕米或托吡酯。虽然类固醇高效,但因不良反应明显,不主张长期使用。足量药物治疗效果不佳者可考虑外科手术治疗。慢性抗药型 CH 是目前最棘手、亟待解决的问题。神经刺激的方法应进一步研究。今后针对发病机制开发出根本治疗的方法。

五、慢性每日头痛

慢性每日头痛（chronic daily headache,CDH）是指发作频率每月≥15 日,并持续存在超过 3 个月为特点的一组头痛。分为原发性和继发性 CDH 两大类。原发性 CDH 遵循"原发性"概念,是指找不到可以解释头痛的器质性疾病。继发性 CDH 是指可以找到引起头痛的原发疾病（如药物过量使用、颅脑外伤、血管病和颅内压改变等）。又根据发病时头痛持续的时间是否超过 4 小时,将原发性 CDH 分为两组:A 组少于 4 小时（短时程）的 CDH,如丛集性头痛、发作性偏侧头痛、原发性针刺样头痛、睡眠性头痛及伴有结膜充血和流泪的短暂的单侧神经性头痛（SUNCT）;B 组是超过 4 小时（长时程）的 CDH,包括慢性偏头痛,持续性偏侧头痛和新发每日持续头痛（new daily persistent headache,NDPH）。后者在人群中分布广泛,对社会和个人的生活、工作等方面造成很大负担。

流行病学调查显示,CDH 在一般成人人群中的总患病率为4%～5%,女性患病率更高,青少年男性 CDH 的患病率为0.8%～2.0%,青少年女性为 2.0%～4.0%。据报道,CDH 在中国的患病率为 3.9%,稍低于全球人群水平,但在亚洲属于高发区。对继发性 CDH 头痛,应积极寻找引起的原发病因治疗。

1. CDH 的病因与发病机制　关于引起原发性 CHD 的病因尚未十分清楚。有关因素包括:药物的过量使用,中枢神经系统对外周刺激（如肌肉紧张或组织炎症,如颞-颌关节综合征等）的异常应答,脑内痛觉抑制系统功能弱化,压力、感染或外伤对神经系统造成的潜在损伤,遗传因素造成的个体对疼痛比较敏感,以及上颈段损伤或疼痛刺激等。很多因素可以增加 CDH 患病的风险,如女性较男性易患,焦虑,抑郁,睡眠障碍,肥胖,打鼾,食用咖啡过量及镇痛药物过量使用等均可以引发 CDH。

来源于外周(纤维肌痛和肌筋膜痛)的感觉神经冲动,过度激活伤害性信息的传递通路,使中枢系统内产生的痛觉增加。越来越多的人认为,相对于外周性机制,更加注重调节和控制头痛的中枢神经系统结构本身,认为三叉神经脊束核的神经兴奋性过高是紧张型头痛发病的原始机制。过高的兴奋性降低了疼痛的阈值,导致中枢感受伤害刺激时发生误判,对肌肉正常收缩所产生的外在刺激误判为伤害刺激,而出现压榨、紧缩感,甚至疼痛感。

2. 临床表现　慢性每日头痛(CDH)是指头痛发作频率每月≥15 日,并持续存在超过 3 个月的慢性头痛,患者常伴有程度不同的精神障碍,如焦虑、抑郁等。研究表明,治疗中顾及头痛与精神障碍,要比单一治疗效果好。两者的发生均与中枢系统内递质的紊乱有关。紧张型头痛的患者的颞部肌肉的外感受抑制(exteroceptive suppression,ES2)较正常人下降,而 ES2 受到中枢内 5-羟色胺(5-HT)能神经元的调控。慢性头痛患者的 5-HT 再摄取增高,血浆和血小板中 5-HT 浓度降低。而递质 5-HT 受损可以引起精神方面的异常,5-HT 再摄取抑制药("五朵金花")是抗抑郁最常用的药物。

目前的慢性偏头痛的诊断标准为既往有偏头痛的病史,虽然程度减轻、发作频率减少,但除了持续的时间比较长不符合外,其余特征均符合典型偏头痛的诊断。由于 80% 慢性偏头痛的发病与药物过量使用有关,因此在诊断慢性偏头痛时必须除外药物过量性头痛(MOH)。没有 MOH 的情况下,符合上述诊断标准的头痛持续存在超过 3 个月;存在 MOH 的情况下,停用相关药物后,2 个月后头痛症状没有改善者可以诊断为慢性偏头痛,否则为MOH,见表 8-3。

表 8-3　慢性偏头痛的诊断标准

天天(≥15 天/月)的头痛存在至少 1 月

平均持续时间超过 4 小时/次(未治疗)

至少符合以下 1 项

　　符合国际头痛协会(IHS)诊断的偏头痛病史

　　典型偏头痛特征弱化或消失但发作频率增加超过 3 个月

　　期间有符合 HIS 诊断标准的偏头痛发作

不符合新发每日头痛或持续偏侧头痛的诊断

除外其他原因引起的头痛

　　慢性紧张型头痛(CTTH)头痛持续时间超过 15 天/月,存在至少 3 个月的紧张型头痛。头痛部位一般为双侧的后枕颈部,受压及发紧感,日常活动不会加重头痛,程度较轻或中度,可伴有一定程度的恶心、畏光及怕声,一般不出现呕吐,见表 8-4。与慢性偏头痛一样,需要除外 MOH 后才可诊断。对于慢性偏头痛和慢性紧张型头痛的鉴别。一般情况下,如果既往有偏头痛病史的诊断慢性偏头痛的可能性更大,而且这些患者血中的降钙素基因相关肽(CGRP)水平往往升高。

表 8-4　慢性紧张型头痛的诊断标准

1. 头痛存在时间平均≥15 天/月,至少 3 月(>180 天/年)并完全符合以下 2—4 项

2. 平均持续时间数小时或持续存在

3. 至少符合以下 2 项

(1)双侧

(2)压迫/紧缩感(非搏动)样

(3)轻到中度

（续　表）

(4)日常活动(走路或者爬楼)后不加重头痛

4. 符合以下 2 项

(1)不超过 2 项：畏光、怕声、轻度的恶心

(2)没有中度或重度的恶心和呕吐

5. 除外其他原因引起的头痛

　　新发每日持续头痛（NDPH）突发的、＜3 天/次、间断存在 3 个月以上的头痛。以双侧多见,中等度头痛,性质与紧张型头痛相似,患病前没有头痛病史,见表 8-5。与紧张性头痛的区别在于患者能够明确地指出患病的日期并详细描述当时的状况。部分患者在发病前有病毒或其他感染、外伤或其他因素,因而需要与外伤、感染、颅内压变化等导致的继发性头痛区别,后者的头痛是由原发病造成的继发症状,随着原发病治疗的好转而自行缓解的。还要排除药物过量使用因素的影响。NDPH 常见两种表现形式：一是自限性的头痛,即在没有任何药物干预的前提下数月内自然缓解;二是顽固性的头痛,即对药物治疗没有效果的头痛。

表 8-5　新发每日持续头痛的诊断标准

1. 突发的头痛,存在时 3 天内均符合 2—4 项

2. 天天有。不间断的头痛超过 3 个月

3. 至少符合以下 2 项：①双侧；②压迫/紧缩感(非搏动)样；③轻到中度；④日常活动(走路或者爬楼)后不加重头痛

4. 符合以下 2 项：①不超过 2 项：畏光、怕声、轻度的恶心；②没有中度或重度的恶心和呕吐

5. 除外其他原因引起的头痛

　　持续性偏侧头痛是一种少见、女性多发、对吲哚美辛治疗有效的中至重度单侧头痛。疼痛侧往往固定,呈针刺样,疼痛过程

中程度可有阵发性加重或缓解,但从不消失,可伴有自主神经症状,如眼睑下垂,瞳孔缩小、流泪和出汗等。颈部活动与发病之间没有必然联系,然而部分患者在颈部可以有引起头痛的按压点。由于伴随恶心、畏光、怕声等症状容易造成误诊。虽然对吲哚美辛治疗效果好,但仍有部分患者对其治疗没有反应,因此在诊断时,吲哚美辛治疗的效果需要谨慎地分析,见表8-6。

表8-6 持续性偏侧头痛的诊断标准

1. 头痛存在至少3月,符合2—4项
2. 特征:①单侧,固定;②每天持续,没有间歇;③中度头痛,有阵发性加重
3. 在加重时同侧面部至少存在以下1项自主神经症状:①结膜充血和(或)流泪;②鼻黏膜充血和(或)流涕;③眼睑下垂和(或)瞳孔缩小
4. 吲哚美辛治疗有效
5. 除外其他原因引起的头痛

3. CDH 的治疗 治疗 CHD 包括非药物治疗与药物治疗两方面。我们推荐综合治疗。越来越多的观点认为,非药物治疗是CHD治疗的关键和发展趋势。而事实上,药物并不是解决问题的根本。用最少的药物获得最大程度的缓解是药物治疗时的原则。但是,很多情况下首选药物治疗,实际上坠入误区。

(1)非药物治疗:重点在于预防。应避免诱发头痛因素,如饮食规律,避免可诱发头痛的食物,如乳酪、巧克力、发酵食品、坚果、蚕豆和豌豆、谷氨酸盐、甜精、比萨和含硝酸盐的食物等;积极戒烟:吸烟可以引发慢性偏头痛和慢性紧张型头痛,体内高水平的尼古丁与焦虑、抑郁有关。记头痛日记,详细了解自己的头痛与什么事情有关,多大程度的压力可以导致头痛的发生,季节变化、生理周期等对头痛的影响等均可以头痛日记的方式记录。保证足够和规律的睡眠。

要学会放松(如练习瑜伽、听音乐、阅读等)有治疗作用。定期锻炼(推荐每天 20 分钟,或者每日 2 次,每次 10 分钟),尤其是对颈部发紧、肌肉僵硬的患者,游泳、打羽毛球等颈部过伸的运动可缓解症状。

(2)补充性疗法

1)针刺可以促进中枢神经系统内固有的镇痛物质和化学物质的释放,从而缓解头痛。临床用针刺治疗可以终止急性头痛的发作,对于慢性头痛,规律连续的治疗可以达到缓解的目的。但缺乏作用机制的研究证据。

2)经皮电刺激神经疗法(tranflcutaneous electrical nerve stimulation,TENS)和针刺对紧张型头痛有效。虽然临床上获得了很好的疗效,生物反馈治疗是一种放松技术,运用外在的仪器监测自身生理指标的变化,通过训练达到控制这些指标的作用,有意识地产生身体的变化,如肌张力、心率和皮温等,从而有效地放松身体,减轻压力,改善身体的健康状况。对压力相关的疾病,如头痛或背痛等有治疗作用。

3)在患者接受催眠的过程中,催眠师可以引导患者降低对疼痛的感受,提高机体对抗疼痛的能力,如在头痛发作时找一个安静和安全的地点,让自己放松。在静思的过程中,人的注意力集中在简单的活动上,如呼吸或者不断地重复一个词或句子。静思在实质上就是一种深层次的放松状态,这时呼吸是缓慢规律的,肌肉是松弛的,而这种状态可以有效地控制疼痛,减少压力。

4)按摩可以减缓压力,降低肌紧张,促进放松。尽管其对头痛的治疗机制尚未明确,但至少按摩对缓解颅后部和颈肩部肌肉的僵硬不适有益处。

(3)药物治疗:对急性头痛分为急性治疗和预防性治疗。但在 CHD 的治疗中,最重要的也是首要的原则是必须停用一切正在服用的镇痛药物,特别是服用频率>2 天/周的药物。一般认为,慢性偏头痛是偏头痛进展的表现。偏头痛发作频率的增加和程度的加重是偏头痛衍化或转换而来的。

长期大量频繁服用镇痛药物,属于误治,可以引起药物过量性头痛。临床上遇到相当多的患者是为了治疗或预防偏头痛发作频率的增加和程度的加重,服用镇痛药物的数量和次数相应增加而引起的药物过量性头痛,患者诉:"我这5年吃止痛片一万多片啦。"故首先必须停用一切可以引起头痛的药物。

　　在戒断期间可以给予适当的辅助治疗。患者应该相信非镇痛药物疗效可以代替镇痛药物,可以成功地控制头痛的症状。麦角类、非甾体抗炎药和曲坦类药物一般戒断时间在2～3周,而阿片类、巴比妥类、苯二氮䓬类则需要2～12周。戒断期可辅助用其他药,如用塞来昔布、伐地考西或甲氧氯普胺替代萘普生,用泼尼松替代非甾体抗炎药。本人体会应用抗抑郁、抗焦虑药物可以有满意的效果。

　　在戒断治疗的早期应采取预防性的药物治疗。例如,阿米替林适合于除了持续偏侧头痛的所有CHD的患者,同时对头痛伴发的焦虑、抑郁及睡眠障碍有治疗作用。抗癫痫药物(丙戊酸钠、托吡酯和加巴喷丁)可以减少头痛发生的频率。肌肉松弛药(巴氯芬、妙纳)可以用于存在纤维肌痛和肌筋膜痛的患者。对于存在高血压、特发性震颤、心悸和二尖瓣病变的患者,可用β受体阻滞药(如普萘洛尔、阿替洛尔和纳多洛尔)。辅助性药物治疗至少服用2个月,而后对其疗效及继续服用的必要性进行相关的评价。对门诊治疗效果不佳或者依从性不好的患者,可以考虑住院接受多方面的辅助治疗,包括神经阻滞、痛点注射、生物反馈治疗、生理及心理评估,以及营养支持等。局部注射肉毒毒素后一些患者可获得缓解,其作用机制待研究。

　　中草药、维生素、矿物质及一些营养品对部分头痛患者可能有预防和缓解头痛的效果,如镁剂、甘菊等,但缺乏足够的科学依据,需要谨慎地对待。

六、头面部疾病引起的头痛

头面部器官及其邻近组织疾病,除直接引起局部疼痛外,还可反射性引起头痛,如眼、耳、鼻咽、鼻旁窦、口腔、牙齿、颞颌关节和头皮-面部软组织等病变,尤其是眼、耳、鼻的病变引起头痛更多见。因为头面部器官与颅内在血液供应和神经支配方面,两者具有同源性。当上述这些组织或器官遭受疾病或损伤时,常引起头痛。以下按器官分述。

1. 眼源性头痛 眼源性头痛系因眼病引起的头痛。引起头痛的常见眼病,包括屈光不正(近视、远视、老视和散光),青光眼,虹膜睫状体炎,角膜炎,角膜溃疡,眼眶感染及肿瘤等。

首先了解眼及眶部的解剖学知识。与眼相关的神经,包括视神经、三叉神经、动眼神经、滑车神经、展神经和交感神经。由三叉神经、动眼神经和交感神经共同组成睫状神经节,位于眼眶深部,在视神经周围进入眼球,为眼球感觉的主要传导神经。三叉神经眼支(第一支)为纯感觉神经,分布于眼球前部的角膜,角膜的感觉神经末梢丰富,感觉灵敏。当角膜病变时可引起剧烈疼痛;该支还传导眼球虹膜、睫状体和上眼睑的感觉;下眼睑为三叉神经第二支(上颌支)分布。因此,当各种不同性质的病因引起病时,眼部的神经末梢迅速将刺激和损害传给大脑感知而直接引起局部疼痛或头痛。

引起头痛的眼常见疾病,以屈光及调节异常、眼肌平衡失调和青光眼等引起的头痛较常见。现介绍如下。

(1)眼睛屈光及调节异常引起的头痛:患有远视、近视、散光、睫状体痉挛等屈光及调节异常的患者,常常有程度不同的头痛。尤其是因患者视物时间长,眼内睫状肌必须进行紧张持久的调节活动,才能保证看清物体,睫状肌持久过度地进行调节活动,容易疲劳而引起头痛。这种类型的头痛与用眼时间有关,用眼时间越长,头痛越重;若闭眼休息,头痛可逐渐减轻或消失。头痛多位于眼眶、额部、颞部,甚至放散至全头,严重者伴恶心、呕吐。头痛的性质多为胀痛、钝痛、刺痛,也可伴有情绪焦虑、失眠等症状。

(2)眼肌平衡失调引起的头痛:某些患有隐性斜视或辐辏反射不全的患者,由于一条或几条眼外肌无力,造成眼肌平衡失调。为了看清物体不出现复视,需要眼外肌不断地进行调节活动,久而久之,造成眼外肌疲劳而引起头痛。其头痛程度、性质与屈光调节异常引起的头痛大致相同。

(3)青光眼引起的头痛:青光眼是常见病,几乎所有急、慢性青光眼都伴有头痛。发病机制主要是房水循环障碍,导致眼压急剧升高而引起头痛。青光眼所致的头痛开始位于前额、眼眶部,可发展至额颞部,三叉神经第一支分布范围的隐痛或胀痛,多为持续性剧烈疼痛,可伴阵发性加重,伴恶心、呕吐也常见。有的患者眼症状不明显,而以头痛为主,常反复就诊于神经科或急诊,直至眼病症状的出现或加重,而最后明确诊断。

(4)其他眼部疾病引起的头痛:如虹膜睫状体炎、角膜炎、眼眶蜂窝织炎或是眼眶肿瘤常引起头痛,有的甚至较剧烈。这些疾病多伴有眼病症状和体征,头痛的部位、性质、程度与上述眼病所致的头痛大体一致,应当予以重视。

眼源性头痛需积极治疗眼病,如矫正屈光不正(近视、远视、散光),患者配戴合适的眼镜,定期检查视力,注意预防眼睛的疲劳。同时注意排除其他眼病,如葡萄膜炎、眼外伤、青少年青光眼等。具体措施注意以下几点。

(1)应该懂得保护眼睛的重要性,学习有关眼的一些生理知识和有关疾病的知识,可用更好地爱护眼。

(2)看书、写字其姿势要养成良好的习惯,尤其是儿童,从小应该注意保护眼。乘车、卧床及光线较暗的地方不宜看书。用眼时间较长,应适当休息或看远处物体目标,进行自身调节;学习自行穴位按摩或做眼保健操。避免眼外伤及物理化学性刺激,要使用洁净的毛巾、手绢擦揉眼。

(3)每个人应该关心和了解自己的视力情况,定期检查视力,及时发现问题。一侧眼患病时,常被健侧眼所代偿和掩盖,不易发现,应引起警惕。

(4)眼疾的病因治疗对头痛来说是最有效的治疗,如屈光不正(包括远视、近视、散光和老花眼),应及时到眼科就诊、验光配镜,予以纠正。其他性质的眼病由眼科专业医师诊断,及时治疗。如青光眼导致的头痛较常见,头痛程度也较重。患者可能到头痛门诊就医,除在神经科检查外,一定到眼科就诊,明确病因,按眼科治疗方法,是否手术等,如急性青光眼尽快降低眼内压力,头痛不治也消失。

(5)如眼病伴较严重的头痛应对症治疗,如口服镇痛药,以缓解头痛。常用的药物如索密痛片、罗通定、奥卡西平(或卡马西平)等,必要时辅以地西泮、阿米替林等,消除精神不安和焦虑状态。

(6)根据眼病的性质、病期及预后,应请理疗科医师选择物理治疗。

2. **鼻源性头痛** 众所周知,鼻及鼻窦的各种各样的病变引起头痛者比较常见,严重时可并发颅内病变,引起严重后果。引起头痛的鼻病最常见的、危害最严重的应是鼻感染和肿瘤。尤其感染性病变更常见,如鼻前庭炎、鼻疖肿、急慢性化脓性鼻炎、急慢性鼻窦炎等;常见肿瘤有上颌窦肿瘤和鼻咽癌。

鼻咽癌(nasopharyngeal carcinoma,NPC)是指发生于鼻咽腔顶部和侧壁的恶性肿瘤。是我国高发恶性肿瘤之一,发病率为耳鼻咽喉恶性肿瘤之首。常见临床症状为鼻塞、涕中带血、耳闷堵感、听力下降、复视及头痛等。鼻咽癌大多对放射治疗具有中度敏感性,放射治疗是鼻咽癌的首选治疗方法。

鼻咽癌以南方各省发病率较高,特别是广东省居全国之冠,故有"广东瘤"之称。据统计,1000 例鼻咽癌患者中有头痛者占2/3(68.6%)。头痛在半年以内为 72.6%,超过半年者占

24.9%。可见在鼻咽癌患者中头痛很常见。这种头痛常为持续性,多位于一侧头部,其疼痛部位相对较固定,常位于一侧颞、顶、枕部或半侧头部。疼痛性质多为钝痛、胀痛或闷痛。由于病情加重,癌肿的侵袭,颅底骨质的破坏或脑神经受到侵犯,头痛则更加剧烈或持久,有时需服镇痛药以缓解疼痛。鼻咽癌引起头痛与以下几个方面有关:①早期头痛可能由于神经血管的反射机制;②三叉神经分支的末梢受刺激;③颅神经或颅骨遭到癌肿的侵蚀(erosion)破坏;④癌肿进一步扩展,引起局部淋巴结肿大,可压迫颈内静脉,引起血液回流障碍。如果患慢性头痛不缓解,并相继出现某些脑神经的损害,经破裂孔浸入海绵窦引起 3、4、6 颅神经及颅神经损害,或向后浸入颈静脉孔损害 9、10、11 颅神经。患者常就诊于耳鼻咽喉科或神经科,进行必要的检查,予以确诊。放射治疗是鼻咽癌的首选治疗。但是对较高分化癌,病程较晚及放射治疗后复发的病例,手术切除和化学药物治疗也是不可缺少的手段。值得注意的是,鼻咽癌放射治疗后再次出现头痛,常提示有鼻咽癌复发的可能性。

鼻腔和鼻窦的炎症性病变最常见。青少年的鼻腔、鼻窦病变也常见。以头痛为主诉就诊者也很多,但多数患者都没有意识到是鼻腔、鼻窦病变所致,造成了误诊。鼻引起的头痛多来自鼻窦炎,主要是鼻部解剖异常,如窦口鼻道复合体的病变;还有下鼻甲肥大造成的鼻腔阻塞、鼻窦囊肿造成的压迫,也是引起青少年头痛的重要因素。

鼻源性头痛机制:鼻部、鼻腔、鼻窦当受到寒冷、压力变化和毒素刺激、机械性或血管异常或扩张时,产生的痛觉信号均由三叉神经感觉纤维的末梢传入大脑。目前生物化学研究发现,除神经递质去甲肾上腺素和乙酰胆碱外,鼻黏膜中尚存在第三种即神经肽,称为 P 物质(Ps),它通过无髓的 c 神经纤维控制痛觉,从鼻黏膜的各种受体传大脑皮质。但在此种顺向性冲动的同时,一种逆向性冲动使 P 物质释放入鼻黏膜的局部效应细胞,产生神经源性水肿,血浆渗出、血管扩张和分泌物增加,从而引起头痛。鼻源性头痛持续性放射性钝痛,已知传导痛觉是三叉神经感觉纤维,鼻腔和鼻窦黏膜与骨质结构的变异及炎症均可引起头痛。另外,存在反射性头痛机制,头痛部位可在鼻根部、前额部、颞部、顶枕部及眶周疼痛等。病变累及的部位的不同,头痛的时间也有变化。由于疼痛部位、疼痛时间的不确定性,使患者误解为其他原因造成头痛。

鼻部炎性病变的防治原则是抗感染、止痛和促进窦内脓液引流。具体防治措施如下。

(1)鼻腔是整个呼吸道的门户,最容易受到外界各种物理、化学因素的影响及致病微生物的侵袭。因此,应经常保持鼻部皮肤、鼻腔黏膜的清洁与完整,注意维护黏膜的屏障作用,不要随便拔鼻毛,局部皮肤受损时应及时消毒。如毛囊炎、皮脂腺感染或鼻疖肿,不要随便抓、挤,以免细菌随血液回流而引起颅内感染。

(2)局部治疗包括减少分泌物、抗感染药物。减少分泌物的常用药物:呋麻合剂滴鼻,不但可减少分泌物,而且可使黏膜收缩,有利于鼻腔引流。抗生素类不是口服,只是局部涂抹,如四环素、金霉素软膏、4%硼酸软膏,也可用 1.5%过氧化氢溶液冲洗。

(3)促进窦腔内脓液引流,简单易行的是体位引流。取坐位,上身下俯,头低近膝,相应引流出上颌窦内脓液。用血管收缩药滴鼻如麻黄素滴鼻药,使鼻腔和窦口黏膜消肿、通畅,利于引流。急性上颌窦炎到耳鼻咽喉科就医,及时治疗。

(4)为减轻头痛适当应用镇痛药,如索密痛片、罗通定等。

(5)物理治疗,如热敷、红外线照射、短波透热疗法等。

(6)在雾霾天气应减少室外活动,外出应戴口罩等。

3. 耳源性头痛　耳源性头痛是指由耳病引起的头痛,如外耳道疖肿、急慢性化脓性中耳炎、乳突炎、疱疹病毒感染,以及由于耳感染向颅内扩散漫延引起的颅内感染或并发症。常见的是横窦血栓性静脉炎、耳源性脑脓肿和耳源性脑膜炎。

主要由耳大神经（来自颈$_{2-3}$）、颅$_{9、10}$神经的耳支和耳颞神经（来自三叉神经的分支）负责传入痛觉。鼓膜内侧面由舌咽神经分布，鼓室由舌咽神经的鼓室神经和交感神经共同分布，同时也有分布于颅内外结构。由于耳部有丰富的神经分布，当病变时常引起头痛并且剧烈。

常见的耳病为感染，如外耳道疖肿，因外耳道的皮肤与皮下组织紧密结合，紧贴软骨膜，而骨膜又具有较丰富的神经和血管。当外耳道疖肿时局部张力很高，直接对神经末梢产生刺激，故疼痛特别剧烈，并向头部放散，或由于病变的影响，反射地引起头痛范围扩展。急、慢性化脓性中耳炎及乳突炎，可直接引起头痛。若炎症继续扩展，不但累及邻近组织结构，而且向颅内侵袭，成为感染后期的并发症。病变可直接侵及脑膜、静脉窦、大血管和神经等颅内疼痛敏感组织结构而引起头痛，或导致高颅压性头痛。化脓性中耳炎向上侵蚀鼓室盖进入颅内，是大脑颞叶脑脓肿最常见的原因。

病毒入侵面神经的膝状神经节，同时侵犯面神经的运动和感觉神经纤维，表现为外耳道疱疹，患侧面瘫，耳痛。可以伴有耳鸣、耳聋、眩晕、呕吐，眼球震颤，舌前1/3处味觉消失，鼻腭部水疱等。在发病初期、疱疹出现前2～3日，只有患侧头痛，耳部有压痛，随后出现疱疹，此时疼痛更加剧烈，继之出现患侧面瘫。带状疱疹引起的面瘫、耳痛及外耳道疱疹三联症，称为膝状神经节综合征，或称为亨-特综合征（Hunt综合征）。

耳源性头痛的初期，疼痛局限于耳，可以是间断性，也可以呈持续性；多为跳痛或胀痛，一般尚能忍受，可扩散到额、颞、枕部。咳嗽、低头、用力或吞咽动作时头痛加重。病变继续恶化则可出现颅内并发症，临床表现恶心、呕吐或神经系统更多损害。

耳源性头痛应积极预防耳病的发生，注意局部清洁，保护耳皮肤的完整性。对耳道异物、耵聍或瘙痒时，不要随意用工具掏挖，以避免皮肤损伤，增加感染的机会。局部有皮肤损害、毛囊炎及感染性病灶时,应及时诊治。

抗感染治疗:按医师的意见应用抗生素(注意药物过敏),必要时肌内静脉注射。对症治疗:应用镇痛药如索密痛片、撒烈痛等,为保证睡眠应用镇静药(如艾司唑仑)。外科治疗:特别是感染和肿瘤类疾病,应由专科医师采取相应手术治疗。

4. 口腔、咽喉部疾病引起的头痛 口腔、牙齿和牙周疾病,特别是细菌感染性疾病,除局部疼痛外,还因细菌释放有害代谢产物,病灶刺激神经,反射性引起头痛或影响血管舒缩功能而导致头痛。

咽喉部疾病引起头痛:咽腔局部或咽旁的炎症和感染,如急性咽炎、慢性咽炎、扁桃体炎等;肿瘤,如鼻咽癌、咽旁肿瘤等;畸形,如茎突过长症(少见)。

(1)慢性鼻咽炎:可引起咽后刺激感、干燥灼热感,伴鼻塞和鼻涕倒流。头痛位置多在头顶区和枕区。

(2)扁桃体炎:引起的头痛大多为位置不明确的全头痛,由扁桃体窝内积聚的细菌毒素引起,呈持续性、夜轻昼重,劳累和失眠头痛加重。

(3)鼻咽癌:初期可因三叉神经第一支受刺激出现头痛,晚期侵及三叉神经半月节,疼痛比较顽固。其疼痛特点是位置固定,与累及的神经一致,三叉神经毁损后,头痛可减轻。

(4)茎突过长:可以压迫舌咽神经和局部血管,引起反射性神经痛和血管性头痛,多是胀痛和搏动性头痛。头痛位置在面颊、眶额和颞顶各部位。

总之,口腔、咽部疾病应由专科医师治疗病因,神经科医师协助治疗头痛。

5. 灼口综合征(BMS) 灼口综合征(burning mouth syndrome,BMS)被认知已超过 100 年,而直到 2004 年 BMS 才作为疾病被国际头痛协会收入 ICHD 第 2 版。本病既然被头痛协会收入,包括头痛就不难理解了。

(1)诱因:BMS 有 1/3 的病例明确是由多种因素引起。药物是主要诱因:如抗高血压药物、抗凝药、抗抑郁药物、抗精神病药物、抗反转录病毒药物、雌激素替代疗法、甲氧氯普胺化疗都可以引起 BMS。同时研究也证明,在 BMS 中神经心理因素的影响不可忽略。

　　(2)临床表现:为原发性的口腔烧灼感,每日持续时间超过 2 小时,长期反复发作超过 3 个月。患者口腔黏膜外观正常,口腔触觉正常。一般人群中 BMS 发病率大约 0.7%,但在绝经期妇女中明显升高,可达 12%~18%。BMS 无生命危险,但是极大影响患者生活质量,可造成抑郁、焦虑,头痛。

　　(3)治疗:目前对 BMS 缺少特效药物。要找到 BMS 的诱因,可尝试采用合理的治疗。试用苯二氮䓬类、抗氧化药、硫辛酸等。也采用心理治疗。

　　6. 颈源性头痛　颈源性头痛定义为头枕部、顶部、颞部、额部姿势性问题。上述区域出现的钝痛或酸痛,同时伴有上颈部疼痛、颈部压痛、颈部僵硬,或活动时上颈部疼痛、活动受限。颈椎病是中老年常见病,因颈部肌肉紧张或影响颈神经根(如枕大神经)可引起头痛。颈源性头痛在每个患者的疼痛部位不同。发病机制尚未完全明了。

　　(1)诊断:根据疼痛的部位、性质、体征及影像学 CT 或 MRI 检查,上部颈椎旁、乳突后下部及头部压痛点,是颈源性头痛的重要诊断依据。一定要排除导致器质性头痛的其他因素。

　　(2)治疗

　　1)治疗颈源性头痛以非手术治疗为主。若发现患者的颈部有器质性病变,如上颈部软组织紧张、僵硬、压痛和活动时疼痛或活动时活动幅度变小或受限,影像学检查发现关节突关节炎症、颈椎脱位、颈椎间盘脱出、颈椎管狭窄,严重者脊髓和神经根受压,应由骨科医师主导治疗。

　　2)对于病程较短,疼痛较轻的颈源性头痛患者,一般性治疗可采取休息、针灸、理疗、牵引,也可口服非甾体类抗炎药,大部分患者的病情可改善。

3)急性发作头痛加重期应休息、理疗及镇痛药物为主。局部按摩、针刺、口服非甾体类抗炎药等均能奏效。卧硬板床休息,起床时用颈围保护、限制活动。急性期后,可适当开始体疗及自我推拿操作,使颈肌得以锻炼。

4)颈源性头痛患者相应的病灶区内注射治疗药物,既有助于诊断,同时又可起到镇痛、缓解局部肌肉痉挛等治疗作用。注意两点:一是选择常用、有效的药物,注意不良反应,特别是过敏反应;二是注射深度不要过深,不能进入椎管内,不能刺入脊髓、延髓。

5)对颈源性头痛患者进行必要的健康教育。注意保持良好的睡眠、体位和工作体位;注意自我保护和预防头颈部外伤;急性损伤应及时治疗。提醒注意:对伴有颈椎脱位、颈椎间盘脱出、颈椎管狭窄、脊髓和神经根受压等问题的患者,颈部活动应该适当限制,而不是"锻炼"能解决的问题。相反,有可能导致根性神经痛、肢体无力,严重者因脊髓受压而发生截瘫的可能。也不宜对颈段进行粗暴地推拿、按摩。

7. **全身系统性疾病及中毒引起的头痛** 呼吸道及肺部急慢性感染、哮喘、阻塞性肺气肿及因肺功能不全导致的缺氧、二氧化碳潴留,尤其睡眠-呼吸暂停综合征常引起头痛。循环系统病变,如冠状动脉供血不足、心律失常、充血性心力衰竭、心肌梗死、肺心病等循环障碍,均因缺血乏氧引起头痛。另外,神经系统、血液系统、消化系统、泌尿系统病变;各种有害气体、重金属、多种含毒物质或代谢产物的积蓄,均可引起头痛。处理:以治疗原发性疾病为主,适当的对症治疗。

8. **其他** 如原发性低颅压、脑外伤、低血糖、药物不良反应,特别是治疗心脑血管疾病方面的药物(如双嘧达莫、硝酸甘油等血管扩张药),常引起头痛。参见药物源性头痛的处理。

七、低颅压性头痛

正常人颅内压力是通过测量脑脊液(CSF)压力来反映的。正常人,水平侧卧位脑脊液压力为80～180毫米液柱(mmH_2O),相当于0.78～1.76 kPa;采取坐位时脑脊液压力为350～450mmH_2O(3.43～4.41 kPa);儿童侧卧位脑脊液压力为50～100 mmH_2O(0.49～0.98 kPa),较成年人稍低。

低颅压标准:≤60mmH_2O(脑脊液不是水,宜用液柱表示)。低颅压时大部分脑脊液成分为正常范围。偶可出现血性脑脊液,脑脊液中蛋白含量增高等一过性改变(应除外操作中的人为因素)。

德国神经科医师Schaltenbrand(1938)和Walf(1942)首先报道,原发性低颅压综合征(spontaneous intracranial hypotension,SIH),又称自发性低颅压综合征。传统观点认为,该病发病率较低,但随着CT和MRI的发展和临床应用,医师认识的提高,发现本病发生率比以往认为的要高。文献报道的SIH患者的临床表现呈多样性:体位性头痛是本病的典型症状,多为急性发作的剧烈头痛。有学者描述为,霹雳样头痛和蛛网膜下腔出血的剧烈头痛类似,通过体位变动与后者头痛相鉴别。

通过万方数据库检索国内医学杂志,已有数百例的SIH报道,大组病例报道如史立信等(2016)报道42例,曹辉与林兴建报道(2011)67例,张旭等(2010)报道48例,黄素敏等(2008)报道52例。这些报道无疑提高了医师对该病的认识,增强诊治水平。然而国内文献使用的低颅压标准不一致,分别为≤60mmH_2O或≤70、≤80mmH_2O,尚未达成共识。作者执行≤60mmH_2O的标准。

1. 病因与发病机制　自发性低颅压综合征(SIH)分为原发性和继发性两大类。SIH的发病可能与以下因素有关:①下丘脑功能紊乱,脉络膜血管舒缩功能障碍,使脑脊液生成减少;②矢状窦及蛛网膜颗粒吸收亢进,使脑脊液回流过快过多;③代谢性疾病如甲状腺功能低下;④潜在脑脊液漏,尤其在具有特征性体位性头痛典型的 SIH 患者,脑脊液漏发生率可高达 92%。渗漏主要发生在脊髓的各段,尤其是胸段,有高流量与低流量之分。为什么渗漏? 其具体原因并不十分明确。推测:硬脊膜局限发育薄弱或异常,特别是那些硬膜或蛛网膜比较脆弱易形成脊膜憩室的患者更常见,轻微外伤、过度用力也可诱发。这种易损性与先天性结缔组织病变有关,可能系胶原纤维与弹力纤维异常所致。继发性者可在腰椎穿刺、头外伤、脑室和脊髓腔的过度引流、脊髓神经根的撕裂、颅脑术后出现及脱水、休克、恶病质、中毒、过度换气、尿毒症、严重的全身感染、慢性巴比妥中毒、胰岛功能亢进等情况下出现,所以被称为继发性低颅压综合征。

2. 临床表现　自发性低颅压综合征(SIH)是指由不明原因引起、与体位相关的头痛为主要表现,也常合并恶心、呕吐、畏光、眩晕、耳鸣、视力障碍、走路不稳、精神障碍、肢体无力、颈项强直等症状,而侧卧位腰椎穿刺脑脊液(cerebrospinal fluid,CSF)压力<60mmH$_2$O 的一组临床综合征。部分患者可出现动眼神经、展神经、三叉神经等颅神经受损的表现,少数患者有发热、反应迟钝、记忆力差、痫性发作、急性脑梗死等表现;有少数例腰穿后无脑脊液流出,即"干性穿刺"。SIH 每年发病率估计为 2～5/10万,呈急性或亚急性起病,发病年龄多在 40-50 岁,男女发病比例 1:2,儿童、老年人亦有发病。

(1)影像学改变:目前,头颅 MRI 平扫及增强扫描是公认的诊断 SIH 的首选、无创的检查方法。MRI 较 CT 更加敏感,也更有利于发现硬脑膜的强化、矢状位时的脑下垂,以及对少量硬膜下积液显示清晰等优点。MRI 平扫 SIH 的典型表现即"SEEPS 五联征"为:硬膜下积液(subdural fluid collection)、硬脑膜增强(enhancement of the paehymeninges)、静脉结构充盈(engorgement of venous structures)、脑垂体充血(pituitary hyperemia)、以及脑组织下沉(也称脑下垂,sagging of the brain)五种改变,取其首字母缩写为 SEEPS 五联征,有利于记忆。脑脊液容量减少,其对脑组织的浮力作用下降,脑组织尤其是中线结构向下移位,称脑下垂(sagging brain),表现为鞍上池、桥前池变窄、中脑向下移位、脑桥前后径增大及小脑扁桃体向下移位、脑室减小、硬膜下积液(积血)及垂体增大等。约50%的患者可出现硬膜下积液,脑下垂会造成跨越硬膜下间隙的皮质静脉、桥静脉被牵拉、破裂,并发硬膜下血肿,淤血的硬膜静脉的渗出形成的,约69%发生在大脑凸面、双侧,厚度一般<1cm,无占位效应及脑沟消失,偶见于小脑凸面或斜坡后间隙;垂体增大可能与垂体水肿或淤血有关。CT 和 MRI 影像学可见硬膜下积液或血肿,脑干、小脑等颅脑结构下移,硬脑膜增厚,特别是行 MRI Gd-DTPA 增强可见弥漫、平滑、对称及连续的硬脑膜强化,阳性率达 80%以上。

(2)诊断标准:国际头痛学会 2013 年发布的国际头痛分类第 3 版(ICHD-Ⅲ)提出的自发性低颅压头痛的纳入标准:①符合标准 C 的任何头痛;②CSF 压力降低($<60\text{mmH}_2\text{O}$)和(或)影像学提示 CSF 漏;③头痛与 CSF 压力降低或 CSF 漏相关;④无法用 ICHD-Ⅲ 中的其他诊断解释。

(3)排除标准:除外由下述原因造成的继发性颅内低压:①近期有颅脑损伤、颅脑及脊柱手术病史;②发病前有脊髓麻醉、头部放射治疗、3 次以上腰椎穿刺史者;③患有严重腹泻脱水、尿毒症、重度感染、休克、巴比妥类中毒、代谢疾病(甲状旁腺功能低下、肾上腺皮质功能低下、胰岛功能亢进)等全身性疾病。

3. 治疗

(1)继发性颅内低压病因明确者,针对病因积极治疗。

(2)原发性 SIH 病因不明确者,应卧床休息、大量补液,有人应用血管扩张药促进脑脊液分泌。

(3)压力过低或无脑脊液流出即"干性穿刺"者,可 0.9%氯化钠溶液 30ml,加用地塞米松 5mg 做鞘内注射,以便缓解症状、缩短病程。需注意的是,鞘内注射任何液体或药物必须慎重。因反复多次腰椎穿刺本身易造成脑脊液渗漏和颅内感染,使颅内压更低,可带来严重的不良后果。

总之,本病若不做腰穿检查有可能误诊,若发生在医院内诊断容易,预后良好。

八、药物相关性头痛

(一)药物过度使用性头痛 (medication overuse headache, MOH)

药物相关性头痛是慢性头痛的一种形式。大量研究显示,MOH 在世界范围内的发病率为 0.9%～1.8%。在头痛诊所或三级头痛中心,MOH 患者已和偏头痛及紧张型头痛患者一样成为最大的头痛患者群体。

2006 年修订的 MOH 诊断标准(国际头痛疾病分类第二版修订版)中提出,必须满足如下 3 项方可诊断为 MOH。

(1)头痛≥15 日/月。

(2)规律地过量使用一种或多种急性或对症治疗的药物≥3个月:①麦角胺、曲普坦类(任何种类)、阿片或复方镇痛药规律使用≥3 个月,每个月≥10 日。②单方镇痛药或麦角胺、曲普坦类、镇痛药、阿片任意联合应用≥15 日/月,连续 3 个月,但任何一种药物的单独剂量并不过量。

(3)在药物过量应用期间头痛加重或恶化。

1. 发病机制的研究　对于药物过度使用性头痛的发病机制有许多学者做过多方面研究,揭示为什么会引起药物过度使用性头痛。

(1)遗传因素:MOH 是一种具有遗传易患性的疾病。有MOH 家族史及药物或酒精等滥用史的个体发生 MOH 的风险将增加 3 倍,而家庭中某一家庭成员存在 MOH 的个体发生药物过度使用或物质滥用的风险将会增加 4 倍。

（2）心理和个体因素：患者对头痛的恐惧、害怕失去社会职能，且合并有焦虑、抑郁等心境障碍等心理因素，被认为在阵发性头痛转化为伴有药物过度使用的慢性头痛方面具有重要作用。已发现前额叶与物质滥用有关，提示物质滥用倾向是 MOH 发病机制之一。

（3）临床电生理研究结果提示：在躯体感觉和视觉皮质，MOH 患者的神经元兴奋性增加。神经元兴奋性增加导致神经电生理方面异常可能是 MOH 的发病机制之一。

（4）神经递质和内分泌功能异常：许多神经递质在 MOH 患者中发生改变，包括 5-羟色胺、内源性大麻素、促肾上腺皮质激素释放激素、食欲素 A。已有一些研究发现，MOH 患者中存在有意义的改变。但是，仍未能完全揭示发病机制。

（5）疼痛调节通路异常：动物实验表明，长期摄入镇痛药物可使 5-羟色胺$_{2A}$ 受体上调，皮质兴奋增高及对三叉神经伤害性感受的易化作用增强，提示大脑皮质兴奋性的改变导致皮质扩散性抑制易患性的增加参与了 MOH 的发病过程。有人证实，中枢神经系统中下行调控系统异常，即疼痛下行易化作用的增强及弥散性毒性物质的抑制性控制作用的减弱或消失参与了 MOH 的发病机制。

（6）脑结构和功能异常：用 PET-CT 研究结果显示，MOH 患者存在脑部代谢紊乱，大脑多个区域出现代谢减退，包括双侧丘脑、额叶眶回、扣带前回、岛叶/腹侧纹状体和右前顶叶，而小脑蚓部则代谢过盛。研究结果表明，脑部结构异常可能是 MOH 的发病机制之一。认为，MOH 患者具有大脑功能联系的改变，楔前叶与默认模式网络的区域（额叶和顶叶皮质）联系减少，而与颞叶、海马的联系增多，这可能与患者焦虑抑郁的情绪有关。这些功能性的改变并不伴有大脑明显的形态学改变，提示 MOH 的发生与脑内的网络功能改变有关。

2. **总结与展望**　关于 MOH 发病机制的研究，可在 MOH 的治疗、预防及降低复发率等方面提供新靶点,为头痛患者带来福音。

(二)药源性头痛（drug-induced headache,DIH）或药物反弹性头痛

是指药物直接或间接引发的头痛,其中药物过量性头痛尤应引起临床重视。及时停药和对症处理可缓解 DIH 症状。据药物的不良反应监测中心的统计资料,DIH 占全部头痛患者的 5%～10%。临床各科几乎均可见到这种类型的头痛。引起 DIH 最常见的几大类药物为:非甾体抗炎药（NSAIDs）、组胺 H_2 受体阻滞药、钙离子拮抗药、血管扩张药等。

1. 分类　在国际头痛学会头痛分类中,DIH 分为急性与慢性两大类。

（1）急性 DIH:为因急性应用或接触某物质所致的头痛。诊断标准为:①使用某种药物后数分钟到数小时内发生头痛;②停药后 72 小时内头痛缓解,所用药物的治疗指征并非头痛。头痛多为钝痛、持续性、弥漫性和中重度疼痛。

（2）慢性 DIH:为长期应用或接触某些物质所致的头痛。诊断标准为:①每月头痛超过 15 日;②因治疗适应证需长期用药（用药时间和剂量因药而异）;③用药期间发生头痛;④停药后头痛缓解（缓解时间因人而异,可能数月）。

2. 发病机制　DIH 的确切发病机制至今尚未阐明,但一般认为与以下因素有关:①血管炎反应:主要是颅内外血管的反应,尤其是血管的扩张作用。②药源性脑病:中毒性脑病,颅高压、脱髓鞘性脑脊髓病（如疫苗、抗病毒血清等）。③神经功能变化:中枢神经（下丘脑、边缘系统、脑干）和周围（三叉）神经功能改变,使疼痛传入增加、阻断抗伤害感受,使机体对伤害刺激的感受反应性增强。④其他:局部刺激（如药物注入脑脊液中）、功能性因素等。

可引起 DIH 的常用药物,包括:①抗菌药物:如头孢菌素类

（头孢哌酮最常见）、喹诺酮类（如依诺沙星）、呋喃唑酮、环丙沙星、红霉素和吉他霉素等；②非甾体抗炎镇痛药，如布洛芬、舒林酸、萘普生、托美丁、双氯芬酸、酮洛芬、吡罗昔康、水杨酸盐和吲哚美辛等；③作用于中枢神经系统的药物：如脑活素、氟桂利嗪等；④作用于循环系统的药物：如硝酸甘油、硝苯地平和卡托普利；⑤作用于消化系统的药物：如法莫替丁、西沙必利和东莨菪碱；⑥影响机体免疫功能的药物：如干扰素、环孢素和免疫球蛋白等；⑦其他：某些药物（抗肿瘤药物、抗抑郁药物、抗癫痫药物等）偶有不良反应时也出现头晕、头痛；长期或过量服用镇痛药，因原先有效的药物疗效下降，还有头痛反弹性加重。

药物引起的慢性连日性头痛每日头痛在 4 小时以上，每月在 15 日以上，连续 3 个月以上，称为慢性连日性头痛。此类头痛常见于长期大量使用非甾体和麦角胺等镇痛药，如每月服用阿司匹林 50 克以上，麦角胺每日经口服 2 毫克以上，多在用药 3 个月以上出现头痛。头痛每月出现 15 日以上，呈双侧性，用药愈多疼痛愈重。停止继续使用后 2 个月，疼痛可恢复到原来程度。为了预防这类药物引起的慢性连日性头痛，使用镇痛药每月不超过 8 日。

九、头痛与抑郁和焦虑共存

头痛与抑郁和焦虑共存，不是一个独立疾病，不能单独诊断。目的让读者明白，头痛与神经精神因素有关。由于精神或心理因素引起患者忧虑、焦急、失眠，可以伴头痛。在抑郁、焦虑状态的患者中以头痛为主诉或多种症状中，包含头痛占半数以上。抑郁症和焦虑症，各有诊断标准，门诊患者中头痛与抑郁和焦虑共存，是不容忽视的事实。这些患者中，尤其因头痛就诊的患者，问诊时常有心理背景、情绪低落，"活着没意思""睡不着，有时就想死了得啦，可是又想……"可能整夜睡眠浅而短。门诊诊断"抑郁性头痛""焦虑性头痛""睡眠障碍伴头痛"。治疗以抗抑郁、抗焦虑药物为主。比起应用镇痛药取得更好的效果。

也有医师诊断为"神经性头痛"。神经性头痛主要是指紧张性头痛、功能性头痛及血管神经性头痛。这几种头痛属于功能性头痛。多由精神紧张、情绪不稳引起,主要症状为持续性的头部闷痛、压迫感、沉重感,有的患者自诉为头部有"紧箍"感。大部分患者为两侧头痛,多为两颞侧、后枕部及头顶部或全头部。头痛性质为钝痛、胀痛、压迫感、麻木感和束带样紧箍感。头痛的强度为轻度至中度,很少因头痛而卧床不起或影响日常生活。有的患者可有长年累月的持续性头痛,有的患者的症状甚至可回溯 10～20 年,"我吃的止痛片加起来一万片也不止了"。患者可以整天头痛,头痛的时间要多于不痛的时间,不痛的时间很少。因为激动、生气、失眠、焦虑或忧郁等因素常使头痛加剧。还有一部分患者,不仅具有肌紧张性头痛的特点,而且还有血管性头痛的临床表现,主诉双颞侧搏动性头痛。

既有紧张性头痛,又有血管性头痛的临床表现,称为混合型头痛。患者多伴有头晕、烦躁易怒、焦虑不安、心慌、气短、恐惧、耳鸣、失眠多梦、腰酸背痛、颈部僵硬等症状,部分患者在颈枕两侧或两颞侧有明显的压痛点。常见于神经症、癔症、抑郁、焦虑等引起的头痛。

头痛与抑郁和焦虑共存十分常见,主诉很多,神经系统体格检查阴性。无论影像学(脑 CT、MRI)、电生理(脑电图)检查均正常,多种化验检查也正常。采用综合治疗,包括针灸、理疗、按摩等,药物治疗中,应用抗抑郁、抗焦虑药物,比起应用镇痛药可有更好的疗效。

十、常见的头面部神经痛

(一)三叉神经痛

三叉神经痛是最常见的神经痛之一。三叉神经在颅神经中最为粗大、行程最长、分布最广(颅内、颅外),三叉神经左右各一,每侧又分三大支：即第Ⅰ支（眼支）、第Ⅱ支（上颌支）和第Ⅲ支（下颌支）。唯有第Ⅲ支与三叉神经的运动支伴行，为混合神经，眼支与上颌支为纯感觉神经支。一侧三叉神经在面部分布区不超过中线。

1. 临床表现　反复发作的阵发性剧烈疼痛，以三叉神经第Ⅱ支阵发性剧烈疼痛最多见，可以合并第Ⅲ支或Ⅰ－Ⅲ支同时受累。国内统计的发病率52.2/10万，女性略多于男性，发病率随年龄而增长。三叉神经痛的特点：在三叉神经分布区域内，突然发作，突然停止，疼痛呈电击样、刀割样、烧灼样、针刺样、难以忍受的剧烈性疼痛，说话、洗脸、刷牙或微风拂面，甚至走路时都会导致阵发性的剧烈疼痛。疼痛持续时间从数秒至数分钟不等，疼痛呈周期性发作，发作间歇期长短不一，发作间歇期同正常人一样。可伴随自主神经功能紊乱，如流泪、流涎、颜面潮红等。三叉神经第Ⅱ支或第Ⅲ支剧烈疼痛，常误为牙痛，在基层因三叉神经痛而拔牙的患者很常见，因此，普及三叉神经痛的知识很必要。

2. 分类　三叉神经痛分为原发性和继发性两种。原发性（特发性）三叉神经痛的病因及发病机制尚不清楚。目前认为，三叉神经的脱髓鞘改变是引起三叉神经痛的主要原因，而引起三叉神经脱髓鞘的病因系由于三叉神经纤维某一节段有局限性的急、慢性炎症和（或）某种原因受压迫，致使三叉神经感觉纤维发生变性，甚至坏死，之后髓鞘再修复后增生、增厚、粘连，致使正常供给三叉神经的营养血管受到压迫，使感觉神经根的供血减少，髓鞘的完整性遭到破坏及营养紊乱，进而导致传出纤维与痛觉传入纤维发生"短路"，或者使大的有髓纤维消失，脊髓三叉神经根反射的自我激发与重复发放受损的神经束变得敏感，使正常仅引起触觉的传入冲动，此时却引起疼痛发作。研究发现，大多数原发性三叉神经痛的患者有颅底血管对神经的反常压迫。临床证明，部分所谓原发性三叉神经痛还是可找到原因的，如在手术中发现供应神经的血管发生硬化，异位血管（动脉和/或静脉）的压迫，增厚的蛛网膜和神经通过的孔发生骨膜炎,狭窄的骨孔等,而致神经根的压迫引起三叉神经痛,经减压手术后约半数消除了三叉神经痛。

继发性三叉神经痛或称为症状性三叉神经痛,是由于颅内、外各种器质性疾病引起的三叉神经痛。除了神经痛以外,还有神经系统体征,如继发于桥小脑角、三叉神经根或半月神经节的肿瘤、囊肿、血管畸形、动脉瘤、蛛网膜粘连增厚或多发性硬化等疾病。

3. 鉴别诊断 三叉神经痛与偏头痛的鉴别:三叉神经痛的特征:①三叉神经分布区域内出现短暂的、剧烈的、闪电样反复发作的疼痛;②大多数存在"扳机点",即疼痛触发点;③相应区域皮肤粗糙、皮肤着色,或有感觉减退;④由占位性病变引起的三叉神经痛,常伴有神经系统其他阳性体征。而偏头痛的体征很少。现代影像学检查有着重要意义,不难鉴别。

(二)带状疱疹性神经痛

带状疱疹性神经痛,包括带状疱疹性疼痛和带状疱疹前、后的神经痛。疼痛和皮肤疱疹是带状疱疹的特征。带状疱疹是亲神经的水痘带状疱疹病毒侵犯脊髓后根节或脑神经节所致。绝大多数人曾经感染过疱疹病毒,产生抗体(抵抗力),可以终身不再发病。但是,极少数情况下,在机体抵抗力下降时,隐藏在神经节的疱疹病毒沿神经扩散至皮肤而发生带状疱疹。一般人群带状疱疹的发病率为 $1.4‰ \sim 4.8‰$。

带状疱疹最常见于胸腹、腰部,约占 70%,累及三叉神经、枕神经约 20%,损害沿神经的走行分布。但 60 岁以上的人群累及三叉神经更多见。带状疱疹的疼痛往往先于疱疹出现,一般在疼痛发生后 $3 \sim 7$ 日出现疱疹,仅 15%的患者疼痛与疱疹同时发生。疼痛的性质为烧灼样或尖锐刺痛,呈持续性或阵发性发作,严重程度可以明显影响入睡。痛区皮肤局部先潮红,继而出现粟粒至黄豆大小疱疹,沿受累神经支配皮肤分布呈带状。$7 \sim 14$ 日后水疱干涸结痂,后脱痂痊愈,留有色素沉着,整个病程 2～4 周。

带状疱疹后遗神经痛是指带状疱疹脱痂痊愈后仍遗留疼痛,持续 1 个月以上者称为带状疱疹后遗神经痛(post herpetic neu-ralgia,PHN)。国际疼痛研究学会将 PHN 归属于神经病理性疼痛,即由神经损伤或功能紊乱所引起,由不同机制共同维持的一种慢性疼痛。带状疱疹后遗神经痛的机制尚未完全明了。推测发生 PHN 的原因可能为:①病毒侵犯脊髓后索后根;②局部炎症反应;③局部发生缺血性改变,表现为周围神经病变或中枢神经异常等,表现为局部阵发性或持续性的灼痛、刺痛、跳痛、刀割痛,严重者引起失眠、沮丧、自杀倾向等精神症状。有报道,约有 20% 的患者遗留有神经痛。而 50 岁以上人群常见带状疱疹后遗神经痛,占受累人数的约 75%。对症治疗和抗病毒治疗。

(三)枕神经痛

枕神经痛分为原发性和继发性两种。原发性枕神经痛是指感染或中毒性神经炎;继发性神经痛常由于颈枕部肌纤维组织炎、肌肉紧张、劳损外伤、颈椎病、颈椎结核、类风湿脊柱炎、环枕部先天畸形、枕下关节韧带损伤等疾病引起枕神经痛。常见诱发因素:受凉、潮湿、劳累、枕头不当、不良姿势的睡眠等。枕神经痛在临床上较常见,仅次于血管源性头痛和功能性头痛,位居第三。枕大神经痛约占 23%,枕小神经痛占 1.3%,耳大神经痛占 1%。

枕大神经为第二颈神经的感觉支为主构成,穿出斜方肌与枕动脉伴行,在颅骨表面与头皮下行走,枕大神经出口在风池穴上1cm,发病时按压有明显疼痛。分布于枕部头皮,传入枕部头皮的感觉。还有枕小神经,在胸锁乳突肌后缘,行至枕部皮下。耳大神经走行在胸锁乳突肌的外面,向上行至耳郭皮肤。上述三支神经穿行于枕颈部肌肉之间,具有分支布于枕颈部肌肉、皮肤,传入其感觉。枕神经传入神经的第二级神经元与三叉神经脊束核毗邻,其疼痛觉可相互影响。推测引起枕神经痛的原因与发病机制可能由于创伤性改变或颈椎增生性改变导致枕神经的刺激及其周围肌肉筋膜的挛缩、软组织非特异性炎症有关。

枕大神经痛好发于青壮年,女性多见。疼痛多于病灶侧或双侧,位于枕部和后颈部,疼痛程度轻重不等,多为中等度疼痛,多为锥样或电击样串痛,钝痛也较常见,也可为刀割样阵发性疼痛或跳痛,并向头顶和前额部放散,有时还可累及耳颞部。

(1)诊断标准:①疼痛局限于枕神经分布范围,为一侧或双侧;②疼痛多有间歇期,多呈跳痛、胀痛或钝痛;③疼痛部位自枕后放射至头顶和颞部,枕神经有压痛或触痛,局部阻滞可使疼痛缓解;④部分患者有局限性皮肤感觉异常,少数局部头皮轻度肿胀;⑤患者可有强迫头位或头颈部活动受限。颈枕部肌肉紧张度增高,向健侧转头时,疼痛可向头顶及前额部放散;⑥影像学检查,排除颅内外器质性病变。

(2)治疗:需要专科医师处理。常见的头面部神经痛不止这几种,要根据患者的具体情况(包括年龄、身体状况),排除类似疾病后,采取不同的措施。

十一、其他

(一)头痛型癫痫

头痛型癫痫(headache epilepsy)作为一种特殊类型头痛在 20世纪 60 年代以前国外曾有少量报道,此后,国外几乎无报道。而国内却仍有报道,引起学术界的注意。诊断依据是:单纯发作头痛而无癫痫发作或癫痫家族史,除外脑部其他器质性病变,若脑电图有典型痫样放电,抗癫痫治疗有显著疗效,可以诊断。对头痛型癫痫有一个认识过程,有些基层医院诊断过宽现象。经复习文献及重新评价原来的诊断,绝大多数为偏头痛或其他头痛疾病的误诊,而真正的"头痛型癫痫"少之又少。推测认为与丘脑下部有关,头痛型癫痫是自主神经性发作的一种,是间脑癫痫的一个特殊类型,或由于大脑半球深部病变引起。也有认为丘脑下部的漏斗部是致痫中枢,由于丘脑下部毛细血管特别丰富,血脑屏障不如其他部位健全,而其毛细血管有较高的通透性,且又接近第三脑室,因而易受各种有害因素的影响,使下丘脑的自主神经功能障碍,脑血管异常收缩、扩张,引起头痛。国际抗癫痫协会于 1981年、1985 年及 1989 年提出的癫痫发作分类及癫痫和癫痫综合征的分类中均无头痛型癫痫一项。过去被诊断为头痛型癫痫者主要依据是:头痛症状伴有脑电图异常及抗癫痫药治疗有效。翟治平曾检索了 1966—1993 年英文医学文献,未见头痛型癫痫的报道。说明国外学者已经弃用头痛型癫痫一词。近 30 年国内外学术交流增多,对此有了一致的认识,头痛型癫痫这一诊断已经成为历史,国内极少有人沿用。

(二)前庭性偏头痛(vestibular migraine)

1. 概述 早在 19 世纪,一些神经病学家已发现偏头痛与眩晕之间的关联。迄今,才对偏头痛引起的眩晕开展了系统的研究。在过去的 30 年内,前庭性偏头痛的诊断分类已渐成型,可累及 1% 的普通人群。尽管如此,但因缺乏广泛认可的前庭性偏头痛诊断标准,故而影响了临床和研究中对患者的识别。Barany 学会(从事前庭研究的基础科学家、耳鼻喉学家及神经病学家组成的国际组织)授权了一个分类小组以研究前庭性偏头痛的诊断标准。

前庭性偏头痛作为一种新分类,将首先出现在第 3 版国际头痛分类(ICHD-3)的附录中。若积累了进一步的证据,很可能的前庭性偏头痛也许会纳入更晚的 ICHD 版本中。

前庭性偏头痛的诊断建立在反复发作的前庭症状、具有偏头痛病史、前庭症状与偏头痛症状间存在时间上的相关性,并排除其他可导致前庭症状的病因。符合前庭性偏头痛诊断的症状,包括不同类型的眩晕及头部活动诱发的头晕伴恶心。症状的严重程度必须为中重度。急性发作的持续时间限于 5 分钟至 72 小时的时间窗。

2. 前庭性偏头痛的诊断标准 曾用名称:偏头痛关联性眩

晕、头晕、偏头痛相关性前庭病、偏头痛性眩晕。

（1）前庭性偏头痛：①至少 5 次中重度的前庭症状发作，持续 5 分钟至 72 小时；②既往或目前存在符合 ICHD 诊断标准的伴或不伴先兆的偏头痛；③50％的前庭发作时伴有至少一项偏头痛性症状：头痛，至少有下列两项特点：单侧、搏动性、中重度疼痛、日常体力活动加重头痛；畏光及畏声；视觉先兆；④难以用其他前庭或 ICHD 疾病更好地解释。

（2）很可能的前庭性偏头痛：①至少 5 次中重度的前庭症状发作，持续 5 分钟至 72 小时；②前庭性偏头痛的诊断条件 B 和 C 中仅符合一项（偏头痛病史或发作时的偏头痛样症状）；③难以由其他前庭或 ICHD 疾病更好地解释。

第九讲

头痛常伴随于哪些疾病

李华兴　孙　斌

头痛是临床上常见疾病的症状之一，被世界卫生组织列入"使人丧失能力的十大医学症状"之一。头痛可以单独发生，多数情况下伴随其他症状、其他疾病出现。这一讲我们着重谈谈头痛的伴随症状与伴随疾病。

一、引起头痛的常见原因

引起头痛的常见原因中包括某些疾病，也包括日常生活中的原因常可引起头痛，如吸烟、睡眠过少等因素。

1. 内科某些疾病　可能伴有头痛，高血压、上呼吸道感染、内分泌疾病、肾病、心律失常等，特点如下：①头痛可轻可重，有持续性或阵发性，部位多不固定。②临床症状与神经科体征不相符。③95％的病例有 2 种以上伴随症状。④体温、血压、心电图、肝功能、肾功能、血糖、血气分析、红细胞沉降率、抗核抗体和甲状腺等系列检查，以及体格检查均可帮助诊断内科疾病中出现的头痛。

日常生活中感染发热时，全身不适，如酸懒、疲乏、肢体无力、头痛、鼻塞等症状随之而来，体温增高后，头部就像戴箍一样发紧发沉，前额、枕部或双侧头部经常出现钝痛、胀痛或跳痛。

正常情况下，下丘脑存在着管理产热和散热的中枢，能分别感受来自外界环境和体内温度变化的信息，通过自动调节皮肤血管的舒张和收缩、汗腺的分泌或骨骼肌的运动方式，来保持体温，使之恒定于 37℃ 的最适值上，以保证体内各种代谢得以顺利进行。发热常是这一中枢功能失调的结果,在感染、中毒、脱水、过敏、内分泌失调或其他理化因素都可引起机体发热。发热时机体原有的各种平衡条件被打乱,新陈代谢过程加速,产热增加;同时体内的糖原、脂肪、蛋白质等分解代谢增大,产生许多有害的代谢产物(如乳酸、二氧化碳、腺苷、钾离子等);发热时交感神经处于兴奋状态,产生大量儿茶酚胺类物质。这些物质有致痛和扩张血管的作用。血管扩张而牵拉分布于血管的痛觉神经末梢,从而引起头痛。另外,致病因素本身也能直接引起头痛,如上呼吸道感染累及鼻旁窦导致鼻源性头痛;病原体毒素直接作用于血管可造成小血管扩张麻痹,通透性增加;感染可以引起脑膜炎症反应和颅内压增高性头痛。可以说,发热和头痛是人体对感染致病因素的不同反应而已。而这种反应造成的不适,可以提醒人们已经处于疾病状态,也是防护性机制。

2. 环境因素　头痛的发生与环境因素有关。据我国 1990 年权威的流行病学调查资料表明,头痛的患病率可达 985.2/10 万。科学家们发现,除去器质性病因(如肿瘤、脑血管病、脑感染性疾病等),环境因素是导致头痛的主要因素。包括以下几方面。

(1)地理:头痛的高发区主要位于我国的西北、西南大部分地区,患病率超过 1500/10 万。我国东南沿海及东北、华南地区则为低发生区。世界各地关于头痛患病率的报道,从地域分布上有较大的差异。在习惯的地区生活时没有头痛,当到达西藏高原,或到达高湿度、闷热的南方时,有可能出现头痛,就有可能是环境因素造成的。

(2)气候:温度及湿度与头痛发生有极密切的关系,因为随温度和湿度增加头痛患者人数增加。在我国南方春季及我国北方夏季均是头痛的患病高峰,恰好此时气候特点为温度高、湿度大。另外,头痛常发生在一天中温度最高的白天,提示温度改变对头痛的影响较湿度更为显著。我国曾对 3 837 597 人的偏头痛流行病学调查发现,北方以夏季的发病率最高,而南方以春季最高,显示出湿热并存的气候条件与偏头痛的发作有密切关系。在另一调查报告则指出,在偏头痛的 6 种预期诱因中,气候居首位;春夏季比秋冬季多发,提示温度的变化,尤其当温度升高时易诱发偏头痛发作。美国波士顿市某医疗中心完成的一项包括 7000 名头痛患者的研究发现,头痛随着气温升高(无论冬夏)而呈上升趋势。气温每上升 5℃,头痛病例就会增加 7.5%。清早起床后洗热水澡可能导致有些人头痛;相反,冷水浴、游泳及吃冰淇淋(冰淇淋头痛)也可能诱发头痛。

(3)嗅觉因素:人们嗅到一些不良气味后会产生厌恶心理,如长时间接触则会诱发头痛。"难闻极了,熏得我头痛!"这话时常可以听到。为什么不良气味能诱发头痛呢? 因为不良气味多属于带刺激性的化学气体,它们的分子弥散在空气中,经过人体鼻腔黏膜上的嗅细胞传导直接刺激位于额叶底部的嗅中枢,通过额叶、边缘系统等和情绪有关的中枢及传导通路,指导人们做出相应的反应。这就提示,不良气味导致的头痛,主要是通过情绪反应引起的,神经兴奋同样可使大脑中多种致痛物质释放。容易造成气味(嗅觉)刺激的有新装修的房间的气味(甲醛等)、香烟的味道、香水等化学品、传统油漆的味道,还有些刺激性更大的气体如氨、二氧化硫、硫化氢、甲醛、臭氧及神经毒剂等。如吸入了这类刺激性气体,可直接造成黏膜的感觉神经损伤、血管内皮细胞破坏、血管麻痹扩张,于是产生剧烈头痛,这是机体的保护性反应、早期症状,若真的中毒则更为严重。

(4)工作、职业:据头痛的调研发现,凡从事脑力劳动者(如教师、科研人员、学生等),生活不规律者(如三班倒工人、战士、司机等),精神高度紧张者,或是在高噪声、光线过强或过暗的环境中长时间工作者,头痛患病率相对较高;从事农业、机关和管理工作者头痛患者相对较少。

(5)生活习惯:据调查,生活相对规律,按时起居者头痛患病率低,而长期睡眠不良、工作劳累、用脑过度又得不到及时休息者头痛患病率增高。此外,以下情况容易出现头痛,如生活不规律、有不良嗜好(吸烟、酗酒)、长期睡眠不足(长时间上网、打麻将、沉溺于卡拉 OK 厅等场所)、休息时间过少、大脑长时间处于兴奋状态、室内缺少新鲜空气等,容易出现头痛。

(6)社会环境:由于高速度、快节奏的工作,单调的生活方式,或是社会不安定、生活缺乏保障等,以及人际关系中的猜疑、不信任、妒忌等都会造成人们精神上长期压抑、紧张和焦虑,也属于诱发头痛的因素,这在西方国家比较常见。以上因素常相互依赖和相互制约,甚至多种因素共同参与,在头痛发生中所起的作用不容忽视,在医学流行病学中把它们视为头痛的"危险因素"。

3. 饮食与不良习惯 吸烟、饮酒及食物结构不合理,如喜进食高脂质食物,特别是含动物脂肪高肥肉动物内脏(肥肠、肚、肝脏、肾脏等)等易患头痛;与素淡食者相比,喜甜、咸食者容易患头痛。沿海地区人们食鱼、虾者相对较多,而头痛患病率较低,推测可能与海洋生物体内含有抗血小板聚集功能的物质有关。火腿三明治含有酪胺和防腐剂(硝酸盐或亚硝酸盐等),这两类物质食用较多者,可导致大脑血流量改变而诱发头痛。此外,其他含酪胺或食品添加剂的食物,如干酪、巧克力、香肠等加工肉食,以及菠萝和香蕉等少数水果,也可以诱发头痛。研究发现,阿斯巴甜(Aspartame)是一种非碳水化合物类的人造甜味剂,常作为食品添加剂。它可以过度刺激或干扰神经末梢,增加肌肉紧张,而引发偏头痛。在"低糖可乐""汽水""无糖口香糖"和某些成药中可能含有阿斯巴甜。因此要注意含有"替代"糖的食品饮料。

4. 吸烟与头痛有关系 吸烟与头痛有关系,已被现代医学研究所证实。当然不是所有的吸烟者人人都头痛。为说明这个问题,首先应该了解烟草中主要含有哪些化学成分。在燃烧的烟草中,存在着烟焦油、烟碱(俗称尼古丁)、二氧化硫、一氧化碳及一些致癌物质等。

在烟草的烟雾中一氧化碳(CO)含量很高,吸入人体后与血液中的血红蛋白结合成碳氧血红蛋白，使血红蛋白不能正常地与氧结合成氧合血红蛋白，因而失去携氧的功能。此外，一氧化碳与血红蛋白结合力要比氧气大 260 倍，而从碳氧血红蛋白中离解出一氧化碳的速度又比从氧合血红蛋白中分离出氧的速度慢得多。由于人的大脑对氧的需要量大，对缺氧十分敏感，因此吸多了烟就会感到精力不集中，甚至出现头痛、头昏现象。久之，大脑就要受到损害，记忆力减退、思维变得迟钝。这必然会影响学习和工作。其中烟碱影响血管的张力、血液流变学变化，会造成血液高黏、高凝状态，血小板易聚集等。血流变学异常本身就可造成头痛。如果患者处在不良的环境中，如空气污浊、气温高、湿度大，而又高度紧张、得不到休息，并伴有吸烟的情况下，头痛发生的可能性就会更大。吸烟除上述直接作用引起头痛外，还会带来远期不良后果。如长期吸烟可以损害小动脉内皮细胞，干扰体内脂质代谢，久而久之形成动脉粥样硬化和小动脉玻璃样变，使血管腔持续变狭窄，流经大脑的血流减少，或是造成高血压。这种情况所产生的头痛就是器质性的，而且治疗更为困难。吸烟可以引起头痛，但吸烟给人体造成的危害不止于此，吸烟引起肺癌、肝癌及脑血管病等，与非吸烟者对比，吸烟者明显高于对照人群。给我们最大的提示就是"为了保障身体健康，应该戒烟"。

我国常见的禁止吸烟标示

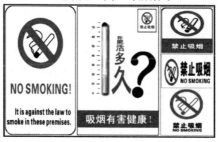

5. **饮酒引起头痛** 很多人在饮酒后,尤其是在醉酒后几乎人人会出现头痛。饮酒的危害在于它可以降低脑血流量,使脑组织缺血、缺氧,从而使大脑局部代谢产物,如乳酸、氢离子、钾离子、腺苷、前列腺素、儿茶酚胺类物质潴留,导致脑血管扩张而引起头痛。此外,进入体内的酒精能损害脑血管内皮细胞,使血液的纤溶能力下降,凝血因子活性增高而促发缺血性脑卒中;还能导致血小板生成异常,小血管麻痹,其张力和通透性发生异常改变。有些低度酒类(如啤酒、果酒、米酒等)富含一种称为"酪胺"的物质,极易诱发头痛。酪胺属儿茶酚胺类物质,能刺激交感神经末梢释放去甲肾上腺素,具有收缩血管和升高血压的作用,尤其早期高血压患者容易使血压升高,导致头痛。因此,切莫忽略酒精的不良反应,在饮酒时不可贪杯而伤害身体,更不要劝他人多饮酒。有个案例:几位朋友一起饮酒,其中一位醉酒死亡。家属把一起喝酒的人全部告上法庭,大家给予了赔偿,重罚组织者和最能劝酒的两个人。

6. **咖啡因会引发偏头痛** 咖啡因可兴奋神经系统,能消除疲劳,有助于消化。咖啡因过多可引起心跳加快、干扰睡眠,引发头痛。长期饮用咖啡因,而在戒断时也会引发偏头痛。所以,一天摄入的咖啡总量最好不超过 100mg(约相当于一杯浓咖啡)。部分外国人不饮用咖啡因的原因,是为了避免偏头痛发作。

7. **运动性头痛** 瑞士的一项研究报道显示,不爱运动的人比经常运动的人更容易患头痛病。每天适量的运动,就会帮助缓解压力,促进脑部血液供给,促进内啡肽的产生愉悦身心,如每天广场舞的锻炼。但是,对一些特殊人群来说,运动不适当而诱发头痛,这种因慢跑或跑步机运动导致的头痛称为"运动性头痛",可发生于运动后数秒,经常是散在性的胀痛。其原因是运动导致大脑、颈部和头皮血管扩张,血压升高、血管内的压力增大而头痛。这类人可以保持适中强度的运动,如游泳、散步等运动适当的双臂前后摆动,让颈、肩肌肉得到放松,从而减轻头痛;在运动前半小时测定血压、心率,适度的运动,有助于克服此类头痛。

二、头痛伴随症状

头痛伴随症状与引起头痛的病因、严重程度有关。由于头痛病因复杂,在头痛发作时常有神经、体液因素参与并受精神情绪的影响,头痛伴随症状是多种多样的。临床上常见的头痛伴随症状多见于下列系统。

1. 视觉系统　如视力减退、偏盲、复视、流泪、冒金星、畏光、结膜充血及眼肌麻痹。

2. 嗅觉及听觉系统　鼻塞、流涕、打喷嚏;听力下降、眼球震颤、眩晕、共济失调。

3. 自主神经系统　出冷汗、心悸、乏力、血压波动、面色潮红或苍白、恶心、呕吐、腹泻。

4. 中枢神经系统　反应迟钝、感觉减退、语言障碍、肢体瘫痪、癫痫、尿便失禁、项强。

5. 精神活动　失眠、烦躁、记忆减退、行为异常、定向力障碍。

6. 全身反应　发热、疲乏无力、食欲减退、消瘦等。

上述各系统的伴随症状并不是一定全部出现,不过某一系统症状较多时,常提示头痛与该系统的病变有关。对于自主神经系统的伴随症状,无论是功能性还是器质性头痛都可能出现。故有时询问头痛的伴随症状有助于其病因诊断。

三、引起头痛的系统性疾病

人体是由多个系统所组成,各个系统相互之间有着密切的联系,构成一个有机的整体。因此,当某一组织或器官有病变时,可累及本系统,或反射性地累及其他系统的组织或器官出现异常表现。因此,有很多内科疾病都可以出现头痛,或头痛是某些疾病的早期表现或并存症状,值得重视。与头痛相关的系统疾病,如呼吸系统、循环系统、泌尿系统、消化系统及其他疾病均可引起头痛。

1. **头痛与呼吸系统疾病** 如上呼吸道感染引起的头痛是最常见病症,表现为打喷嚏、流涕、咳嗽、发热、头痛、全身乏力等。头痛常为涨痛、可伴有恶心、呕吐及眼眶痛,随着上呼吸道感染症状好转头痛也随之好转。其次是肺气肿和肺功能不全引起的头痛,多见于老年人。主要原因是二氧化碳潴留和缺氧,由于高碳酸血症引起缺氧一系列血液化学改变,同时伴有脑血管扩张引起头痛。"睡眠呼吸暂停综合征"是一种睡眠时候呼吸短暂停止的睡眠障碍。最常见的原因是上呼吸道阻塞,经常以大声打鼾、身体抽动或手臂甩动结束。次日醒来,疲乏无力、头痛、头晕、白天打盹,以及血压升高、心动过缓或心律失常和脑电图异常。

2. **头痛与循环系统疾病** 常见于高血压、低血压和心功能不全。高血压引起头痛的主要原因:①由于动脉压差变化,刺激动脉壁上的痛觉感受器引起头痛,表现为头部钝痛、搏动性跳痛,局限于一侧或两侧的前头部及枕部,也可弥散至全头部。②血压突然过高,超过了脑血管的代偿能力,颅内压升高引起剧烈头痛、恶心呕吐,甚至意识障碍等高血压脑病。③头颈部肌肉反射性收缩,引起紧箍样头痛及颈枕部疼痛,可伴有轻度颈项强直。④心功能不全导致颅内动脉供血减少而缺氧和静脉回流迟滞,颅内静脉淤血引起头痛。以头痛为首发症状的急性心肌缺血,在临床上偶尔可遇到,为一种新型的头痛类型。反映了一种潜在的或正在发生的急性心肌缺血事件及可能有严重的临床后果。心源性头痛往往发生在 50 岁以上的人群,以男性居多,绝大部分没有慢性头痛病史,往往都具有一项或多项心血管危险因素,头痛诱发因素与劳累或运动相关,并随着活动量的增加而头痛加重,伴或不伴有心电图 ST-T 动态改变和(或)心肌损害标记物的升高,经休息或含服硝酸甘油可缓解,头痛的发作频率也大为不同,可以偶尔发作 1 次,持续多年;也可以频繁发作,逐渐加重等。⑤药物性头痛;抗高血压药物、冠状动脉扩张药物均可引起头痛。

3. 头痛与泌尿系统疾病　如急性肾炎、慢性肾炎、尿毒症、肾功能不全或肾性高血压等均可引起头痛。主要机制:①毒性代谢产物不能及时经肾排出,在体内积蓄过多而引起全身血管、组织的代谢紊乱而产生头痛;②肾性高血压引起头痛,其机制同高血压;③老年人的前列腺癌、膀胱癌极易向大脑转移而出现颅内转移瘤性头痛;④由于前列腺肥大,出现尿频、尿急、排尿困难,夜尿次数多,因睡眠减少引起头痛。

4. 头痛与消化系统疾病　有消化不良、顽固性便秘、肠道寄生虫、急慢性胃肠炎及肝功能不全等疾病均可引起头痛。消化道疾病引起头痛的主要原因:①肠道积蓄有过多的有害物质被吸收(如细菌和寄生虫的代谢产物,食入有害物质等),不能充分被解毒处理,引起自体中毒所致;②因影响睡眠而引起头痛。

5. 头痛与其他疾病　如血液系统的贫血,内分泌系统的甲状腺功能亢进、更年期综合征、糖尿病,还有变态反应或免疫性疾病(如组胺性头痛、食物过敏性头痛),以及各种因素所致全身中毒等,都是头痛的常见原因。

(1)贫血:许多疾病可引起不同程度的贫血,一般表现为疲乏无力、困倦、皮肤黏膜苍白、心悸气短、活动时加重,头痛、头晕、眼花耳鸣、注意力不集中、食欲减退、恶心呕吐、腹胀便秘等。头痛可呈胀痛或搏动性、可持续或间断发作,只有纠正贫血后头痛才能缓解。

(2)甲状腺功能亢进(简称甲亢):由于甲状腺激素分泌增多或血液中甲状腺激素水平增高所引起的一组内分泌疾病,多见于青年女性,典型临床表现为怕热多汗、心慌易怒、多食消瘦、易饥饿、双手震颤、突眼、甲状腺肿大等。甲亢导致的头痛可能是甲亢继发高血压,或者甲亢引起交感神经兴奋使颅内外血管舒张所致,还有一部分甲亢病史较长的患者因情绪紧张、易怒、失眠等因素导致紧张性头痛。一般情况控制好,甲状腺激素水平在正常范围后头痛症状会逐步缓解。

（3）变态反应性疾病：多数伴有皮肤损害、呼吸道及消化道症状，表现为荨麻疹、过敏性鼻炎、哮喘、腹泻等。可并发一侧或双侧头痛，这种头痛称为"过敏性头痛"。其发病机制：可能由于毛细血管壁的通透性增加，脑组织水肿刺激颅内外痛觉敏感神经所致。引起头痛的过敏原很多，包括食物、花粉、螨尘、特殊气味及某些药物等。治疗上主要是消除过敏原，头痛会逐渐缓解。

（4）全身代谢性疾病：如高原反应性头痛，实质是一种低氧性头痛。患者往往在到达海拔 3000 米以上的高原后 24 小时内发生头痛，伴有过度呼吸或活动后呼吸困难，由于低氧脑内血管代偿性扩张而导致头痛。吸入氧气可使头痛缓解或消失。低血糖性头痛：在胰岛细胞瘤、糖尿病患者注射胰岛素过多情况下产生；也可见于过度禁食、节食减肥的人群中。大脑没有能量储备，脑活动消耗氧和葡萄糖，在低血糖时脑内血管也发生代偿性扩张而导致头痛。另外，夏天老年人或儿童中暑之后也会出现头痛，产生的原因可能一方面是由于体温升高脑内代谢酶活动障碍，脑血流量也增加；另一方面也有可能由于水电解质紊乱，伴随脑脊液生成障碍，脑脊液压力降低所致等多种机制引起头痛。糖尿病单独表现为头痛的很少见，偶有伴随其他症状及头痛。

四、头痛与中毒性疾病

中毒性头痛系由毒物引起的脑组织缺氧、脑血管的异常扩张是引起头痛的主要原因，同时常伴缺氧性脑水肿而发生颅内高压性头痛，其机制是复杂的。头痛以弥散而深在钝痛、跳痛多见，也常伴有恶心、呕吐、发热或腹痛、腹泻等。根据毒物的来源可分为外源性和内源性毒物中毒。

1. 外源性中毒

（1）工业生产中的毒物中毒：如重金属及其化合物（如铅、锰、镁、铜等）；卤素（氯、溴、碘等）；刺激性气体（如氯气、氮氧化合物、二氧化硫等);窒息性毒物(如一氧化碳、二氧化碳、氰化物等);有机毒物(如苯、酚、汽油、氯仿、甲醇、乙醚、沥青等);合成纤维、塑料、橡胶生产中的某些毒物等。

(2)农药中毒:如有机磷杀虫剂和其他杀虫剂等。

(3)植物性毒物中毒:如曼陀罗、莨菪、洋地黄中毒等。

(4)动物性毒物中毒:动物咬、蜇伤;动物性食物中毒,如河豚中毒等。

(5)药物中毒:包括拟胆碱类药物、阿托品类、抗组胺类,以及影响呼吸、循环及维持生命体征正常的一系列药物中毒等。

(6)空气污染:公共场所、办公室、家族内充满有害的化学性物质气味,如办公场所的文具和办公用品(计算机荧光屏、旧式复印机、打字机的色带、霓虹灯等)、空调设备、电器都可以散发出有害的化学物质气体和射线。家庭室内装修或家具散发的甲醛气味、化纤地毯含有碳烃化合物的异戊烷、厨房烧菜的油烟及煤气等,都可造成人体不同程度的中毒,发生中毒性头痛。

2. 内源性(或内生性)中毒　肝、肾、肺功能不良时,造成体内代谢产物的蓄积而引起中毒。有消化不良、肝病、胃扩张、慢性阑尾炎、巨结肠症、顽固性便秘及胆囊疾病等,也可以引起头痛。

3. 中毒性头痛的防治　防治中毒性头痛首要的是预防中毒,这是根本措施。治疗措施:尽快排泄毒物和对症治疗。

(1)对生产性毒物中毒的预防:必须按照国家有关要求建设,生产过程必须落实安全措施,决不准许私自变动安全标准。加强个人防治措施,落实配备必要的防护用具。规范化、制度化,监督常态化。

(2)非生产性毒物中毒的预防:①加强对剧毒药品及化学性有毒物质的严格管理。化妆品、染发剂、清洁剂等质量必须对人体无毒。②医疗用药时,要认真查对,注意用药剂量、时间和给药途径。③尽量改造拥挤、空气污浊的公共场所,办公室用具要符合卫生学要求。④家庭使用的家具、装饰品,尽量避免使用有毒的原材料。加强室内通风换气,尽可能不使用有毒的化学制品、油漆等装饰或装修房屋。⑤避免误食有毒的动、植物,如河豚、毒蘑菇等。⑥使用燃煤炉灶,应注意预防一氧化碳(煤气)中毒。⑦戒烟、忌酗酒。⑧针对某些相关疾病的早期诊断和治疗:如已患肝、肾、肺疾病者,要积极治疗原发病,减少体内代谢产物的蓄积。

(3)加强管理:做好各层人员的思想工作;真正落实国家和工厂的安全生产、质量标准;失职追责。

中毒性头痛的治疗:①快速中断毒物对机体的继续侵害,如外源性中毒应立即使患者脱离中毒环境,更换沾染毒性衣物,经消化道进入的毒物,给予洗胃、灌肠等处置。②促进毒物的排泄,以减轻毒害作用和缩短病程,如砷及重金属(锑、汞)中毒,可用青霉胺、二巯丙醇、二巯丙磺钠;铅中毒时用依地酸钙钠;亚硝酸盐中毒用亚甲蓝解毒。经静脉补液,点滴 0.9%氯化钠、5%~10%葡萄糖液 2000~3000ml,可稀释体内毒物浓度和加速肾脏对毒物的排泄等;有机磷中毒,可用阿托品、碘解磷定解毒等。③对症治疗:为缓解头痛,可用镇静药和镇痛药。但各种中毒除了引起头痛外,还可能造成机体多方面的损害或功能紊乱,如呼吸困难、肺水肿、休克、脑水肿、肝和肾及肺功能损害等,应给予及时的对症处理。

第十讲

头痛时常做的化验检查

丁 楠

化验检查是指对人体的体液或排泄物用物理或化学的方法检验物质的成分,并从中发现异常,从而为疾病的诊疗提供依据。但是临床的化验检查项目多达数百种,医师针对头痛为查找病因,常选择的化验检查不算很多。

一、血液检查

血液检查是最普通又普及的筛查办法。一般需要做患者血常规及生化相关的检查,如血常规检查可以发现白细胞及其分类计数是否正常。白细胞升高——提示细菌、真菌感染可能;白细胞下降——提示病毒感染或伤寒杆菌感染可能;嗜酸性粒细胞升高——提示寄生虫感染的可能。另一项是血液生化检查:内容较多,包括肝功能、肾功能和血液电解质,血糖和血脂等。血液生化常规检查项目,应注意各项生化指标的变化;其他项目:出凝血指标异常,提示有无颅内出血性病变引起头痛;D-二聚体升高,在颅内静脉窦血栓形成时常见。血沉的改变常提示有无炎症感染、肿瘤引起的相关头痛。以上相关血液学检查均只能为头痛的诊断提供参考依据,需进一步完善相关检查查找病因。这些是由专科医师选择,让读者了解血液检查对诊断头痛的病因有帮助。

二、尿常规

尿常规一般最好留取晨起第一次尿标本进行常规检查,一般观察尿液颜色、透明度、pH、细胞计数、尿葡萄糖、尿蛋白及管型尿等变化。临床如见尿蛋白增高或见各种异常管型尿可能考虑急、慢性肾炎所致头痛。尿糖（＋＋）以上则可能考虑为糖尿病引起的头痛。原发性醛固酮增多症（PA）可能伴随顽固性高血压而引起头痛,同时伴多尿,大量失钾,尿蛋白增多,少数可发生肾功能减退。

三、便常规

便常规一般取患者粪便进行常规化验,观察粪便形状、颜色、潜血等。如大便中见脓白细胞,考虑可能为细菌性痢疾引起的头痛。粪便检查见绦虫节片和卵,应考虑脑囊虫所致头痛。

四、脑脊液检查

脑脊液（Cerebro-Spinal Fluid,CSF）检查是诊断头痛的重要检查,可以发现 CT、MRI 等不易识别的疾病。腰椎穿刺术（简称腰穿）是神经科的一项常规检查,是为了采集脑脊液检验的一种方法。有时也是进行治疗的必要手段,如颅内压力过高时,腰椎穿刺术适当的放出部分脑脊液来降低颅内压;注射治疗性药物,称为鞘内注射。脑脊液检查是为了诊断、治疗和观察病情（复查对比）。

1. 正常人脑脊液　脑脊液充满脑和脊髓的蛛网膜下隙、脑室系统内、脑池,以及脊神经根周围间隙。正常成年人的脑脊液为110～200ml（平均 140ml）。脑脊液由脑室中的脉络丛产生,经大脑隆凸面的蛛网膜颗粒会吸收至上矢状窦入血循环。产生的速率为 0.3～0.5ml/min,日分泌量 400～500ml（平均 432ml）,就是说人体脑脊液每天更新 3～4 次。而在疾病时（颅内炎症、脑外伤、脑水肿等）脑脊液产生明显增多,日分泌量可达 5000～6000ml。正常脑脊液压力为 80～180mmH$_2$O。为什么用毫米液柱表示,表明脑脊液不是水,如比重测定,正常脑脊液比重:参考值为 1.005～1.009。脑脊液含有少量的有形成分如白细胞,含有少量蛋白、糖和氯化物等。由于血脑屏障的存在,脑脊液的成分相当稳定。如果脑脊液产生过多或循环通路受阻,均可导致颅内压升高。如果发生脑脊液外漏(鼻漏、耳漏最常见)可导致低颅压。颅压升高或降低均可以引起明显头痛,甚至恶心、呕吐。

2. 检查方法　通常取腰椎棘突间隙进针,取 3～5ml 脑脊液检验。通过腰穿可以了解脑脊液的压力(又称颅内压力)、脑脊液循环通路是否通畅。脑脊液检验包括:常规细胞计数及分类,生化检查:糖、蛋白、氯化物测定(也包括免疫学检查),以及病原体的镜检、培养等。

3. 脑脊液检查的适应证　①突发的剧烈头痛,高度怀疑有蛛网膜下腔出血,而头颅 CT 未见明确异常;②怀疑有病毒、结核杆菌、化脓菌、隐球菌、寄生虫等中枢神经系统感染时;③测定颅内压、了解脑脊液循环是否通畅时,如静脉窦血栓形成;④脑或脊髓病变,诊断或鉴别诊断的需要;⑤某些情况治疗的需要。

4. 禁忌证　多种原因所致的颅内高压,特别是伴有视盘水肿、出血的患者;颅内高压怀疑颅内占位性病变;腰椎结核或穿刺部位有感染的患者;休克、衰竭或濒危的患者;已经发生脑疝或者本身存在有创检查禁忌证者,以及伴有出血性疾病(如血友病)一般不做脑脊液检查。

5. 注意事项　做腰椎穿刺后多饮水,有利于脑脊液产生。平卧 6 小时即可,不会遗留后遗症。

由于现代影像学检查已经普及,临床诊断对脑脊液检查的依赖性明显降低,特别是颅内占位性病变,影像学检查能解决大部分患者的诊断问题,脑脊液检查明显减少。但颅内炎性病变引起的头痛,脑脊液检查在诊断中仍有不可替代的地位。

五、其他化验检查

如血液与脑脊液微生物的培养与镜检,不作为头痛的常规检验；血液与脑脊液生化检查：如病毒抗体检查、免疫学相关检查，也不作为头痛的常规检验。

　　以上的实验室检查，对于头痛诊断、鉴别诊断、治疗和预后具有一定意义，有些时候具有重要意义。可在头痛的实际诊疗中应加以选择。

第十一讲

头痛的影像学检查

李华兴

对于头痛患者,临床医师首先是询问病情,了解病史,其次是体格检查进一步了解患者病情,对于做出诊断是重要的一步。但是患者往往只能诉说头痛的大概情况,某些患者对头痛的体会和注意并不是很仔细。在引起头痛的诸多原因中,如脑血管病、感染性疾病、抑或占位性病变,包括新生物(如肿瘤、肉芽肿)、血肿、囊肿、寄生虫等,若是只凭患者的诉说、医师一般体格检查,甚至加上脑脊液的检查,对于区分引起的头痛诸多的病因,仍难以准确区分是由哪种病因所致,即确定病因诊断有困难,直接涉及头痛的治疗问题。因此,对头痛快速准确地诊断,需要借助一些影像学检查才能得以实现。

近 30 年来,随着现代科学技术的发展,医学影像学得到飞速发展。影像学检查包括:X 线平片(CR、DR)、电子计算机断层扫描(CT、CTA)、磁共振成像(MRI、MRA)、数字减影血管造影(DSA),以及 PET-CT 检查等已经临床应用,也比较普及。在头痛的诊断方面医学影像学提供了更多、更可靠的检查资料。影像学检查对于头痛的正确诊断和恰当的治疗,可以说是带来革命性的改变。结束了患者看头痛,医师因诊断困难也"头痛"的时代。

一、CT 检查

大家平素所说的 CT,就是电子计算机断层扫描(computed tomography,CT)。由于人体不同的组织结构对 X 线的吸收系数不同。目前 CT 值多采用 Hounsfield 单位（HU），以水为 0，骨为＋1000，空气为－1000，共 2000 个等级。脑脊液 CT 值为 2～＋10 HU；脑白质为 28～32 HU；灰质为 32～40HU；血液 34～44HU；钙化为 60HU 至数百 HU；脂肪组织为（－70HU）至（－90）HU。CT 扫描检查可以用于检查身体的许多部位，我们这里讲述头痛，主要是头颅 CT 检查。

头颅 CT 检查可以了解脑内不同组织结构、病灶部位、大小和深度，可以大致区分急性脑血管意外、颅脑外伤、血肿、感染性、脑积水或占位性疾病等。某些疾病在过去被视为疑难、重症，CT 检查可以迅速确诊。头颅 CT 在头痛诊断中，是一项很重要的检查，有必要的话，可以做增强脑 CT 扫描（即通过静脉注射药物后进行再次 CT 扫描），可以凸显病变。

脑 CT 扫描可以帮助区分出头痛的性质，若是功能性的头痛，如偏头痛，紧张型头痛等，则扫描图像是正常的；若是器质性头痛，如脑梗死、脑出血、脑肿瘤等则与之相反，常出现组织密度、层次对比的改变或是中线偏移、脑室变形等。其次，头颅 CT 还能进一步分辨出头痛的原因，如脑出血表现高密度影；脑梗死为低密度影；肿瘤常为圆形或卵圆形占位病灶，周围有大片的水肿带；炎症或高颅压，常为均一的脑白质低密度影及脑室变小等。医师根据头颅 CT 的提示，并结合临床表现，做出相应诊断。

但头颅 CT 也有其不足之处。

（1）分辨率有限，＜20mm 的病灶往往显示不清楚。

（2）CT 对脑干、小脑等后颅窝的病灶，由于颅底的骨性影像显示不清晰，给诊断带来不便。

（3）脑梗死 24 小时内 CT 不易显示。

（4）亚急性或某些慢性出血在 CT 上偶可呈等密度而漏诊。

（5）软组织分辨率不高，因而颅内的某些感染性病变，如脑膜炎、病毒性脑炎及脑囊虫病（活动期和退变期）在 CT 上有时不能显示。

（6）CT 成像是靠 X 线设备，患者在检查中接受的 X 线照射，当然是安全范围内的剂量。而 128、256 螺旋 CT 检查速度更快，接触 X 线时间缩短。

为解决上面讲过的 CT 检查不足之处，经过技术的改良，产生了 CT 增强扫描。所谓 CT 增强扫描，就是通过静脉注入造影剂（一种不透 X 线的碘制剂）来提高组织之间的层次对比，从而增加分辨率。已经知道，正常脑组织和病变组织的血液供应是不同的。有的病变组织血液供应很丰富，如恶性肿瘤、脑血管畸形、动脉瘤等；有的则血液供应较差，如梗死的脑组织、脓肿、脑囊虫的囊泡等。CT 增强扫描正是借助上述特性来提高诊断的敏感性。造影剂从静脉血管中注入后，随血液循环至脑并进入不同的部位。正常脑组织也有分布，而血液供应丰富的部位造影剂浓度大（如动脉瘤、动静脉畸形等），可在局部显出病灶形态，如同"染色"一样。血供差的地方造影剂浓度小，与周边正常组织对比，陪衬出病灶区像"空泡"一样。CT 增强扫描扩展了普通 CT 的功能，也提高了诊断的准确性。不少头痛患者因为病灶小而隐蔽，使普通脑 CT 难以发现。但如果及时改做 CT 增强扫描就使病灶更容易被发现。例如，之前所说的有脑囊虫病（活动期和退变期）及与正常脑组织密度差不多的脑转移瘤等。在临床上如果高度怀疑患有器质性头痛者，即使普通 CT 未见异常，仍不可掉以轻心，应做 CT 增强扫描。当然，做 CT 增强前，应先做碘过敏试验。若对碘剂过敏者不适合，或身体极度虚弱者，一般不适合做 CT 增强扫描。

二、磁共振成像（MRI）

磁共振成像（magnetic resonance imaging，MRI）技术是继 CT 于 20 世纪 70 年代问世后，在 20 世纪 80 年代初出现的更新一代的影像学诊断设备，是医学诊断领域中的又一个新飞跃。MRI 的基本原理就是利用氢质子的"电磁感应"过程，可以得到比

CT 成像更为丰富的不同层次颜色的图像。MRI 扫描检查可以用于检查身体的许多部位,这里主要是讲述 MRI 检查用于头痛的诊断与鉴别。

1. MRI 优点

(1)MRI 图像层次丰富清晰,且能获得矢状面、冠状及水平三维图像。这对检查中线结构、脑干、后颅窝处的病灶及椎管的病变更为有用。

(2)MRI 对组织含水量和含类脂质量的不同能对比显示,如对脑灰质(氢几乎全含于水中)和白质(氢几乎全含于类脂质中)也能清晰地识别,故脑 CT 显示不出的小病灶 MRI 则可以显示。

(3)MRI 不存在 X 线的辐射效应,能反复多次检查而对人体无明显损害。

2. MRI 比 CT 缺点

(1)对颅内钙化性、出血性病变 CT 看得清晰、真切。

(2)对于某些分秒必争的患者,CT 扫描 1～2 分钟即可完成,而 MRI 检查约需要 20 分钟。

(3)MRI 比 CT 检查费用更高。

鉴于上述特性,颅脑 MRI 检查能更清晰、更精确地做出定位定性诊断,这对头痛患者来说是至关重要的。因为人对头痛的耐受性有个体差异,某些患者病情严重时才出现头痛。MRI 检查在病灶很小时就能发现,这有利于疾病的早期诊断和治疗。有些病灶在做 CT 检查需要注射对比剂才能显示,而做 MRI 检查则无须对比剂,无疑给患者带来方便。从无须注射对比剂可以发现病灶而言,MRI 检查更加安全。

3. 做磁共振检查前注意问题

(1)MRI 检查者需要处在一个强大的外加磁场中,因而任何顺磁物质(主要是指金属制品)都容易被磁化、产热而成为伤害人体的物体。MRI 检查时,首先去除金属性物品,包括钥匙、发卡、金属纽扣、手表、金属首饰、义齿和其他手术时体内留置固定装置

（如固定金属板、螺钉、支架）等。

（2）检查前应该仔细询问、查看身上是否携带另外磁场还能使仪器停止工作，如装有心脏起搏器、脑起搏器（DBS）的患者禁忌做磁共振检查。

（3）MRI检查时间长（约20分钟），而且在检查中必须保持某一姿势不能动，这对某些有不自主多动或是病情危重的患者来说，是难以接受的。

（4）磁共振的长处是对含水分（氢）多的组织结构显示较好，而对组织钙化及骨骼病变的显示效果要差些，故如果考虑头痛与骨组织有关时，选择检查应先做头颅片或脑CT检查，而不首选磁共振。

（5）考虑MRI检查费用高，根据患者经济状况优先选择"经济实惠的检查"，最好要听取专科医师的意见。

4. 常用的血管影像学检查　这是专门用于血管检查的检查方法。对于头痛患者主要是脑血管的检查，可以脑动脉走行、分布，动脉硬化症、动脉闭塞、动脉瘤、动-静脉畸形、静脉与静脉窦的闭塞、血管丰富的新生物、烟雾病等。

（1）磁共振血管成像（magnetic resonance angiography，MRA）：是对血管和血流信号特征显示的一种技术。MRA作为一种无创性、不需要注射对比剂的检查，流体的流动即是MRI成像固有的生理对比剂。流体在MRI影像上的表现取决于其组织的特征，流动速度、流动方向、流动方式及所使用的序列参数。与CT及其他放射学相比，更安全，更具优势。

（2）CT血管造影（CT angiography，CTA）：是静脉内注入对比剂后行CT扫描的图像重组技术，可立体地显示血管造影。对比剂（contrast medium）过去曾称之为"造影剂"。不但是用于头颈部血管，对肾动脉、肺动脉、肢体血管，而对中小血管包括冠状动脉均可显示（需要128或256螺旋CT仪）等均可以检查。CTA所得信息丰富，无须插管，无创伤，检查只需静脉注射对比剂即可，是目前较为实用的检查方法。CTA应用容积再现技术可获得血管与邻近组织的同时立体显影。仿真血管内镜可以清楚显示血管腔,可用于主动脉夹层和肾动脉狭窄等疾病检查。

(3)数字减影血管造影(digital subtraction angiography, DSA):是利用计算机处理数字影像信息,消除骨骼和软组织影像,使得血管显影清晰的成像技术。

对比以上三种血管造影方法,哪一种最好呢?作者的回答是:从安全性的角度来讲,磁共振血管成像(MRA)最安全,但成像效果差;若从成像效果来评论,以数字减影血管造影(DSA)成像效果最佳;CT 血管造影(CTA)居中。一致认为,DSA 检查是最好的血管显影方法,称为"金标准"。

DSA 不但能清楚地显示颈内动脉、椎-基底动脉、颅内大血管及大脑半球的大的和中等大的血管图像,还可测定动脉的血流量,特别是对于动脉瘤、动静脉畸形等定性、定位诊断更是最佳的诊断手段。不但能提供病变的确切部位,而且对病变的范围及严重程度,亦可清楚地了解,为手术提供较可靠的客观依据。另外,对于缺血性脑血管病,也有较高的诊断价值。DSA 可清楚地显示动脉管腔狭窄、闭塞、侧支循环建立情况等(如烟雾病,或称 Moyamoya 病),对于脑出血、蛛网膜下腔出血,可进一步查明导致出血的病因,如动脉瘤、血管畸形、海绵状血管瘤等。海绵状血管瘤用以上两种检查方法是难以发现。

将对比剂(有机碘)注入动脉或者静脉而分成动脉 DSA 和静脉 DSA。由于动脉 DSA 血管成像比较清楚,对比剂用量较少,是目前主要选用的办法。DSA 显示颈段和颅内动脉清楚,常用于颈段动脉狭窄或者闭塞、颅内动脉瘤、动脉闭塞和血管发育异常,以及颅内肿瘤供血动脉的观察等。

数字减影血管造影(DSA)的禁忌证:①对造影剂过敏者;②严重高血压,舒张压>110mmHg(14.66kPa)者;③严重肝、肾功能损害者;④近期有心肌梗死、心力衰竭及严重心律失常者;⑤甲状腺功能亢进及糖尿病未控制者;⑥有出血倾向者。

（4）PET-CT 在头痛诊断中的意义：正电子发射计算机断层显像（positron emission tomography，PET-CT），这是近 20 年引进的一种仪器，是现代科技与医学应用相结合，是医学应用同位素与计算机相结合发展起来的高端检查仪器。将 PET 与 CT 融为一体，同时提供解剖显像和功能显像，一次显像可获得全身各方位的断层图像，具有灵敏、准确、特异及定位精确等特点。可以发现早期较小的病灶，对疾病早期做诊断，特别是对肿瘤早期可以发现有无转移病变。临床主要应用于肿瘤、脑和心脏等领域重大疾病的早期发现和诊断。

针对头痛而言，以头痛为首发或为主要表现的颅内占位病变，临床有重要的诊断价值，特别是原发病灶不明确的颅内转移瘤，可以帮助寻找颅内转移瘤的原发部位，有利于制订治疗方案。它在脑肿瘤的定性和复发判断方面有重要意义，如脑肿瘤的良性与恶定性、确定恶性胶质瘤边界、肿瘤治疗后放射性坏死与复发的鉴别、肿瘤活检部位的选择等有指导和鉴别意义。

其次，对丛集性头痛，偏头痛等原发性头痛综合征，PET-CT能使医师更好地了解神经解剖学及病理生理学基础，其能发现偏头痛患者急性发作时，中脑和脑桥处于激活状态，而丛集性头痛中下丘脑结节处于激活状态，并且这些结果有良好的重复性，PET-CT 能为以上两种不同性质的疾病在诊断与鉴别方面提供客观依据，正确的指导治疗。

由于此项检查费用高，仪器不够普及。实际上，对头痛患者的检查主要是头颅 CT、MRI 及 DSA 检查 95％ 的问题可以解决，费用也低。所以，目前 PET-CT 的临床应用不够广泛，仍限于大城市、大医院。

注释：① PET ＝正电子发射型计算机断层显像；② SPECT ＝单电子发射计算机断层成像；③micro-CT ＝微型计算机断层扫描；④光学成像（optical imaging）；⑤MPI＝磁性微粒子成像。

第十二讲

头痛的急诊处理

丁 楠

一、概述

头痛很常见,因为引起头痛的病因有许多,可详细参见引起头痛的常见病因。头痛的急诊处理是指那些有可能引起严重后果的头痛,不能只是简易处理就了结,必须提高警惕。对器质性头痛,如脑膜炎、脑炎、脑肿瘤、颅脑外伤后、颅内出血及动脉破裂等所致的头痛,应该及时就医,由专科医师诊治,以免耽误病情。

头痛可以粗略地归纳为两大类:一是原发性头痛或功能性头痛(如丛集性头痛、偏头痛、紧张型头痛),通常查不到病因,可能反复发作,也可以剧烈疼痛,可以进行简易处理,一般不会出现严重后果,预后良好;二是继发性头痛或器质性头痛(如感染、肿瘤、出血及动脉炎所致的头痛),致病原因多由于感染、肿瘤、出血、中毒等病因导致的头痛,首先急诊处理,针对病因治疗可取得更好的疗效,否则有可能威胁生命或致残。

二、医患尽快沟通

作为患者或家属应该知道,若是头痛合并以下情况则需到医院进一步检查:①头痛伴发热、呕吐;②头痛在几分钟加重达剧痛;③头痛伴一侧肢体无力;④头痛伴认知功能障碍、人格改变;⑤头痛伴意识改变,应测血压、送医院检查。同时需回忆近期(特别是近 3 个月内)有头外伤,咳嗽、打喷嚏是否诱发头痛、体位改变是否能引起头痛;是否有过度服用药物如血管扩张药物。

三、接诊医护人员应对

急诊科医师接诊"头痛患者",认真询问病情、体格检查(注意体温、心率、血压,包括患者面色、表情、精神状态)头颅 CT 检查、必要的化验检查。对于头痛患者,首先需进行评估头痛的原因和性质,若为功能性头痛主要是对症处理,预后良好;如怀疑是器质性头痛,应该进一步查明病因,有针对性的治疗,特别是首次严重头痛者更应当警惕。对一时不能明确病因的患者,可以留观或住院进一步诊治。护士做好检查、治疗的准备工作。

1. 新发的头痛,还是反复发作　特别是对新发的剧烈头痛必须详细检查。因为头痛病因复杂,应力争尽早地发现病因。详见第四讲:引起头痛的病因。

2. 头痛与年龄关系　在急诊条件下,首先考虑头痛的常见原因,而年龄与头痛有关。例如,儿童与青少年的头痛常见原因是感染因素,轻症如上呼吸道病毒感染,头痛多伴发热、呕吐;若出现精神萎靡、持续性高热、项强,有脑膜炎、脑膜脑炎的可能。若是慢性疼痛,后来出现呕吐,要考虑到颅内肿瘤的可能,儿童颅内肿瘤的特点:长在中线、小脑幕下、恶性多见。也潜藏着在外面玩耍曾有过轻度头部外伤有可能当时不在意,或者回家没对家长讲,有导致颅内出血的可能;家人尽量询问可能与头痛有关的因素。中、老年人头痛,常见病因:高血压、外伤因素、急性出血性脑卒中(包括脑出血、蛛网膜下腔出血等)、颅内感染、肿瘤(包括原发性和转移瘤)、心理因素等。尤其女性、长期头痛者有心理背景的患者更多见。患者发生头痛与年龄有关系,但例外的情况也很多。

3. 体格检查　在检查中注意患者认知功能、意识状态、有无眼底水肿、脑神经麻痹、项强、肢体瘫痪、锥体束征,主要脏器功能和生命体征等。

4. 辅助检查

(1)选择影像学检查:选择影像学检查时,首选是头颅 CT 检查,因为检查速度很快,及时获得信息、及时处理。待病情相对稳定,可根据需要进一步的检查病因。这里说到头颅 CT 检查,3～5分钟可以完成,而头颅 MRI 检查需要 20 分钟左右。所以,对于危重患者应优先做 CT 检查。

(2)脑脊液检查:最好放在影像学检查之后,权衡其必要性和安全性。

(3)其他必要的检查:选择与头痛有关的、与生命体征有关的项目,如血糖、肝功能、肾功能、血气分析、电解质等。

5. 鉴别诊断与处理　有眼底水肿、高颅内压者,给 20%甘露醇脱水、利尿。成年人应与以下功能性头痛进行鉴别。

(1)紧张型头痛:又称为肌收缩性头痛。一种头部的紧束、受压或钝痛感,更典型的是具有束带感。作为一过性障碍,紧张性头痛多与日常生活中的应激有关,但如持续存在,则可能为焦虑症或抑郁症的特征性症状之一。神经系统检查无阳性体征,颅颈周围肌肉(如颈枕部肌肉)常有压痛,有时轻轻按揉,患者感到轻松舒适。头颅 CT 或 MRI 正常。不伴有高血压及明显的五官科等疾病。治疗急性紧张型头痛,常用阿司匹林、对乙酰氨基酚或非甾体类抗炎药(NSAID)。除药物治疗外,尚可物理治疗、针灸、按摩等。详细参见第八讲的内容。

(2)偏头痛:临床最常见的原发性头痛类型,是一种常见的慢性神经血管性头痛。临床为发作性、搏动样头痛为主要表现,头痛多为偏侧,一般持续 4～72 小时,可伴有恶心、呕吐;光、声刺激或日常活动均可加重头痛,安静环境、休息可缓解头痛。多起病于儿童和青春期,中青年期达发病高峰,以女性患者较多见,男女比例为 1:(2～3),人群中患病率为 5%～10%,常有遗传背景。

治疗急性期头痛,口服钙离子拮抗药(如氟桂利嗪、尼莫地平等)、曲坦类、非甾体类抗炎药,或口服曲坦类与对乙酰氨基酚联合应用。注意药物的不良反应。尚可物理治疗、针灸、按摩等方法治疗。详细参见第七讲"偏头痛"。

（3）丛集性头痛：又名组胺性头痛，在所有头痛中是头痛程度比较严重的一种，属于血管性头痛之一。因头痛在一段时间内密集发作而得名。多见于 20－40 岁青年人，男性发病率为女性的 4～5 倍，一般无家族史。在本病发作期和慢性期治疗方面有不同。急性期可给氧气、皮下或经鼻曲坦类药物治疗。用 100％纯氧治疗时，使用非循环式的面罩和储存袋，氧流速至少在 12 升/分钟。为了使用纯氧的安全性（易燃），一般是到医院或特设部门（高压氧舱）进行治疗。曲坦类药物是目前对丛集性头痛疗效最好，有"特效药"之称。既然诊断为丛集性头痛，患者已有发作经历、体验，可以预防性准备一些药物，如曲坦类药物等。曲坦类药物包括多种，详细参见附录 C 内容。

慢性期可考虑用维拉帕米预防性治疗，但使用维拉帕米前，应咨询专科医师意见，包括必要时进行心电图监测。详细参见第八讲十种特殊类型头痛。

（4）头痛与抑郁、焦虑共存：这不是一个独立疾病，不能单独诊断。但它提示头痛与精神心理因素有关。由于精神和心理因素引起患者忧虑、焦急、失眠，可以伴有头痛。在抑郁、焦虑状态的患者中以头痛为主诉或存在于多种症状中，抑郁症患者有头痛症状的占半数以上。抑郁症和焦虑症具有头痛以外的其他症状，各有诊断标准。门诊患者中头痛与抑郁和焦虑共存，是不容忽视的事实。这些患者中，尤其因头痛就诊的抑郁患者，问诊时常有心理背景、情绪低落，可能整夜睡眠浅而短。门诊诊断"抑郁性头痛""焦虑性头痛""睡眠障碍伴头痛"。治疗以抗抑郁、抗焦虑药物为主，比起应用镇痛药可取得更好的效果。参见第八讲十种特殊类型头痛。

对于继发性头痛或器质性头痛，要按专科医师意见进一步检查，明确病因，针对病因进行相应的处理。

第十三讲

脑血管病相关性头痛

孙　健

一、概述

脑血管病相关性头痛是指与急、慢性脑血管病变有密切关系的头痛,临床上常见急性出血性脑血管病、急性缺血性脑梗死、颅内静脉血栓、脑血管畸形,以及高血压(脑)、慢性脑供血不足等,均可以引起头痛。

头痛可作为脑血管病(或急性脑卒中)的早期表现,如高血压和脑动脉硬化导致的脑慢性缺血的早期就有血管神经功能调节障碍,一旦发生急性脑卒中时,头痛急剧加重。某些脑动脉瘤在破裂前可以发生动脉瘤小量渗血,可产生突如其来的剧烈头痛,故又可作为动脉瘤破裂、蛛网膜下腔出血的前驱症状。因此,头痛可能是急性脑卒中的警告信号。

1. **脑血管疾病引起头痛的发生机制**　①血管扩张性头痛,由于血管本身动脉粥样硬化、畸形及动脉瘤等病理改变,在血流冲击下,血管发生扩张,刺激血管感觉神经末梢而引起血管性头痛;②脑膜牵张性头痛,出血性脑血管疾病的占位效应及缺血性脑血管疾病造成的脑水肿,均可致颅内压力增高,由于脑膜受到牵拉而产生头痛;③血液刺激,在出血性脑血管疾病的早期,脑脊液中的红细胞、血红蛋白和血液中的单胺类物质可以直接刺激三叉神经根和第 $2\sim7$ 颈神经根,引起颈部肌肉强烈收缩,挤压枕大神经、枕小神经和耳大神经而致头痛;④血管活性物质,当血液进入蛛网膜下隙后,释放大量的游离激肽、5-羟色胺等血管活性物质而致头痛;⑤颅内压增高引起头痛。继发性无菌性脑膜炎,可使血管的通透性增高而致脑水肿、颅内压增高等产生头痛。故脑血管疾病时的头痛是综合性因素所致。由于个体差异、病情差异,其引起头痛的发生机制可以不一致。

2. 血管性头痛特点　①疼痛的性质多为搏动性痛、跳痛或闷胀痛;②疼痛部位多在颞侧,也可向眼眶、前额处放射,有时扩展至半侧头部;③头痛多呈发作性,头痛的发生与血压、气温及情绪的变化有关;④压迫颞浅动脉或颈总动脉时常可使头痛缓解;⑤头痛严重时常伴有畏光、恶心、呕吐、耳鸣、眩晕等自主神经症状。

3. 颅内压增高性头痛的特点　①疼痛部位较弥散,多为双侧性、深在性疼痛;②疼痛性质大多为钝痛、胀痛或牵扯痛;③头痛多为持续性,有时呈发作性加重;④一般早晨头痛较明显,多伴有呕吐(有时呈喷射状);⑤头痛可因咳嗽、喷嚏、震动、摇头、弯腰、低头等动作加重,而坐位、直立位时可使头痛稍减轻;⑥颅内压增高越迅速,头痛越剧烈;⑦脱水治疗后头痛可减轻;⑧明显的颅内压增高除有严重的头痛外,可伴有视力障碍,眼底出血,耳鸣,反应迟钝、精神错乱,危及生命的信号是头痛剧烈时有发生脑疝的可能(一侧瞳孔散大,对光反应消失),意识丧失、去脑强直,迅速进入昏迷。

二、头痛与出血性脑血管病

出血性脑血管病或出血性脑卒中,是指突发的颅内出血,包括蛛网膜下腔出血、脑室内出血、脑实质血肿、硬脑膜外出血、硬脑膜下出血。头痛常为脑出血起病时的主要症状,头痛发生率为35%～63%。头痛的剧烈程度取决于出血的部位及出血量的多少。颅内血管破裂出血,包括颅内动脉瘤、脑动静脉畸形、烟雾病(moya-moya病)和海绵状血管瘤或继发于出凝血障碍疾病等。

1. 颅内动脉瘤或脑动脉瘤　在动脉瘤破裂前,多数患者无症状。脑动脉瘤破裂前后所产生的症状,可分为颅内出血症状和病灶症状两种。一旦脑动脉瘤破裂立即引起蛛网膜下腔出血或脑内出血,出现脑膜受到血液刺激,并出现颅内压突然增高而引起

剧烈头痛、恶心、呕吐。动脉瘤破裂之前,由于脑动脉瘤膨出直接
压迫邻近结构而出现病灶症状,即病灶性症状。主要是局部神经
受压的症状,最常见的是单侧动眼肌麻痹。脑动脉瘤破裂后,而
出血破坏或血肿压迫脑组织可产生局部神经受损症状或加重病
灶的症状。头痛虽然是脑动脉瘤的一个重要症状,但是有脑动脉
瘤的患者不一定都出现头痛,这与动脉瘤所在的位置、大小、形态
有关(图 13-1)。所以,有人称脑动脉瘤为"不定时炸弹"。

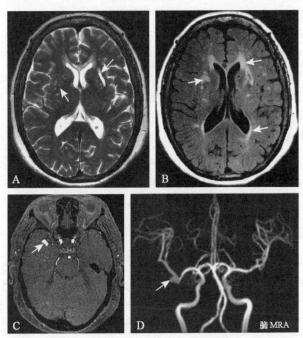

图 13-1 赵×,女,61 岁,因发作性头痛 3 天就诊。诊断:右侧大脑中动脉
的动脉瘤。A 与 B,颅脑 MRI 示双侧基底节区散在性分布多发斑
点状长 T1、长 T2 信号;在 T2 FLAIR 上呈高信号。双侧脑室周围可
见片状及条状 T2 FLAIR 高信号影。结论:双侧底节区多发腔隙性
脑梗死灶,左侧底节区软化灶,脑白质变性。C 与 D,颅脑 MRA
示:右侧大脑中动脉 M1-M2 段见多个不规则结节状突起血管壁不
光整,箭头示动脉瘤可能性大,需进一步做 DSA 检查

2. 脑动静脉畸形（AVM）　虽不是新生肿瘤，但随着人体的生长也会逐渐扩大，并产生占位效应。脑动静脉畸形最常见的症状是头痛、癫痫发作、进行性的瘫痪及突发性血性脑卒中的症状等。有人统计，患有脑血管畸形者，约 2/3 以上的病例都有长期头痛史，以间断性涨痛、跳痛多见，可呈偏头痛样发作，部位不固定，与病变所在的部位无明显关系（图 13-2）。

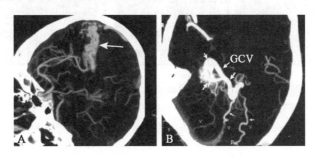

图 13-2　脑动脉畸形。A，脑 CTA 血管成像示大脑额-顶叶动静脉畸形；B，另一患者的脑 CTA 血管成像示脑动静脉畸形

颅内血管畸形产生头痛的原因：①随着畸形血管的生长、扩大，动静脉本身呈不规则扩张、牵引而产生头痛。例如，畸形血管团的供血动脉有时极度扩张，甚至形成动脉瘤，这种"动脉瘤"称为血流导向性动脉瘤；②畸形的血管有时与颅内疼痛敏感结构（如静脉窦、大脑的静脉）相连，因而也能引起头痛；③畸形的血管不断生长、扩大，直接压迫、刺激邻近的痛觉敏感结构；④由于血管畸形而导致脑的血液循环和脑脊液循环障碍，从而产生颅内压增高性头痛。

颅内血管畸形（主要为动静脉畸形，缩写 cAVM）生长到一定程度，容易发生管壁破裂，造成自发性出血，而引起蛛网膜下腔出血、脑内或脑室出血。如果引起蛛网膜下腔出血，由于血液对脑膜、神经根的刺激，以及颅内压增高，便造成剧烈头痛。如果脑内或脑室大量出血,造成颅内血肿,也可导致颅内压增高。此时,不但有强烈头痛,而且可出现偏瘫、失语等症状体征,甚至昏迷。

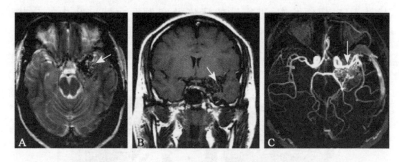

图 13-3　颅内动静脉畸形(AV-M)颅脑 MRA 检查。A 与 B,颅脑 MRI 示左侧颞叶可见多条粗细不等、纡曲不规则的团状血管影,因流空效应呈低信号(箭头所指)。C,MRA 示左侧颞叶 AV 畸形血管团(箭头所指)

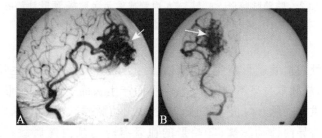

图 13-4　颅脑 DSA 检查。A,右侧额顶叶可见畸形血管团(箭头所指),主要由右侧大脑中动脉多支血管供血。B 为正位片示右侧大脑中动脉顶叶 AV 畸形(箭头所指)

　　3. 蛛网膜下腔出血　本病头痛的发生率在 95％以上。患者多以突然剧烈头痛起病,常呈爆裂样或刀割样痛,尤以额部、枕部、后颈部疼痛常见,低头时加重,颈部活动受限,可伴有频繁呕吐和颈项强直。但是老年人蛛网膜下腔出血时头痛可能不明显,如何解释呢? ①有可能因为动脉瘤破裂后出血量较少、出血速度较慢;②老年人有程度不同的脑萎缩,脑组织与颅骨之间有一定空隙,脑室扩大,对颅压增高有所缓冲;③老年人疼痛阈值增高,痛觉反应减缓;④老年人因脑动脉硬化症所致的精神障碍或血管源性痴呆等因素,使头痛症状有所掩盖。

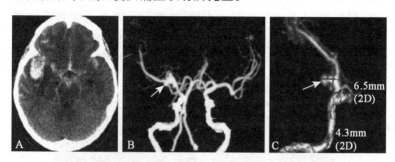

图 13-5　刘××,男,67岁,突发头痛伴意识不清1小时入院。诊断:蛛网膜下腔出血。A,颅脑 CT 示右侧颞叶可见形状不规则高密度灶,边界清楚,周围可见低密度水肿带,大脑纵裂池、环池、脑沟、脑裂内可见高密度影。右侧侧脑室受压、变形、移位,中线结构左偏。结论:右侧颞叶脑内血肿、蛛网膜下腔出血。B 与 C,颅脑 CTA 示右侧颈内动脉 C1 段局限性扩张,边缘及周围见多发大小不等丘状突起,较大者大小 6.5mm×4.3mm。结论:右侧颈内动脉动脉瘤

三、头痛与缺血性脑血管病

　　缺血性脑卒中,是指由于脑动脉管腔狭窄或阻塞,造成其灌流区的脑组织缺血、坏死而产生的一系列临床症状。缺血性脑卒中包括:脑血栓形成性脑梗死、栓塞性脑梗死、短暂性脑缺血发作(TIA)及静脉系统的血栓形成、出血脑梗死等。

　　发生缺血性脑卒中的前后均可伴有头痛。头痛多偏于一侧(即病变侧)或为弥散性全头痛,通常头痛程度不严重。在缺血性脑卒中最主要的是偏瘫、偏身感觉障碍、偏盲("三偏"),黑蒙、言语障碍、意识障碍等局灶性神经症状和体征。头痛在缺血性脑卒

中只是症状之一,其发生率约占 20%(5%～34%),并头痛常与头昏、眩晕相伴发生。

引起头痛的主要原因有三:① 由于病变局部形成侧支循环,代偿性血管扩张所致。② 由于脑缺血、缺氧、脑组织坏死,使脑局部组织坏死、液化或全脑发生水肿,致使颅压增高引起疼痛敏感结构受牵拉所致。③由于血小板在血管内的黏附和聚集,释放 5-羟色胺(5-TH),即血清素、前列腺素等物质,作用于血管壁敏感的痛觉末梢而引起头痛。

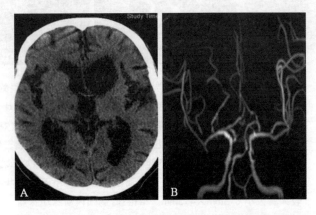

图 13-6　胡××,女,65 岁,顶枕部头痛一月余。既往高血压 20 余年,糖尿病 10 余年。颅脑 CT 示:A,双侧基底节区、侧脑室旁白质区可见多发小片状及点状低密度影。脑室系统扩大,脑沟扩大,脑池增宽。结论:脑内多发腔隙性脑梗死,脑软化灶,脑萎缩。B,颅内动脉广泛血管壁不光整,不规则狭窄。结论:脑血管动脉硬化

1. 血栓形成性脑梗死(简称脑血栓或脑梗死)　头痛发生率约占 5%,且不是首发症状,病情也较轻,不伴呕吐。在颈内动脉血栓过程中,可出现患侧顽固性头痛,以额、颞部明显,呈跳痛,可能由于血管搏动和代偿性扩张,加重侧支循环之故。颈内动脉供血不足时,可产生严重的偏头痛。反之,在偏头痛发作时亦可引

起颈内动脉供血不足。上矢状窦或侧窦血栓时可产生普遍性头痛,这可能由于脑的静脉回流受阻明显扩张,以及影响脑脊液循环和再吸收,颅内压增高有关。

2. 栓塞性脑梗死(简称脑栓塞)　约有 25％的患者在发病时伴有头痛,可能由于栓子堵塞血管,脑动脉先是痉挛而后扩张,同时启动代偿机制,侧支循环开通而引起头痛。以后随病情好转而逐渐减轻。由此可见,头痛是机体被有害因素侵袭的一种信号,它可出现在脑血管病的不同阶段,可作为脑血管意外的首发症状,有时甚至是唯一的症状,因此必须提高警惕。

3. 颅内静脉血栓形成　在颅内静脉血栓形成患者中头痛很常见,80％以上的有头痛症状。脑静脉或静脉窦炎性、非炎性病因引起的静脉或静脉窦阻塞,从而导致脑静脉血液回流和脑脊液吸收障碍,引起脑水肿、颅内压增高等一系列病理生理改变及相应局灶症状的一组疾病。因其临床表现变化快而复杂、缺乏特异性,颅内压增高为突出的临床表现,从而使颅内静脉血栓形成的早期诊断困难,易于误诊或漏诊。头痛表现明显,起病形式以亚急性多见,可慢性或急性,有时很突然或呈发作性。其头痛机制是因颅内压增高,静脉窦壁肿胀或脑表面血液渗出,致使硬脑膜上的痛觉纤维受刺激所致。

静脉窦血栓不同的部位,其脑组织受损的部位不同,临床表现和预后也有较大差别。若单纯上矢状窦血栓在数周或数月后有再通的可能,颅内压可以恢复正常,预后良好。但是,脑静脉回流的通路→脑静脉窦→颈静脉→进入上腔静脉,脑静脉和脑静脉窦往往相继受累及,临床表现急重者居多,如果未能得到及时有效的治疗,颅内压增高的症状头痛、呕吐,眼底水肿伴出血、抽搐,下肢为主的瘫痪,2～4 周后出现视神经萎缩,更严重者可造成脑疝、死亡,存活者也可能遗留永久性肢体瘫痪、失明。

根据国际头痛协会分类标准,与颅内静脉血栓形成有关的头痛,应伴有以下三组临床表现之一:颅内压增高、抽搐发作和局灶性神经功能缺损。

(1)颅内静脉血栓形成的检查:引起头痛的颅内静脉和静脉窦检查需要有条件,具备脑 CT、MRI 仪器和 DSA 检查的机器。医师对头痛患者会帮助选择合适的检查。如颅脑 CT、MRI 平扫和增强扫描可作为颅内静脉血栓形成的初步的检查方法,约有 35% 的患者上矢状窦因血栓出现"空 δ"征,如图 13-7A,B 箭头示。而 DSA 一直是诊断颅内静脉血栓形成的"金标准"。其直接征象为脑静脉窦和静脉部分或完全不充盈,间接征象为双侧皮质静脉呈现螺旋扩张、纤曲,脑循环时间延长。但 DSA 检查通常不作为首选,一是有轻度损伤,二是成本也较高。中小型医院有可能未开展。图 13-7C、D 脑 CT、MRI 显示脑静脉窦和静脉,左侧(L)为患侧。

(2)减影法多层螺旋 CT 脑静脉成像(MSCTV)与磁共振对比增强三维脑静脉减影法成像(3D CEMRV):能够更直接显示静脉窦血栓形成的情况(图 13-7),可见病变累及静脉窦的范围及程度,为颅内静脉血栓形成的无创确诊及治疗后随访的影像检查。

(3)D-二聚体(D-D)检测:主要反映纤维蛋白溶解功能,是了解继发性纤维蛋白溶解功能的一个试验。凡有血块形成的出血,本试验均可呈阳性,故其特异性低,敏感度高。只要机体血管内有活化的血栓形成及纤维溶解活动,D-二聚体就会升高。如脑梗死、心肌梗死、肺栓塞、静脉血栓形成、手术、肿瘤、弥漫性血管内凝血、感染及组织坏死等均可导致 D-二聚体升高。对诊断颅内静脉血栓形成有临床应用价值,其血浆浓度>500μg/ml 时的敏感性为 83%。

(4)脑脊液检查:腰穿脑脊液测压以证实有无颅内压升高;检查脑脊液成分有助于确认病变性质,如感染性、肿瘤性等病因。

4. 可逆性脑血管收缩综合征(RCVS)

(1)临床特点:于 1988 年由 Call 和 Fleming 首次报道的一组相对少见的临床-影像综合征。主要临床特点:好发于 20—50 岁女性患者,为突发雷击样头痛(TCH),伴或不伴局灶神经功能缺

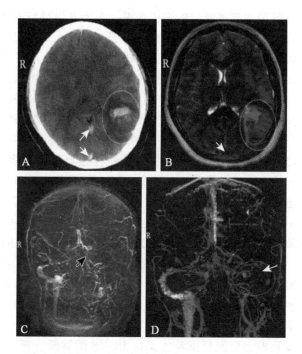

图 13-7　A,脑 CT 示左颞叶后部不规则高密度影,周围环绕低密度影;上、下矢状窦(箭头所指)有高密度影。B,MRI T2WI 示左颞叶后部不规则长 T2 信号(高密度影),上矢状窦后部("空 Δ 征"箭头所指)三角形等信号充盈。C,脑 CT 示静脉期成像(CTV)示上矢状窦、窦汇、左侧横窦、乙矢状窦及颈静脉未显示,以及右侧横窦也显示不佳,皮层浅静脉多支未显示。D,脑 MR 静脉期(MRV)示上矢状窦、窦汇、左侧横窦、乙矢状窦及颈静脉未显示,以及右侧横窦也显示不佳,皮层浅静脉多支未显示。MRV 与 CTV 检查显示类似

损及癫痫发作,典型的血管影像学改变为脑前、后循环中等程度血管节段性、多灶性狭窄,类似"串珠样"改变,通常于发病后 1～3 个月自行恢复正常。突发雷击样头痛(lightning like headache, LLH)是在无动脉瘤性 SAH 患者发生 LLH 的最常见原因。头

痛是 RCVS 最主要或唯一的临床表现。头痛发作呈雷击样突然,常在 1 分钟内达到高峰,常伴有尖叫、恶心、呕吐、恐光及畏声等躯体症状。头痛多为双侧性,以后枕部为主,可遍及整个头部。头痛持续时间多数在 1～3 小时缓解,可短至数分钟或达数日,长短不一,大部分患者在首次发作后 1～4 周内会出现反复发作的雷击样头痛,在发作间期也可有持续轻度头痛的背景。诱发因素包括性交、体力劳动、咳嗽、打喷嚏、排便及洗澡等。

(2)脑血管影像学检查:RCVS 的特征性血管造影表现为多个血管床的交互性动脉收缩和扩张,成为"串珠"样;也可见到交互性的血管收缩和正常血管内径(而非扩张)的区域。MRI 及 CT 平扫可正常或出现如下情况:①可见 DWI 高信号,一般不能用单一血管解释,常于后部脑组织及分水岭区出现,可伴随 RPLS 表现;②可见局限 1～3 个脑沟内 cSAH。头颅 CTA/MRA 诊断 RCVS 的敏感性约为 80%。DSA 是诊断 RCVS 的金标准,典型表现为多发节段性颅内动脉收缩,呈"串珠样"改变。前、后循环均可受累,多出现在头痛发作 1～2 周后,这种改变必须在 3 个月内完全或几乎完全恢复正常才支持 RCVS 的诊断。新近的研究还发现颈内动脉的颅外段亦可受累。

(3)RCVS 诊断标准

①急性剧烈头痛(通常为雷击样疼痛),伴或不伴局灶性神经功能缺损或癫痫发作

②单相病程,发病后 1 个月无新的症状

③脑血管造影(MRA/CTA 或 DSA)证实脑动脉有节段性收缩

④排除由动脉瘤破裂引起的蛛网膜下腔出血

⑤脑脊液正常或接近正常(蛋白<1g/L,WBC<$15×10^3$/ml,血糖正常)

⑥12 周后再次脑血管造影(MRA/CTA 或 DSA)显示脑动脉正常或基本正常

注:如果患者在检查完成前死亡,应尸检排除如血管炎、颅内动脉粥样硬化、动脉瘤性 SAH 等可表现有头痛和卒中的疾病。

早期准确诊断非常重要,急性期除行 CT 检查外,常规进行经颅多普勒(TCD)超声检查以了解是否存在脑血管痉挛并应进行转归的随访,RCVS 患者多有使用影响血管舒张的药物,如降压药、避孕药、交感活性药物史。血常规、尿常规、肝功能及肾功能、脑脊液检查、免疫学检查无异常表现。

(4)鉴别诊断

①蛛网膜下腔出血:RCVS 可并发 SAH,RCVS 所致 SAH 多位于大脑表面,出血量较少,但血管痉挛却非常广泛与多发,且远离出血部位,串珠样改变的脑血管狭窄也有一定的特征性。而动脉瘤所致 SAH 的出血量往往较大,聚集在破裂的动脉瘤附近,痉挛的血管非多灶性,主要累及出血附近的 1～2 条中口径血管。

②原发性中枢神经系统脑血管炎(PACNS):起病多隐匿,男性多见,40－50 岁为发病高峰,主要表现为全头持续性闷痛或缓慢进展性头痛,而非典型的雷击样疼痛,绝大部分 PACNS 患者头颅 MRI 存在异常,通常累及皮质和深部白质,包括胼胝体和内囊,且常是双侧的多发病灶。PACNS 有 80%～90% 患者脑脊液呈炎性改变;RCVS 血管异常具有完全可逆性,而 PACNS 血管异常不可逆,血管成像显示动脉狭窄不对称、欠规则。

③感染性或免疫相关性血管炎:病原体感染(如梅毒、HIV 及结核等)及免疫相关的结缔组织病(如 SLE、神经白塞病、干燥综合征及类风湿等)均可引起颅内血管狭窄,相应病原学检测及有无并发症、自身抗体等检测有助于鉴别。

④偏头痛:为常见的慢性血管性疾病,约 60% 的偏头痛患者有家族史,其特征为发作性、多为偏侧、中重度搏动样头痛,多起病于儿童和青春期,常有遗传背景,偏头痛通常反复发作,血管改变可复性很快;而 RCVS 常一生中仅此一次,血管的恢复在 1～3 个月。参见偏头痛。

⑤可以出现雷击样头痛的其他疾病:如小脑及脑室内出血、小脑梗死、颈内动脉夹层、脑静脉窦血栓形成、巨细胞动脉炎及垂

体瘤卒中等。

(5)治疗:虽 RCVS 的血管舒缩异常为可逆性,但 RCVS 可合并脑卒中等并发症而导致永久的神经功能损害,故认为对雷击样反复发作头痛、严重的血管痉挛,以及出现局灶神经功能缺损者均需积极处理。遗憾的是目前对 RCVS 还缺乏循证医学证据的治疗,多为经验性治疗。

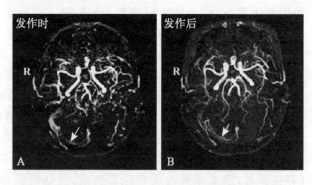

图 13-8 为可逆性脑血管收缩综合征(RCVS)发作期(A)呈"串珠样"改变和发作后(B)完全恢复正常的脑 MRA 检查

提示:在可逆性脑血管收缩综合征(RCVS)中强调突发"雷击样头痛"、脑血管影像学检查典型表现为多发节段性颅内动脉收缩,呈"串珠样"改变。头颅 CTA/MRA 诊断 RCVS 的敏感性约为 80%。DSA 是诊断 RCVS 的金标准。大多数 RCVS 患者的头痛及血管造影异常均可在数天或数周内获得缓解,而 RCVS 可并发 SAH。远期预后取决于是否存在脑卒中等并发症,无并发症者多可完全恢复正常,而并发脑卒中患者的预后则与卒中的类型、部位及数量有关。遗留永久性严重神经功能障碍不足 10%,死亡率为 2%。相对少见的临床-影像综合征,需要与一些疾病鉴别。称其为临床-影像综合征,表明其病因学、发病机制还有待研究。因此,对本病不宜轻易诊断,必须慎重确诊。本病在 2004 年

1月第二版《头痛疾病的国际分类》中,属于第二部分为继发性头痛:归因于颅或颈部血管疾病的头痛。

四、其他脑血管疾病相关性头痛

1. **颞动脉炎(temporal arteritis,TA)** 本病同义名:颅动脉炎、颞动脉炎、肉芽肿性动脉炎。后来发现,任何较大的动脉均可受累,故以其病理特征命名,称为巨细胞动脉炎(giant cell arteritis,GCA)。GCA病因不明,主要症状为头痛,脑动脉缺血性表现、记忆减退、抑郁、失眠等;而GCA最严重的并发症是不可逆的视觉丧失。为50岁以上成人最常见的系统性血管炎。

临床表现:多发于50岁以上,女性多于男性(2:1),头痛为最常见症状,呈持续性、搏动性头痛,具有烧灼感,多局限于一侧颞部或眼眶周围。在检查中可以发现痛侧的颞浅动脉呈弯曲状、弹性差,伴有压痛。咀嚼时疼痛加重,系由于颞部肌肉伴有缺血、挛缩而致,有时甚为剧烈。因头痛使头部活动受限时,要注意与脑膜刺激征相鉴别。其他动脉受累表现:10%~15% GCA出现上、下肢动脉缺血的征象,表现为间歇性上肢或下肢运动障碍、跛行;颈动脉、锁骨下动脉或腋动脉受累时,可听到血管杂音,搏动减弱或搏动消失(无脉症)等;主动脉弓或主动脉受累时,可引致主动脉弓壁层分离,产生动脉瘤或夹层动脉瘤。多普勒超声有助于诊断,后者需行血管造影才能确定诊断。

2. **脑动脉硬化症(cerebral arteriosclerosis)** 目前许多专业人士认为,"动脉硬化"是动脉的老化、衰退,单纯动脉硬化不作为诊断名词。"动脉硬化症"是指脑动脉硬化后脑部发生多发性小灶缺血、梗死(软化)和脑萎缩引起非特定的临床表现,如神经衰弱综合征、动脉硬化性痴呆、假性延髓麻痹等慢性脑病。脑动脉硬化症可引起短暂性脑缺血发作(TIA)、脑卒中等急性脑循环障碍以及慢性脑缺血症状。高发人群为有高血压、糖尿病、高脂血症、长期吸烟、饮酒及精神紧张的人。常见病因:是在弥漫性脑动脉硬化的基础上发生的,其本质为脑血流量的减少。常见症状:头痛、头晕、疲乏、注意力不集中、记忆力减退、情绪不稳、思维迟缓、睡眠障碍,偏瘫等。头痛的特点:出现头痛约占半数以上多为枕、额部普遍性胀痛或钝痛,常伴头晕、紧压感、耳鸣,头痛往往随脑力与体力活动加重。这可能与脑耗氧量增加或血压急骤变化而导致脑供血不足加剧有关。脑动脉硬化症 MRI 常见脑白质变性,提示脑慢性供血不足引起脑白质疏松。

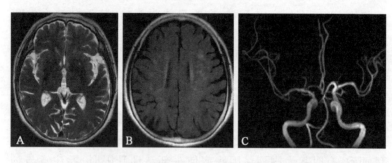

图 13-9　王××,女,66 岁,头痛 4 个月。诊断:脑血管动脉硬化症。A,颅脑 MRI 示双侧基底节区见散在性多发斑点状长 T1 长、T2 信号,边缘清楚。B,在 T2 FLAIR 上呈高信号。双侧脑室周围可见多发小片状及条状 T2 FLAIR 上呈高信号。结论:脑多发腔隙性脑梗死灶,脑缺血灶,脑白质变性。C,颅脑 MRA 示双侧大脑中动脉、基底动脉血管壁不光滑,右侧大脑前动脉 A1 段纤细。结论:脑血管动脉硬化

3. 高血压(hypertension)　早期高血压患者头痛多见,随着年龄增大脑动脉硬化明显,头痛概率反而减少,可能与患者的适应有关。头痛严重程度多与血压升高有密切关系。典型的头痛多为轻中度的钝胀痛、紧压感、搏动样跳痛,偏侧痛少见。头痛部位多为额枕部、两颞侧或整个头部。患者可因疲劳、兴奋、焦虑、情绪激动、睡眠不足、失眠和气候变化时发生。本病头痛通常在早晨比较明显。如头痛由间歇性转为持续性或发作性时,要小心发生脑血管意外的可能。血压恢复正常时,头痛减轻或消失。注

意监测血压。

4. **高血压脑病**（hypertensive encephalophy）　是指当血压突然升高超过脑血流自动调节的阈值（中心动脉压＞140mmHg）时，出现脑血流高灌注，毛细血管压力过高，渗透性增强，导致脑水肿和颅内压增高，甚至脑疝的形成，引起的一系列暂时性脑循环功能障碍的临床表现。

本病的头痛发生率为 80％～90％，常以出血侧颞部为重，呈钝痛，但不如蛛网膜下腔出血时疼痛的剧烈。常见病因：伴有肾衰竭的高血压、妊娠期高血压疾病、肾小球肾炎性高血压等。常见症状：剧烈头痛，喷射性呕吐、烦躁不安、兴奋、癫痫发作、阵发性呼吸困难、疼痛等。起病急，进展快，在头痛后数小时或 1～2天后逐渐出现意识障碍，及时治疗其症状可完全消失；若治疗不及时或治疗不当则可导致不可逆脑损害及其他严重并发症，甚至可导致死亡。或因反复发作而导致脑实质的微梗死和出血。其原因主要是血压急剧升高所致脑循环自身调节机制失效，脑小动脉持久而严重的痉挛，随之血管扩张，脑组织过度灌注引起脑水肿、颅内压升高、脑缺血、出血。本病的头痛可出现在发病前数日或数小时，也有突然发生。高血压脑病是内科常见的急症之一，为高血压病程中一种危及患者生命的严重情况。

5. **静脉窦发育异常**（venous sinus dysplasia）　近 20 年神经影像学研究发现，静脉窦发育不良也是引起头痛的病因之一。临床上经常遇见一部分青年人有不明原因的顽固性头痛，并且行颅脑 CT 及 MRI 常规检查结果为正常；当行颅脑静脉系统检查（如CTV、MRV 检查）时发现横窦发育不良，认识到静脉窦发育不良也是引起头痛的病因之一，约占顽固性头痛的 20％。静脉窦发育不良引起头痛的解释：据颅内神经分布的解剖研究，颅内小脑幕上的感觉是由三叉神经管理，其感觉神经神经纤维分布于小脑幕、横窦、窦汇，以及大脑廉及上、下矢状窦，其前部可至上矢状窦前 1/3，即静脉窦有来自于三叉神经眼支的丰富的感觉神经纤维支配。

从解剖结构上来看,硬脑膜窦的神经与疼痛及血流量的调节有关。当上矢状窦或直窦发生局限性狭窄时,其周围神经可能会受到刺激产生疼痛;当一侧横窦狭窄时,其内血液流量相对少,血管壁所受压力则相对较大,则更容易使刺激血管平滑肌、血管周围神经而产生疼痛。在横窦发育过程中,可能存在多种原因导致右侧横窦发育较左侧大,存在优势侧引流,由于侧支循环的存在,对颅内静脉回流并未造成不良后果。如果当非优势侧横窦发生狭窄时,可能因侧支循环引流不充分,而发生静脉内高压而引起头痛。为此,对于青年人不明原因的头痛,不能明确头痛的原因时,可加做 CTV、MRV 检查,以发现静脉窦发育不良,有可能是偏头痛的病因。

有学者认为,原发性头痛在不合并视盘水肿的颅高压时,有可能与静脉窦狭窄有关。在有偏头痛倾向的人群中,包括紧张型头痛,咳嗽、劳累相关的头痛等一些不明原因的头痛,有可能合并静脉窦发育不良。有学者研究,在不合并视盘水肿的颅高压引起的慢性偏头痛患者中,大多数对药物疗效不佳,MRV 检查可见一侧横窦的狭窄,腰椎穿刺脑脊液减压术后头痛明显减轻,部分患者即使脑脊液压力在正常范围内,头痛症状也出现缓解。这些实际例证支持静脉窦发育不良引起头痛的学说。

五、脑血管病性头痛需要检查的项目

不同的脑血管病中,头痛的特点是相对的,不能单凭头痛一项来诊断和鉴别脑血管病。应做详细的神经系统检查,如果发现神经系统定位体征,然后再做进一步的辅助检查。进一步检查包括以下几方面。

(1)脑脊液检查:为确定有无高颅压或低颅压,脑脊液成分是否正常,应行腰穿检查。出血性血管病患者颅内压大多升高,脑脊液通常为血性或红细胞数明显增加。而缺血性脑卒中患者有

10％～20％的脑脊液异常。

(2)经颅多普勒检查(TCD)：主要了解脑血管的功能状态及其管腔是否狭窄、阻塞等。经颅多普勒超声检查,对人体无损伤,可以重复检查。

(3)头颅 CT/CTA/CTV 检查：通过头颅 CT 检查,可以明确脑血管疾病是出血性或缺血性,了解病变的部位、范围大小等,并可借以除外头痛的其他病因。

(4)头颅磁共振 MRI/MRA/MRV 检查：磁共振检查在图像诊断方面具有突出的优越性,图像清晰度高,若脑 CT 检查不能确定诊断时,特别是脑干、小脑、后颅窝病灶,磁共振检查可提供更好的图像信息。

(5)DSA 脑血管造影：DSA 为数字减影血管造影术的英文(digital subtraction angiography,DSA)缩写。可以确定有无血管畸形、动脉瘤、动-静脉瘘,有无动脉硬化、狭窄、闭塞等情况。经动脉插入细导管,是一种有轻度创伤的检查和治疗方法(如放支架、取血栓、定向注入化疗药物等)。

上述检查,对诊断脑血管病与头痛均有帮助。但究竟做哪项检查为宜呢？通常由专科医师根据患者病情需要和可能来选择。总之,以满足患者的诊断与治疗为目的,由简单到复杂,并要把检查的风险降到最低。

六、脑血管病性头痛的防治

防治脑血管疾病性头痛,主要是针对病因防治。就其性质而言,出血性与缺血性脑血管病的防治措施确实不同。这里介绍与头痛有关问题如下。

(1)脑血管病性头痛,应根据不同的病因进行治疗。例如,临床上发现头痛常与使用血管扩张药过多有关。如高血压脑病所致头痛,患者血压突然明显升高并维持在较高的水平,呈持续性剧烈的全头痛,伴恶心、呕吐、精神错乱、癫痫发作等。其防治方

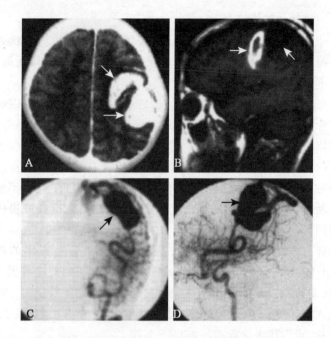

图 13-10　脑血管畸形与动静脉瘘。A,脑 CT 轴位所见,如箭头所指;B,脑
　　　　　MRI T1 侧位像病灶形态,如箭头所指;A/B 均为显示与血管的关
　　　　　系。C/D 为 DSA 血管成像,C 为正位像、D 为侧位像,均显示与
　　　　　血管的关系,为动静脉畸形

法主要是控制高血压,给予降血压、降颅压及镇静药等治疗,以迅
速解除危象。为避免发生意外,有条件的患者应住院治疗。

　　(2)出血性脑血管病引起头痛,一是病因治疗,二是对症治
疗。患高血压若伴有颅内动脉瘤或动静脉畸形者,均有随时发生
蛛网膜下腔出血或脑出血的可能。在发生出血之前的头痛,应针
对原发病治疗(动脉瘤、动静脉畸形可行手术或栓塞治疗)。对已
经发生蛛网膜下腔出血或脑出血者,应给予止血、降血压、降低颅
压,适当地给予止痛药、镇静药等。一般是住院治疗。

　　(3)缺血性脑血管病所致头痛的机制主要是由缺血、缺氧后

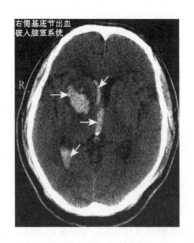

图 13-11　董××,男,45 岁,发现高血压 5 年。突发头痛伴恶心、呕吐,左侧
　　　　　偏瘫。诊断:脑出血。颅脑 CT 示右侧底节区见大片状高密度影,
　　　　　周围环绕低密度水肿带;右侧侧脑室及第三脑室内见高密度影(箭
　　　　　头所指)。结论:右侧基底节脑出血破入脑室系统。说明:出血量
　　　　　≤20ml 内科治疗,可以不手术;≥30ml 应考虑手术治疗

脑血管代偿性扩张,或因脑坏死后造成脑水肿、脑软化而引起颅
压增高性头痛。防治中,为降低颅内压可给适量的脱水药,可给
镇静镇痛药;2 周后可以适当应用血管扩张药。

　　(4)大量血管扩张药可引起血管扩张性头痛,这对防治脑血
管疾病性头痛,应予以注意。

第十四讲

颅内肿瘤与头痛

孙　健

一、概述

正常人的头颅由外向里包括头皮、颅骨、脑膜(分三层,即硬脑膜、蛛网膜和软脑膜)、脑组织。颅腔内容物包括脑组织、脑神经、脑脊液、脑血管(动脉、静脉及静脉窦)及其管腔内流动着的血液。正常人颅腔完全封闭,颅腔容积及其所包含内容物的体积是恒定的,脑脊液的产生与回吸收平衡,脑动脉供血和静脉回流都是连续不断地维持动态平衡,使颅内保持着一定的压力。但是,每个人的颅内压有所差别,即使同一个人在不同的时间段也会有高低变化。正常颅内压力一般为 $70 \sim 180 mmH_2O$(毫米液柱),$(0.686 \sim 1.96 \, kPa)$。

颅腔内局灶性病变占据一定空间,引起局灶性临床神经症状、体征和颅内压增高,这种病变统称为颅内占位性病变。常见的颅内占位性病变,包括:①颅脑损伤引起的颅内血肿(如脑实质内血肿,硬脑膜外/下血肿,混合性血肿);②各种自发性颅内出血及血肿;③颅内各种肿瘤(包括原发性和转移性);④颅内脓肿(多种病原体所致);⑤颅内各种肉芽肿;⑥颅内各种寄生虫病;⑦其他占位性病变(包括异物)。

颅内肿瘤(又称"脑瘤")是引起头痛常见的原因之一。以颅内肿瘤为代表,提示颅内占位性病变均可引起头痛。头痛是十分常见的症状,如感冒、睡眠不足、疲劳、高血压、情绪激动及血管神经性因素等均可以引起头痛。但在引起头痛的诸多病因中,最隐匿、最危险的莫过于颅内肿瘤。具体病因详见第四讲"引起头痛的常见病因"。

二、颅内肿瘤的分类

（1）原发性脑瘤：起源于颅内各种组织，如脑膜、脑组织、脑神经、脑血管、垂体腺与胚胎残余组织等，如各种胶质瘤、脑膜瘤、神经瘤、颅咽管瘤、松果体瘤、皮样或上皮样囊肿、脊索瘤等。从病理学角度分为恶性与良性，恶性的如胶质母细胞瘤、脑膜肉瘤等。同样是脑胶质瘤又分为不同级别，1～2级偏良性，3～4级恶性。总体而言，男性比女性稍多，可发于任何年龄，以20－50岁最多。原发性颅内肿瘤的发生部位和性质，与原来的组织有明显关系，如胶质瘤好发于大脑半球，垂体瘤发生于鞍区，听神经瘤发生于脑桥小脑角区，血管网织细胞瘤多发生于小脑半球，小脑蚓部好发髓母细胞瘤等。

（2）继发性脑瘤或颅内转移瘤：是来自身体其他部位的肿瘤（如甲状腺、肺、乳腺、胃肠消化道、肝、膀胱、子宫、前列腺、血液、皮肤等部位

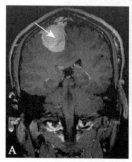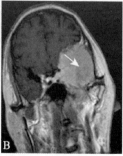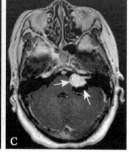

图 14-1　例1，男性，35岁，间断头痛并进行性左侧肢体活动不利1个月余。A，头颅 MRI 增强（冠状位箭头示）右顶叶矢状窦旁 40mm×40mm×50mm 占位，病理证实为纤维型脑膜瘤。例2. 男性，54岁，间断头痛 4 年余，左眼睑下垂半年。B，头颅 MRI 增强（冠状位箭头示）左颞蝶骨嵴处 60mm×50mm×40mm 占位，术后病理为非典型脑膜瘤（WHO-Ⅱ级）。例3. 女性，61岁，间断眩晕发作伴左耳听力障碍 3年。C，头颅 MRI 增强（轴状位箭头示）左侧脑桥小脑角区囊实性占位，累及听神经内听道段，术后病理为听神经鞘瘤

的恶性肿瘤)转移至颅内,或来自邻近五官的肿瘤(如鼻咽癌等)由颅底侵入颅内。肿瘤转移进入颅内的主要途径,一是血行播散,二是由邻近组织的肿瘤经颅底向颅内侵入、转移。以颅内转移瘤为首发症状的患者并非少见。遇有诊断可疑的患者,应积极查找原发病灶。

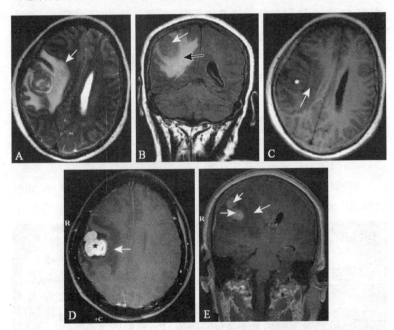

图 14-2　例 4,伍××,女,59 岁,近 10 天出现头痛,呈阵发性加重,伴有恶心、呕吐,呕吐物为胃内容物,偶感头晕,无意识障碍、肢体抽搐等。A,颅脑 MRI 示颅内右侧顶叶近大脑凸面见一不规则类圆形占位性病变,周边呈分叶状,大小在 31.8mm×30mm×28mm,边界清楚(箭头所指)。B 与 C,T1WI 呈略低信号,T2WI 为等高混杂信号,信号不均匀,T2 FLAIR 及 DWI 信号略增高,病灶少部分与脑膜相连,周围见大片水肿信号(箭头所指)。颅脑 MRI 增强扫描,D,轴位;E,冠状位示病变呈均匀明显强化,周围水肿带(箭头所指)。右侧脑室受压消失、向左移位,中线左移。结论:右侧顶叶占位性病变,病理证实肺癌脑转移

(3)儿童颅内肿瘤:其发生率在儿童肿瘤中仅次于白血病,居第二位。头痛、呕吐常见。应注意及早发现、早诊断、早治疗。儿童颅内肿瘤有三大特点:一是部位好发于小脑幕下;二是常见于中线;三是恶性肿瘤多见。另外,病程进展快,病程短,头痛、呕吐多见。

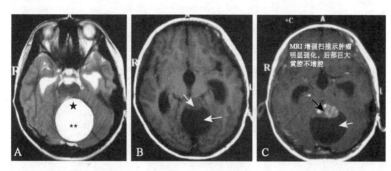

图 14-3　安××,男,9岁,头痛 3 个月,加重伴恶心、呕吐 3 天。诊断:颅内肿瘤。颅脑 MRI 扫描 A、B、C 示小脑蚓部一类圆形囊实性病灶,略偏左侧(圆圈内 ** 示囊腔,★示肿瘤部位),直径约 55mm,其前缘★为实性结节影;增强扫描明显不均匀强化,脑桥、第四脑室受压、脑积水,中线结构居中。病理证实为小脑蚓部毛细胞型星形细胞瘤(WHO-Ⅰ)、恶性,伴阻塞性脑积水

　　(4)脑内淋巴瘤:中枢神经系统本无淋巴组织,而脑淋巴瘤是怎么来的? 原发性中枢神经系统淋巴瘤的病因目前尚不清楚,有以下4 种学说较受重视:①原位淋巴细胞恶性克隆增生;②嗜中枢性淋巴细胞;③"中枢系统庇护所"效应;④病毒感染有关。淋巴细胞发生了恶变即称为淋巴瘤,按照"世界卫生组织淋巴系统肿瘤病理分类标准",目前已知淋巴瘤有近 70 种病理类型,粗略的可分为霍奇金淋巴瘤和非霍奇金淋巴瘤两大类。在我国,前者较少,占 9%～10%,治疗效果好;而非霍奇金淋巴瘤占全部淋巴瘤病例的 90%左右,据统计近 20 年其发病率较过去上升 2～4 倍。

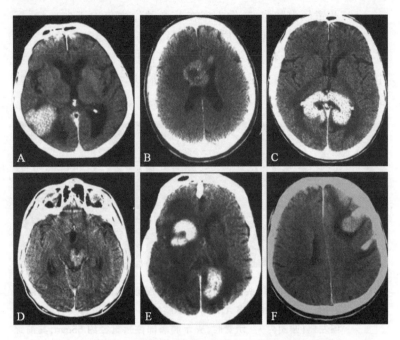

图 14-4　A－F 均为脑内淋巴瘤,不同患者的 CT 扫描图片,病变累及部位不同。表明脑 CT 检查(包括增强)对诊断脑内淋巴瘤有价值

　　原发性颅内淋巴瘤临床少见,发生率占颅内原发肿瘤的1％～1.5％。临床表现:颅内高压症状:头痛、恶心、呕吐等;神经系统症状:视力障碍、肢体无力、癫痫、失语、眩晕、步态不稳等;智力降低和行为异常。脑 CT、MRI 检查可以发现病灶,特别是增强扫描更清晰。大多数病灶位于脑室周围、靠近中线的脑实质深部,主要为 B 细胞型非霍奇金淋巴瘤。本病对放射治疗和化疗(包括激素)十分敏感,可快速的明显改善临床症状,延长生存时间。目前 5 年生存率＜10％,因为容易复发,故仍视为恶性肿瘤之一。

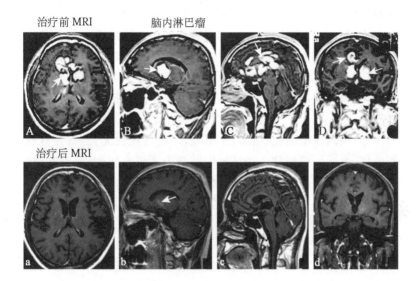

图 14-5　同一脑内淋巴瘤患者 MRI 扫描,A－D 上列为治疗前与 a－d 下列为治疗后图片对比。说明脑内淋巴瘤经治疗可以取得较好的效果

三、颅内肿瘤常见的临床表现

(1)局部损害或压迫引起症状、体征:临床表现与肿瘤部位、影响神经功能有关系。脑神经麻痹:复视、视力减退、听力下降,可出现双侧视力下降或丧失,需注意视力下降与眼科疾病区别;桥小脑角的肿瘤最初影响神经功能是听力下降、头晕、不稳,老年脑肿瘤患者的听力下降,经常被误诊为"老年性耳聋"。脑肿瘤引起的视力、听力下降,在初期被误诊的概率较高,因肿瘤是逐渐长大,特别是初期症状少而单一,容易延误。肿瘤多发生在一侧大脑半球中央沟前后、基底节区或神经束向下传导神经束即锥体束,故可出现程度不同的偏瘫、偏身感觉障碍。容貌、声音改变。可伴有声音嘶哑、饮水呛咳、吞咽困难;口眼歪斜,额纹变浅或消失,鼻唇沟变浅,复视、眼睑下垂等。常见于脑干、小脑肿瘤累及

脑神经所致。

靠近大脑皮质的脑肿瘤,容易癫痫发作。可出现单侧手足或肢体抽搐(局限性),也可由身体某一部位的癫痫发作扩展到全身,或一开始就是全身大发作,总发生率约为30%。以癫痫发作为最初症状,其中有些甚至是唯一症状,对这种脑肿瘤患者需提高警惕。

(2)颅内压增高症状:恶心、呕吐,一般与饮食无关,常伴有剧烈头痛,呕吐呈喷射状。80%颅内肿瘤患者可出现头痛、呕吐、视盘水肿,这三个症状被称为脑肿瘤的"三大主征"。

(3)内分泌失调:多是鞍上区、丘脑下部或脑垂体的肿瘤。常表现为尿崩症或垂体功能低下(如阴毛稀疏、性欲减退、畏寒倦怠、少气懒言或向心性肥胖等)。

(4)走路不稳:多为脑干、小脑肿瘤。当小脑患肿瘤时会出现走路不稳,小脑是调节平衡的主要器官。同时,可出现头晕、动作笨拙、步态蹒跚、平衡困难、语言异常等症状。

(5)脑疝形成:正常情况下,脑组织在颅内有恒定位置,但在病变的条件下(如血肿、脓肿、肿瘤)脑组织因挤压发生移位,即可发生脑疝。脑疝是颅内肿瘤最严重的后果,立刻危及患者生命的征象,需要及时救治。

(6)影像学检查:为确定有、无颅内肿瘤,可通过影像学检查获得证据,包括头颅 CT 扫描、MRI 检查及脑血管造影等现代影像学检查。这也是对头痛患者常做的必要检查。

(7)电生理检查:首选脑电图(EEG)。尤其对头痛伴有癫痫发作者、手术后是否有继发癫痫的可能性予以评估。

四、颅内肿瘤引起头痛的机制

颅内肿瘤引起头痛的机制,主要由于累及对疼痛敏感的组织结构,如以下几个方面。

(1)颅内的大静脉、静脉窦、硬膜血管等受到推移与牵引,其张力发生改变。

（2）颅骨骨膜、硬膜受到压迫或炎症浸润。

（3）直接损害或压迫脑神经及交感神经传入纤维。三者均为痛觉敏感组织。

（4）肿瘤影响脑脊液的循环或肿瘤增大、颅内容积增加而引起颅内压增高，产生高颅压性头痛。参见第三讲头部哪些组织结构能引起头痛。

五、颅内肿瘤引起头痛的特征

（1）脑肿瘤有 20％～40％ 的首发症状为头痛，脑肿瘤在病程中有头痛症状的占 90％以上。换言之，绝大多数的脑肿瘤患者有头痛史。脑肿瘤引起的头痛与肿瘤生长的部位、大小、有无颅内压增高有密切关系，头痛可出现在脑肿瘤的早期或中晚期出现。头痛随脑肿瘤的病程延长而头痛程度加剧，且常伴恶心、呕吐。

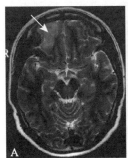 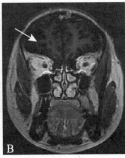 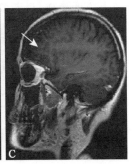

图 14-6　罗××,女,48 岁,头部钝胀痛 1 个月余,加重 1 周。诊断:脑胶质瘤？ A,轴位;B,冠状位;C,矢状位。MRI 检查示:右额叶不规则斑片状长 T1 长 T2 信号影,边界模糊,其周围见片状 T2 稍高信号影,增强扫描 C 未见强化(箭头示)。病理诊断:间变型少突胶质星形细胞瘤(WHO-Ⅲ)

脑肿瘤的初期因病灶较小、又位于非重要功能区（又称"静区""哑区"），临床上可无任何症状、体征。脑肿瘤头痛症状的特点：以晨起疼痛为重，可为搏动性痛或胀痛，呈持续性或阵发性，范围可为局限性或为广泛性，严重时可伴有恶心、呕吐，坐位症状减轻，多在头痛剧烈时突然发生呕吐，与进食无关，呕吐之前多无恶心，呕吐以后头痛常缓解或减轻。在咳嗽、喷嚏、排便等增加腹压动作时头痛加剧，坐位或站立位则减轻，符合"高颅压性头痛"的特点。在肿瘤初期，脑组织受压较轻，头痛轻微，常为间歇性，有缓解期，多为钝痛；随着肿瘤逐渐增大，肿瘤直接牵引、伸展和挤压脑血管、神经，也会压迫脑组织，使脑的血液和脑脊液循环出现障碍，颅内压力增高，刺激对痛觉敏感的神经、脑膜，头痛则日渐加重、呈持续性，并可伴有复视、偏瘫、偏身麻木等神经系统症状，严重者形成脑疝。后颅窝的肿瘤可以出现强迫头位。

　　（2）局部的固定性头痛对颅内肿瘤可能有定位意义，如幕上的占位性病变，早期的头痛多位于前额部，有视盘水肿后则变为全头痛；后颅窝的占位性病变，出现头痛较早，头痛多位于枕或颈部，可伴有强迫头位。

　　（3）颅内肿瘤病程中出现头痛的时间与患者年龄有关，不同年龄对头痛的感受也不同。老年人头痛出现较晚，因为老年人都有不同程度的脑萎缩，颅腔的容量相对较大，对增大的肿瘤有一定的代偿空间和耐受性。年轻人出现头痛较早、较严重。小儿因颅骨的骨缝尚未完全闭合，对颅压增高有一定的代偿能力，所以头痛出现也较晚、较轻。

　　（4）头痛常局限于一侧或头的某一区域，并不一定表现有颅内压增高症状。颅内的一些结构（如硬脑膜、较大的血管及静脉窦，颅底的 V、IX、X 脑神经、颅骨等）均属于颅内疼痛敏感结构，当其受附近肿瘤的压迫，牵拉浸润和破坏或本身生长肿瘤时即产生局限性头痛，也可有局部叩击痛。这类头痛可以伴有局灶性体征，对病变的定位诊断很有帮助。

(5)颅内发生肿瘤时,广泛性头痛往往是颅内压增高的结果。一方面肿瘤本身体积增大占据了一部分颅腔空间;另一方面肿瘤周围脑组织水肿或影响脑脊液循环通道而产生脑积水或压迫大的静脉回流受阻,造成了颅内压力明显增高,从而压迫颅内敏感结构发生头痛。这类头痛初起较轻微,这是由于在高颅压初期颅内的正常结构只受到轻微的挤压。此时,每随一次心搏颅内供血增多,因之颅内压力相对增高则头痛表现为搏动性、间歇性;随着肿瘤的生长占据空间的增多和对脑脊液循环的进一步阻塞,静脉及脑脊液的循环受阻加重而头痛也就越顽固。每当咳嗽、喷嚏、排便时加剧。一天中清晨最重,系夜间淤血增强、而对疼痛的阈值减弱之故。

(6)肿瘤卒中即肿瘤坏死、出血,也可发生剧烈性头痛。脑胶质细胞瘤、特别是在血管异常丰富的胶质母细胞瘤,更容易发生瘤卒中。脑膜瘤、垂体腺瘤也可以发生瘤卒中。当然,随着出血的增多、周围组织水肿加重,可逐渐出现明显的意识障碍或反复的呕吐。肿瘤卒中属于病情危及,需要急诊处理。对可疑脑肿瘤患者,应及时行 CT/MRI 扫描、脑血管造影等检查,以防误诊误治。

(7)颅内肿瘤引起头痛的伴发症状:①头痛伴发恶心、呕吐:通常在头痛高峰时与饮食无关的喷射状呕吐。这种呕吐系肿瘤所致颅压增高刺激迷走神经根及其核团或颅后窝肿瘤刺激脑膜之故,恶心、呕吐源于中枢,与胃肠道功能无关;②头痛伴视盘水肿:视盘水肿是由于脑瘤引起高颅压的征象,大约在颅内压增高 2 周后出现;③头痛伴癫痫发作:一般 20 岁以后发生癫痫的患者,多为症状性癫痫,应考虑肿瘤的可能性。这种癫痫发作形式可呈局限性运动型、感觉型发作或由局部扩及全身伴意识丧失;④"小脑发作"或"小脑危象",是指颅后窝肿瘤时,患者出现为一过性的痉挛性强直性发作,而通常无意识障碍的发作;⑤头痛与神经系统损害并存:头痛同时伴有神经系统的损害,如单肢体瘫,偏瘫、失语、共济失调和脑神经受损等。总之,头痛有可能与颅内肿瘤相关。颅内肿瘤除引起头痛以外,还可以伴发其他症状,由于肿瘤部位不同,临床表现有较大差别。不能限于头痛医头,需要进一步检查,或行全身影像学检查(如 PET-CT)来明确诊断。

六、垂体瘤引起的头痛

脑垂体是人体内一个重要内分泌腺体,是内分泌系统皮质下的调节中枢。它位于颅腔底部的垂体窝内,在垂体的底面称为蝶鞍(骨性)。蝶鞍前方称前床突,后方称后床突,前-后床突之上覆盖着致密的硬脑膜,叫鞍膈,脑垂体位于鞍膈下,蝶鞍之内。垂体柄穿过鞍膈的开口把垂体与丘脑下部相连。鞍膈、鞍壁及鞍底均由三叉神经的第一支分布,负责传导痛觉至丘脑→大脑皮质。因这些结构有大量的痛觉神经末梢分布,属于颅内疼痛敏感结构(颅底的脑膜与大脑凸面相比,对痛觉刺激更敏感)。

当垂体发生肿瘤时,由于体积增大、鞍内压力增加、鞍膈张力亦随之增高,鞍膈、鞍壁及鞍底均可受到侵蚀、破坏;同时,脑膜、血管、神经等痛觉敏感结构受到牵拉,可以引起剧烈头痛。

垂体瘤的头痛的临床特点:疼痛部位多在两侧太阳穴或前额,胀痛为主,疼痛较剧烈,常伴有视神经萎缩、视力下降和视野缺损均常见。为此眼底检查对诊断很有意义。少数患者也可伴三叉神经(第一支)眼支的激惹症状,怕光、流泪、眼痛等。常伴有内分泌的异常,生长过快、过高、肢端肥大(促生长激素分泌过多);早熟(促性腺激素过多);其他促激素分泌过多均有不同临床表现等;也可见抗利尿激素的减少而出现尿崩症等。

当肿瘤突破鞍膈时,头痛症状则随之减轻;少数情况下,肿瘤突入第三脑室前部,导致颅内压增高而引起头痛。垂体瘤卒中时可以引起剧烈头痛、恶呕。"垂体瘤卒中"是指垂体瘤在生长过程中,瘤体内出血即垂体瘤卒中。由于使肿瘤体积骤然增大,患者剧烈头痛、眼痛、恶心、呕吐、发热,急骤的视力减退、视野缩小甚至失明。严重时可因急性垂体功能衰竭而致昏迷、死亡。"垂体瘤卒中"一般是体积发展到中等大小、出现供血障碍之后,而不会发生在肿瘤早期。一旦发生则来势凶猛,需要急诊救治。

例如,范××,女,51 岁,两颞侧头痛,伴视力减退 2 年,逐渐加重。诊断为垂体瘤。

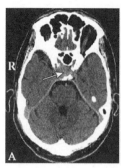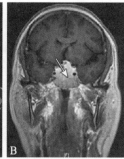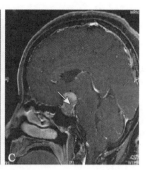

图 14-7　A,颅脑 CT 轴位示蝶鞍区稍高密度占位(箭头示);B,MRI 冠状位示肿瘤向鞍上生长至第三脑室底,向两侧生长部分包裹两侧颈内动脉(左右黑圆点);C,MRI 矢状位(侧位)增强扫描示肿瘤向上突破鞍膈,呈"束腰征"(箭头)

七、颅内肿瘤的诊断和治疗

1. 颅内肿瘤的诊断

(1)仅靠症状和体征,以及脑脊液的检查(由于医学影像学发展与应用,目前脑脊液检查明显减少)可以粗略定位。

(2)应用医学影像学检查,包括头颅 CT 扫描、MRI 检查及脑血管造影(DSA)等,绝大多数可以获得确诊。可以显示病变的位置、大小、形态、数目和周边情况,还能观察到病变内部是否有囊变、坏死、钙化、出血等。脑血管造影是根据血管的部位、形态的改变、循环时间的改变及病理血管的出现等,间接了解病变的位置、大致形态、含血管是否丰富等。这些为手术治疗提供了可靠依据。对于估价肿瘤的恶性程度有参考价值。

（3）病理学检查确定颅内占位性病变的性质，或肿瘤是良性或恶性、恶性程度，需要病理学检查，被称为"金标准"。

2. 颅内占位性病变的治疗　颅内占位性病变包括肿瘤、血肿、脓肿、各类肉芽肿等。主要是采取手术治疗，其次是药物和对症治疗。

（1）手术切除：颅内肿瘤一般是手术切除及放疗、化疗。要根据肿瘤对放疗、化疗是否敏感而定；颅内转移瘤若为弥散性者以放疗、化疗为主；若为单发的团块状的、位于非功能区者，可以手术治疗，辅以放疗、化疗，同时积极治疗原发病灶。尤其对于肿瘤卒中，应作为急诊处理。

（2）颅内肿瘤的内科治疗：对不适于手术治疗的颅内肿瘤或多发性转移瘤，可予以放疗和化疗。对原发性肿瘤，治疗病因和对症治疗。如脑内淋巴瘤对药物比较敏感（激素、化疗、放疗），不一定手术切除；给予降颅压、防治感染，同时给镇静、止痛药、抗癫痫药物等也是根据病情而定。

（3）支持疗法：给予提高机体抵抗力的支持疗法，应积极抗感染、降低颅内压，适当应用镇痛药和支持疗法等。

总之，治疗颅内占位性病变（肿瘤、血肿、脓肿等）引起的头痛，其头痛症状是继发性问题，只有彻底去除病因，才能真正有效地解除头痛症状。

第十五讲

颅内炎症与头痛

孙 健

一、概述

颅内炎症是引起头痛的常见病因之一。颅内炎症是指各种病原微生物通过不同途径进入颅内,引起脑膜、脑实质的炎症性病变,主要有脑膜炎、脑炎、脑脓肿等。根据病原体的种类不同分为细菌性、病毒性、真菌性、螺旋体、支原体、衣原体、立克次体、寄生虫性等。按病程可分为急性、亚急性和慢性;根据有无传染性,可以分为传染性与非传染性。颅内感染已列为医院四大感染之一(呼吸系统、泌尿系统、深部外伤切口、颅内感染)。

头皮局部炎症可以引起头痛。头部几乎所有的表浅结构对疼痛都很敏感,如头皮及头皮动脉、颅骨骨膜、头颈部肌肉、眼、耳、鼻、喉、口腔及牙齿等,都分布着丰富的痛觉感受器——痛觉末梢。当这些结构发生病变(如炎症、外伤、牵拉及动脉、静脉及静脉窦的扩张)均能引起头痛。当头皮及颅骨感染累及骨膜时,就会产生头痛而且明显疼痛。通常为限于局部的急性头痛,呈持续性、烧灼样痛、胀痛、搏动样疼痛;同时伴有红、肿、热,局部压痛甚为明显;严重时可变为全头痛,可伴有恶心、呕吐。头皮局部炎症系累及头部疼痛敏感结构所引起头痛,头皮的前部、颞侧为三叉神经的末梢分布,耳后与枕部为枕神经,包括枕大神经、枕小神经和耳大神经的分布。耳大神经起于第 2、第 3 颈神经,为颈丛皮支中最大的分支,分布在耳垂下方的一部分颈部皮肤、耳郭下半的前后面,以及腮腺、嚼肌下部、耳垂、耳郭后。枕小神经分布于耳后乳突部上下及耳后上部的头皮。枕大神经、枕小神经、耳大神经均起自第 2、第 3 颈神经,而耳颞神经源于三叉神经的下颌神经——下颌神经后干分支,为感觉神经。这些神经受到刺激均可引起头痛,临床也较常见。见图 15-1 所示。

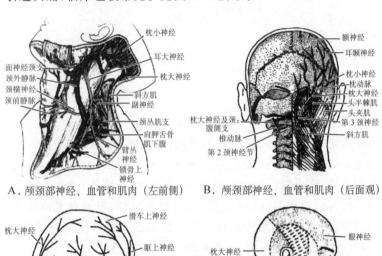

A. 颅颈部神经、血管和肌肉(左前侧)

B. 颅颈部神经、血管和肌肉(后面观)

C. 头皮神经分布示意图

D. 头颈右侧面皮肤神经分布

图 15-1 枕大神经、枕小神经、耳大神经和耳颞神经在头颈部分布

二、按病原体分类

1. 细菌性感染 由细菌感染导致的颅内炎症,包括脑膜炎双球菌(引起流行性脑脊髓膜炎,简称"流脑")、肺炎链球菌、流感杆菌等引起的化脓性脑膜炎。如铜绿假单胞菌（P. aeruginosa）或称铜绿色假单胞菌，是一种致病力较低但抗药性强的杆菌，广泛存在于自然界及正常人皮肤、肠道和呼吸道，是临床上较常见的条件致病菌，引起化脓性病变，感染后因脓汁和渗出液呈绿色而得名。能产生多种致病物质，主要为内毒素、外毒素、蛋白分解酶和杀白细胞素等。其致病特点是引起继发感染，多发生在机体抵抗力降低时，如大面积烧伤，长期使用免疫抑制药等。常见的如皮肤和皮下组织感染、中耳炎、脑膜炎、呼吸道感染、尿道感染、败血症等。铜绿假单胞菌是院内感染的常见病原菌，对化学药物的抵抗力比一般革兰阴性菌强大，极易产生耐药性，联合用药可减少耐药菌株的产生。严格的消毒措施对预防感染有重要作用。

偶见头颅外伤后的金黄色葡萄球菌脑膜炎、败血症后的脑脓肿等。由结核杆菌引起的结核性脑膜炎或结核性脑膜脑炎临床较常见。

耳源性脑脓肿为化脓性中耳乳突炎的严重并发症，常见的血行扩散致病菌，包括链球菌、葡萄球菌、肺炎球菌、大肠埃希菌、变形杆菌和铜绿假单胞菌等，也可为混合性感染。耳源性脓肿多属以链球菌或变形杆菌为主的混合感染；鼻源性脑脓肿以链球菌和肺炎球菌为多见；血源性脑脓肿取决于其原发病灶的致病菌，胸部感染多属混合性感染；创伤性脑脓肿多为金黄色葡萄球菌。对怀疑有脑膜炎、脑脓肿的患者，应做腰穿检查脑脊液，为有针对性的有效治疗，进一步分析致病菌的性质、种类，做药物敏感试验等。

2. 病毒性　病毒感染是临床最常见的无菌性脑膜炎。本病大多数为肠道病毒感染，包括脊髓灰质炎病毒、柯萨奇病毒 A 和 B、艾柯病毒等，成流行或散在发病，主要经粪-口途径传播，少数通过呼吸道分泌物传播。其次为疱疹病毒（包括单纯疱疹病毒、EB 病毒、巨细胞病毒及水痘带状疱疹病毒）、流行性腮腺炎病毒和腺病毒感染。疱疹性病毒包括单纯疱疹病毒及水痘带状疱疹病毒。腮腺炎病毒多发于儿童、冬春季节多见。虫媒病毒为一类通过在脊椎动物和嗜血节肢动物宿主间传播而保存在自然界的病毒,分布在多个病毒家族,至少有 80 种可使人类染病。艾滋病(AIDS)也可以损害中枢神经系统。

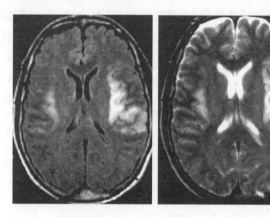

图 15-2 病毒性脑炎的 MRI 检查。MRI 示:左侧颞叶、脑岛部位呈长 T1 长 T2 信号,未累及基底节,与豆状核之间界限清楚,凸面向外,如刀切样,"刀切征"是病毒性脑炎的特征性影像改变

3. **真菌性** 真菌性脑膜炎是由真菌侵犯脑膜所引起的炎症,常与脑实质感染同时存在,由于真菌侵犯脑膜、脑所引起的炎症,属于深部真菌感染,病死率高达 50%～100%。引起中枢神经系统真菌感染的有致病性真菌和条件致病菌。前者有新型隐球菌、球孢子菌、皮炎芽生菌、副球孢子菌、申克孢子丝菌、荚膜组织胞质菌等;后者有念珠菌、曲霉菌、接合菌类、毛孢子菌属等。

4. **螺旋体** 对人致病的有回归热螺旋体、奋森螺旋体,前者引起回归热,后者常与梭形杆菌共生,共同引起咽峡炎、溃疡性口腔炎等。对人有致病的莱姆病(Lyme 病)螺旋体、雅司螺旋体、品他螺旋体(后二者亦通过接触传播,但不是性病)。

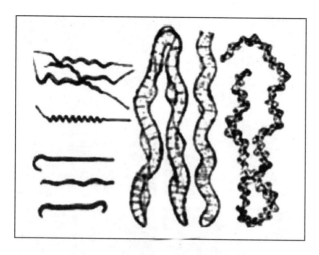

图 15-3　几种螺旋体形态(示意)

临床多见的是梅毒螺旋体、钩端螺旋体的感染。可以损伤肾、脑膜导致肝衰竭和呼吸困难,甚至导致死亡。有发热、脑膜(炎)累及者头痛明显。

(1)梅毒螺旋体:又称苍白螺旋体,可引起颅内感染。梅素螺旋体对温度、干燥均特别敏感,离体干燥 1～2 小时死亡,41℃ 中 1 小时死亡,对化学消毒剂敏感,1％～2％苯酚中数分钟死亡,对青霉素、四环素、砷剂等敏感。1981 年,Fieldsteel 等采用棉尾兔单层上皮细胞,在微氧条件下培养成功,在人工培养基上尚不能培养。人是梅毒的唯一传染源,由于感染方式不同,可分先天性梅毒和后天性梅毒。前者是患梅毒的孕妇经胎盘传染给胎儿的;后者是出生后感染的,其中 95％ 是由性交直接感染,少数通过输血等间接途径感染。梅毒为一种接触传染的广泛流行的性病,新中国成立后杜绝娼妓、严肃处理淫乱,新发梅毒极为罕见,而近几年发病率有所抬头。

(2)钩端螺旋体:钩端螺旋体是由各种不同型别的致病性钩

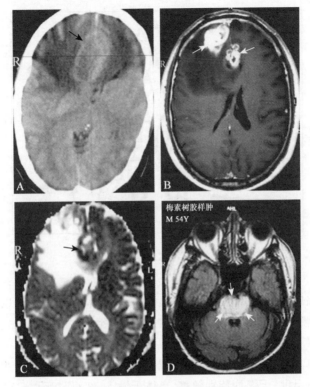

图 15-4　A 为脑 CT；B－D 为 MRI 影像检查片。梅毒螺旋体所致梅毒性脑
病（箭头所指）右侧额叶为主，近中线有另一病灶，病灶周围有明
显水肿带，中线向对侧移位，同侧及对侧脑室受压变形。D 图示
脑桥病变，证实为梅毒性树胶样肿

端螺旋体所引起的一种急性全身性感染性疾病，属自然疫源性疾
病，鼠类和猪是两大主要传染源。其流行几乎遍及全世界，在东
南亚地区尤为严重。钩端螺旋体可感染人类和动物，全世界广泛
存在，尤其是在降雨量多的热带地区，可在淡水、潮湿的土壤、植
物和淤泥中存活很久。大雨后的洪水有助将细菌在周围环境传
播。钩端螺旋体病对户外工作或需接触动物的人士构成职业病

风险,包括露营、在受污染的湖和河流进行水上运动的人们。图 15-5 为显微镜下观察的钩端螺旋体形态。

我国大多数省、市、自治区都有本病的存在和流行。临床特点为起病急骤,多在起病后 3 日内突出表现为发热、头痛、全身乏力、眼结膜充血、腓肠肌压痛、全身表浅淋巴结肿大。可同时出现消化系统症状,如恶心、呕吐、纳呆、腹泻;呼吸系统症状,如咽痛、咳嗽、咽部充血、扁桃体肿大。部分患者可有肝、脾大,出血倾向。极少数患者有中毒精神症状。发病后 3～14 日,患者经过了早期的感染中毒败血症之后,出现器官损伤表现,如咯血、肺弥漫性出血、黄疸、皮肤黏膜广泛出血、蛋白尿、血尿、管型尿和肾功能不全、脑膜脑炎等。少数病例出现发热、眼葡萄膜炎及脑动脉闭塞性炎症等多种与感染后的变态反应有关的后发症。经综合治疗,早期病例大部分预后较好,但重型病例病死率较高。

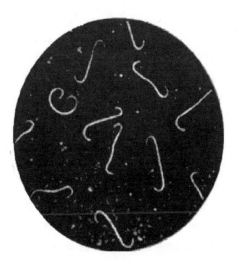

图 15-5　钩端螺旋体形态(镜下观察)

5.**立克次体** 立克次体为原核细胞型微生物,呈多形球杆状,革兰染色阴性,姬姆萨染色呈紫色。立克次体的生物学性状介于细菌和病毒之间,有与细菌近似的细胞壁,具有与蛋白、脂质合成和能量代谢相关的不完整酶系统,同时含有 DNA 和 RNA,以二分裂法繁殖,斑疹伤寒群和斑点热群等多数立克次体还含有内毒素物质;但其为专性细胞内寄生。立克次体病的传染源主要为小哺乳动物、家畜和人,其传播多通过虱、蚤、螨等节肢动物叮、咬或猫、狗等动物抓、咬发生,而贝纳柯克斯体(C. burnetii)主要经呼吸道吸入传播。人群对立克次体普遍易感,但感染后可获持久免疫力,在不同立克次体间尚存在交叉免疫。除 Q 热和猫抓病外,立克次体病的致病机制均为在血管内皮细胞繁殖导致广泛血管炎。

立克次体、东方体、柯克斯体、埃立克体是一类与节肢动物有密切关系的严格细胞内寄生的细菌,是引起斑疹伤寒、恙虫病、Q 热等传染病的病原体。共同特点是:①大多数是人畜共患病的病原体;②以节肢动物为宿主和传播媒介,引起人类发热出疹性疾病;③体积介于细菌与病毒之间,用光学显微镜可见,形态以球杆状或杆状为主,革兰染色阴性;④专性细胞内寄生,因酶系统不够完善又缺乏细胞器,故不能独立生活;⑤以二分裂方式繁殖;⑥含有 DNA 和 RNA 两种核酸;⑦对多种抗生素敏感。我国较常见的立克次体病有流行性斑疹伤寒、地方性斑疹伤寒、恙虫病和 Q 热等。

6.**支原体和衣原体**

(1)支原体:是一类无细胞壁,形态呈多样性,可通过除菌滤器,能在无生命的培养基中生长繁殖的最小的原核细胞型微生物。致病性支原体引起支原体肺炎、泌尿生殖系感染,极少侵及中枢神经系统。

(2)衣原体:为革兰阴性病原体,是一类能通过细菌滤器、寄生在细胞内而有独特发育周期的原核细胞性微生物。它介于立克次体和病毒之间的微生物,曾被认为是病毒。衣原体广泛寄生于人类、鸟类及哺乳动物。能引起人类疾病的有沙眼衣原体、肺炎衣原体、鹦鹉热肺炎衣原体。衣原体检查是孕前优生五项检查之一。衣原体可以影响精子的活力,可以感染胎儿和新生儿,引起早产、死胎、低体重儿、新生儿脑膜炎等。为了优生优育,对衣原体阳性者应进行治疗(可包括夫妻双方),正规治疗 1 周后,衣原体培养阴性为治愈,可以开始准备生育。对抑制细菌的抗生素和药物敏感。男性衣原体阳性,主要表现为尿道内不适、刺痛及烧灼感,尿路炎症,无症状性非淋菌性尿道炎,30%～40%症状不典型或无症状。可以伴膀胱炎(可有血尿),累及睾丸可出现睾丸炎,表现为附睾肿大、变硬及触痛,多为单侧,睾丸疼痛、触痛、阴囊水肿及输精管变硬变粗;可影响性功能,还可出现尿流变细、排尿无力及尿流中断等;可以合并 Reiter 综合征:即关节炎、结膜炎、尿道炎三联征。

支原体、衣原体的致病机制是抑制被感染细胞代谢,溶解破坏细胞并导致溶解酶释放,代谢产物的细胞毒作用,引起变态反应和自身免疫。当人体感染衣原体后,产生特异性的免疫,但免疫力较弱、持续时间短暂,容易造成持续性反复感染以及隐性感染。

7. 寄生虫　脑内寄生虫引起的头痛比较常见,由寄生虫的虫体、虫卵或幼虫侵入脑实质和(或)脑室内,引起过敏炎症、肉芽肿形成或脑血管阻塞。引起脑病的寄生虫包括脑吸虫病、脑囊虫病、脑肺吸虫病、脑型疟疾、颅内包虫病、脑弓形体病、脑旋毛虫病、脑裂头蚴病及阿米巴性脑脓肿等。

寄生虫脑病是由寄生虫的虫体、虫卵或幼虫侵入脑内,引起过敏炎症、肉芽肿形成或脑血管阻塞的脑病。不难看出,寄生虫脑病各有特点,又有共同之处。头痛是最常见的征兆。根据脑组织损伤的部位和严重程度而定,靠近脑膜可引起脑膜炎。头痛、全身乏力、肢体运动障碍,常见继发癫痫,视物不清、甚至失明,以及颅内压增高等。

（1）脑吸虫病：为虫卵随血行进入脑内而起，我国长江中下游以南地区多见。

（2）脑肺吸虫病：为肺吸虫的成虫侵入脑内而引起脑病症状。

（3）脑囊虫病：为猪绦虫幼虫囊尾蚴寄生于脑内而引起脑病症状。流行于我国东北、华北、西北、华东地区及山东等省份。人误食绦虫的虫卵，经胃再经十二指肠中孵化出囊蚴钻入肠壁后进入脑内，有两个途径：一是通过脉络膜进入脑室系统及蛛网膜下隙，形成囊肿；二是通过肠系膜小静脉进入体循环，再至脑实质内形成囊尾蚴引起病损，头痛是本病最常见的症状。

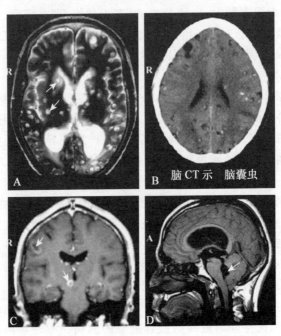

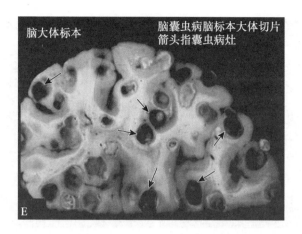

图 15-6　MRI 示 A 图脑内多发散在小圆形囊性病灶,大小为 4～6mm,长 TI、长 T2 信号,在 T2WI 上白色高信号内见到点状低信号;B－D 为脑 CT 示黑色点状的低信号(囊液),见高信号为钙化(B 图)。E 为脑大体标本,见脑实质内多发散在小圆形囊性病灶,内含囊虫头节尸体(黑色箭头示)。

　　(4)脑型疟疾:疟原虫阻塞脑内毛细血管、毒性代谢产物、红细胞的破坏引起脑病症状。表现为急性脑膜脑炎或为局限性癫痫发作,伴有定位体征的颅内高压综合征,可导致智力减退或精神障碍。

　　(5)颅内包虫病(brain echinococcosis):由狗绦虫幼虫寄生于脑内和(或)颅骨硬膜之间发育成包虫囊肿。

　　(6)脑弓形体病(brain toxoplasmosis):弓形体或称弓形虫,是由刚地弓形体原虫所引起的脑寄生虫病。国内分布很广,主要累及抵抗力减弱的人群。

　　(7)脑旋毛虫病:由旋毛虫幼虫侵入脑内所致,临床较少见。

　　(8)脑裂头蚴病:裂头蚴为曼氏迭宫绦虫的幼虫,其成虫寄生在猫、狗的肠道中,虫卵随粪便排出,并在水中孵出幼虫,人误食

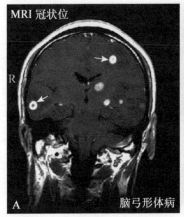
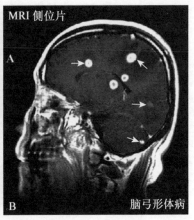

图 15-7　脑弓形体病。A,脑 MRI 正位像;B,脑 MRI 侧位像,圆点片状高信
　　　　号为病灶(FLAIR)

绦虫卵后孵出幼虫寄生于人的肠道,但幼虫可由消化系统入血液,而后进入脑内继续发育为脑裂头蚴病(占人裂头蚴病的2.27%)。感染该病的途径:包括食生或半生的含裂头蚴的蛙肉、蛇肉;带有伤口的皮肤接触感染的生蛙皮、蛙肉、蛇肉;或饮用了含虫卵的生水等。

(9)其他:如阿米巴性脑脓肿,属于肠外阿米巴病,极少见,往往是肝或肺脓肿内的阿米巴滋养体经血道进入脑而引起。

脑寄生虫病的预防:人体感染寄生虫病的途径有多种,应积极预防。①虫媒体,如蚊子传染疟疾,预防措施主要是灭蚊。②猫、狗等动物为多种寄生虫的中间宿主,可以把某些疾病传染给人;饲养猫、狗等宠物必须讲究卫生,预防注射等。③食生或半生的含裂头蚴的蛙肉、蛇肉,民间用生蛙皮、蛙肉、蛇肉敷伤口,认为可以促进愈合,这些是感染裂头蚴的机会。④饮水卫生:饮用了含虫卵的生水可以发病。⑤必须讲究个人卫生,坚持餐前便后洗手、饮用开水、吃熟食。

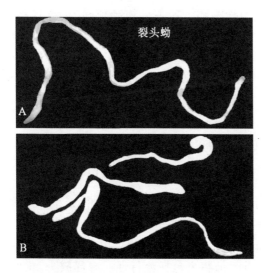

图 15-8 脑裂头蚴病。A,脑内取出裂头蚴虫,长达 15cm;B,长度不同的裂头蚴

三、颅内炎症引起头痛的发生机制

(1)颅内的痛觉敏感组织受激惹。颅内炎症时引起头痛主要由于炎性刺激,脑组织水肿、缺氧或病原微生物产生的毒素及炎性渗出物刺激痛觉敏感组织引起头痛。脑组织水肿、缺氧、炎性渗出,使脑组织体积增大、脑脊液分泌增多(可以成倍或几倍增加)导致颅内压增高。

(2)炎症期常伴高热、抽搐及病原微生物产生的毒素刺激局部脑组织分泌 5-羟色胺、组织胺、缓激肽等物质释放,局部渗血或小灶出血,促使颅内血管扩张引起血管搏动性头痛。致痛物质的增加使痛觉敏感组织受激惹出现严重头痛。

(3)炎症侵犯脑膜、脑实质,造成脑组织肿胀,颅内压增高,痛觉敏感组织受牵拉,引起牵拉性头痛。脑膜炎症反应,引起颈肌收缩产生颈源性头痛。检查发现颈项强直、克尼格（Kernig）征阳性。

（4）人体抵抗力或免疫力的强弱，它与病原体是否能侵入人体、导致颅内感染有密切关系，特别是病毒、细菌的感染大多是在人体抵抗力或免疫力降低情况下发生的。

总之，由于致痛物质的增加、广泛的痛觉敏感组织受激惹和颅内压增高，故颅内炎症时可导致特别严重头痛。

四、颅内炎症性头痛的临床特点

由于颅内感染的病原体的种类、数量、发生急缓等不同，临床表现有差异或很大差异，甚至突然死亡。

一般而言，颅内的各种炎症均可引起头痛，常见的有脑膜炎、脑炎及脑脓肿。脑膜炎包括流行性脑脊髓膜炎、化脓性脑膜炎、结核性脑膜炎、新型隐球菌性脑膜炎、病毒性脑膜炎等。它们共同的临床表现是头痛、恶心、呕吐、颈项强直、克尼格征阳性，这也是通常所说的脑膜刺激征。脑膜炎无论是由哪种病因引起，大都伴有发热、头痛、恶心、呕吐。

1. 颅内感染常见的临床共同表现

（1）病原体不同，起病急缓不同，如病毒、细菌性感染脑型疟疾等发病快，而寄生虫颅内感染的感染发病慢一些。

（2）头痛是颅内感染的最常见的突出症状，多为全头胀痛、跳痛，可伴恶心、呕吐，头痛伴发热很常见。

（3）头痛伴发热、呕吐。不同病原体的颅内感染，发热情况有差别。脑型疟疾中毒症状明显，头痛、高热、昏迷、抽搐等。

（4）脑受损的部位的不同而临床表现各异。肢体无力、瘫痪；头痛、癫痫大发作；常见高颅压型及脑膜炎的表现。

2. 活瓣综合征　见于脑室囊虫可由于头位改变，而囊虫突然阻塞脑室孔道，引起脑脊液回流障碍，出现剧烈头痛发作，伴眩晕及喷射性呕吐，又可因头位变化自行缓解，称为"活瓣综合征"（又称 Bruns 征)。

3. 脑裂头蚴病 头痛特别显著,与裂头蚴在脑内活动有关,若波及疼痛敏感组织疼痛剧烈,钻痛。感染多以及肢体活动障碍等为主,严重者可致颅内高压、视力损害、癫痫、意识障碍等,甚至突然死亡(见图 15-8 脑裂头蚴病)。

脑脊液检查:颅内的各种炎症均可引起脑脊液的改变,但又有不同。一般规律是细菌性颅内炎症较病毒性感染改变更为明显。这需要有一定经验的临床医师判定。

五、颅内感染的诊断

1. 临床表现 由于颅内感染的病原体不同,临床表现有差异或很大差异。

(1)颅内感染:共同的常见的临床表现,包括①头痛是颅内感染的最常见的突出症状,多为全头胀痛、跳痛,可伴恶心、呕吐,头痛伴发热很常见;②病原体不同,起病急缓不同,如病毒、细菌性感染脑型疟疾等发病快,而寄生虫颅内感染的感染发病慢一些;③发热,不同病原体的颅内感染、发热情况有差别;④脑受损的部位的不同而各异,肢体无力、瘫痪、头痛、癫痫大发作,常见高颅压型及脑膜炎的表现;⑤活瓣综合征(即 Bruns 征),见于脑室囊虫可由于头位改变,而囊虫突然阻塞脑室孔道,引起脑脊液回流障碍,出现剧烈头痛发作,伴眩晕及喷射性呕吐,又可因头位变化自行缓解,称其为活瓣综合征(Bruns 征);⑥脑型疟疾中毒症状明显,高热、昏迷、抽搐等;⑦脑裂头蚴病的临床表现以感染多及肢体活动障碍等为主,严重者可致颅内高压、视力损害、意识障碍,甚至突然死亡。

(2)颅内感染:病原体侵害不同部位,其临床表现的差异很大。按病变累及的重点部位分为脑膜炎、脑炎和脑膜脑炎。

2. 几种常见的病原体引起的疾病

(1)结核性脑膜炎或结核性脑膜脑炎:临床较为常见。病原体为结核杆菌,绝大多数由粟粒性肺结核血行播散所致。常在机体抵抗力下降时,肺、胸膜结核病灶或机体其他部位的结核灶经血行播散至蛛网膜下腔而形成结核性脑膜炎。临床除表现头痛、脑膜刺激症状外,还伴有全身症状,如低热、消瘦、倦怠无力、纳差、盗汗;重者可发生结核性脑膜脑炎,出现意识障碍、颅压增高及神经受损的症状。

根据结核性脑膜炎临床症状可分为:脑膜炎型、脑膜脑炎型、脊髓型和混合型。北京儿童医院 1180 例结脑中,63% 有结核病接触史,92% 未接种过 BCG,约 1/3 发生于春季。

注意与化脓性脑膜炎区分,病原菌可通过血行入脑,亦可直接侵入或由邻近扩散至脑,其临床表现病情来势凶猛,呈急性感染症状,如高热、头痛、呕吐、意识障碍。

一线抗结核药物三联或四联疗法:①异烟肼、利福平、吡嗪酰胺。②异烟肼、利福平、吡嗪酰胺、链霉素治疗。结核性脑膜炎在无特效治疗以前病死率几乎为 100%。近年来,由于预防松懈、耐药结核病例的增加、加之人口流动及 AIDS 流行等因素,结核杆菌的感染在儿童和老人中有增加的趋势。

(2)流行性乙型脑炎:患者头痛、高热、意识障碍、惊厥、强直性痉挛和脑膜刺激征等。于 1934 年在日本发现,又称日本乙型脑炎。1939 年,我国分离到乙脑病毒,新中国成立后进行了大量调查研究工作,改名为流行性乙型脑炎。经疫苗注射、群众性灭蚊后,目前很少有流行性乙型脑炎发生。

脑膜炎、脑炎和脑膜脑炎均可引起明显的头痛、呕吐,包括流行性乙型脑炎、单纯疱疹性脑炎、带状疱疹性脑炎、散发性病毒性脑炎、狂犬病毒脑炎、森林春季脑炎、急性病毒性小脑炎等。患者在发病之初期,几乎都有头痛,加重后伴有不同程度的意识障碍、精神异常、神经系统损害的症状和体征。当然,因病原体不同,每种脑炎又有其特殊的表现。流行乙型脑炎,病原体是乙型脑炎病毒,由蚊虫叮咬而传播,发病的季节为夏秋季,可以流行性发病(即在同一时间内、同一地点有众多人发病)。临床出现头痛、高热、脑膜刺激征、急性脑损害的表现(包括意识障碍、精神异常、抽搐、瘫痪、颅压高等)。病死率较高、病后常遗留后遗症,如智能减退、肢体瘫痪、不自主运动、吞咽困难等。又如带状疱疹性脑炎,是由带状疱疹病毒感染所致。一般在患疱疹后 3～5 周发病。患者头痛、烦躁不安、谵妄、偏瘫等,少数患者可以昏迷、死亡等。

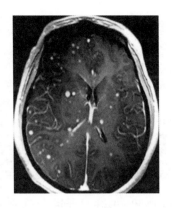

图 15-9　患者为结核性脑膜炎。脑 MRI 增强扫描,见脑内多发散在大小不等的结节状高信号影(部分血管显影)

(3)脑脓肿:是引起头痛的颅内炎症,包括硬脑膜外、硬脑膜下和脑实质脓肿。硬脑膜外和硬脑膜下脓肿,大多来自邻近部位的感染或颅骨骨髓炎直接蔓延。细菌性脑脓肿,则由血行播散。其他脓性细菌以革兰阳性球菌为多见,偶见真菌、原虫等。

脑脓肿按感染途径可分为血源性、耳源性、外伤性、鼻源性、隐源性 5 种。临床首先表现为急性脑膜炎阶段,即头痛、寒战、发热、脑膜刺激征;继之为化脓阶段,此时全身症状略减轻;再后为脓肿形成阶段,患者出现头痛、呕吐、视盘水肿等高颅压症状。由于脓肿形成,即出现脓肿所在部位的脑功能障碍。部分脑脓肿晚期可发生脑疝或脓肿破溃,脓液浸入脑室或蛛网膜下腔,患者则迅速昏迷、抽搐,最后导致死亡。

狄××,男,58 岁,因"发热 10 天,进行性头痛 1 周"入院。查体:体温 38.8℃,右侧外耳道脓性分泌物。腰穿 CSF 呈淡黄色浑浊,WBC $2700×10^6$/L。培养结果:克氏柠檬酸杆菌。初诊:化脓性脑膜炎,而后形成脑脓肿。

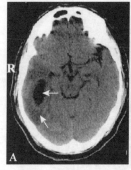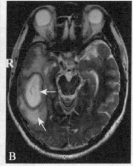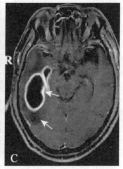

图 15-10 A，脑 CT 平扫示右侧颞叶一低密度囊性占位影（箭头示），周围水肿明显。B，脑 MRI T2 示右侧颞叶长 T2 囊状信号影，周围可见一厚薄均匀的环形低信号带，灶周见大片不规则水肿信号（箭头示）。C，脑 MRI 增强后示囊壁呈明显环形强化，未见壁结节（箭头示）。结论：右侧颞叶脑脓肿

3. 辅助检查

（1）脑脊液检查：脑脊液常规检查对颅内感染的鉴别很重要。脑脊液的免疫学检查，对诊断有一定意义。脑脊液的即刻涂片找到病原体，具有确诊意义，对鉴别化脓性、病毒性和结核性脑膜炎帮助很大，脑脊液培养，对诊断和治疗具有指导意义，培养结果阳性具有确诊价值。

①化脓性脑膜炎腰穿压力增高、脑脊液呈浑浊状（外观呈米汤样），细胞数明显增多，在（200～2000）×10^6/L，90％以上为中性粒细胞，有时呈脓细胞集结现象，培养或涂片常可找到病原菌。蛋白质含量增高，糖含量降低。

②结核性脑膜炎脑脊液压力常增高，无色透明或呈毛玻璃样改变，白细胞数常在 $500×10^6$/L 以下，以淋巴细胞为主，蛋白质中度增高，糖及氯化物降低，脑脊液沉淀形成薄膜，其内常可找到结核杆菌，脑脊液抗结核抗体阳性。

③隐球菌性脑膜炎脑脊液改变类似于结核性,墨汁染色找到隐球菌,可与结核性脑膜炎鉴别。

④病毒性脑膜炎脑脊液压力正常或轻度增高,脑脊液外观清亮,白细胞轻度增高,以淋巴细胞为主,蛋白质轻度增高,糖含量正常,其脑脊液改变常于数日内恢复正常。

(2)病原体检查:包括镜检、培养,具有确诊意义。有条件的医院都必须检查。

(3)免疫生化检查:包括血液、脑脊液等,一部分是要在传染病医院或有条件的大型综合医院检查。

(4)排泄物检查:尿液、大便、咳痰、血液、脑脊液、脓液的化验或培养检查。

(5)影像学检查:特别是脑 CT、MRI 的临床应用,对颅内感染的意义很大,尤其对颅内寄生虫病、结核瘤、脑内脓肿,有的具有特征性影像学表现。

4.诊断的主要依据　依据疫区感染史、脑外该寄生虫病生活病史、血和脑脊液中嗜酸性白细胞细胞增多,实验室检查如抗原(皮内)试验和血清补体结合试验阳性,影像学检查:如脑 CT 或脑 MRI 检查、血管造影(DSA),可发现病灶。

六、颅内炎症的治疗原则

1.治疗原则　包括病因治疗、对症治疗和支持疗法。

(1)病因治疗:对于颅内外炎症,首先应确定其感染途径及病原体的性质和特征等。然后,采取针对病因的有效治疗。

①抗生素治疗:根据不同的致病细菌,及时给予最敏感、足量的抗生素治疗。此外,使用抗生素时,还应注意该药是否容易透过血-脑屏障的问题。通常由专科医师选择用药、给药途径和用药剂量。

②手术治疗:颅内外感染,如果由外伤或局部病灶引起,应及时清除病灶、切除窦道;如有异物且位于非重要脑功能部位,应清

除异物;如有脑脊液鼻漏、耳漏者,应及时修补。神经外科领域的颅内感染由外伤或手术所引起的感染也有发生;血源性脓肿、寄生虫病、肉芽肿也很常见。在手术治疗前或手术后,应给予足量的抗生素或抗病原体的药物治疗。

(2)对症治疗:颅内外炎症的患者,常有高热、剧烈头痛、呕吐、烦躁、癫痫发作等症状。针对病因治疗与对症治疗同时进行。对高热者,应用物理方法或药物降温。为了缓解头痛,给予降低颅内压、镇痛、镇静药,这对消除烦躁不安亦有帮助。有癫痫发作者,应及时控制其发作和预防再次发作。

(3)激素治疗:只是对某些颅内外炎症患者,选择适应证,必要时可短期、适量应用激素。可以减轻机体对炎症感染的剧烈反应,而且有降温、防止脑水肿及蛛网膜粘连的作用。使用激素时,必须在足量、有效抗生素的基础上应用,否则有使病灶扩散的可能性。在有经验的医师指导下,认真选择适应证,权衡利与弊之后,方可应用激素。

(4)支持疗法:颅内感染的患者,其病情程度有很大差别。严重者全身反应较明显(如高热、谵妄、意识障碍等),常不能进食。为了维持体液平衡和补充能量,必须给予营养支持疗法。为防止水电解质平衡紊乱,每天应补足所需的水分和电解质(钾、钠、氯、钙离子等)。适当补充多种氨基酸、脂肪乳,应通过静脉或鼻饲给予。此外,应加强护理方面的工作。

提醒 对于饲养猫、狗、鸟、蛇等当作宠物的人们要提高警惕,预防人与动物共患的疾病。食生或半生的含裂头蚴的蛙肉、蛇肉;带有伤口的皮肤接触感染的生蛙皮、蛙肉、蛇肉;或饮用了含虫卵的生水等都有可能感染上寄生虫病。

第十六讲

颅脑外伤与头痛

孙 健

一、概述

外伤性头痛是头痛的十大病因之一,这一讲我们着重谈谈颅脑外伤性头痛。外伤性头痛是指由直接暴力或间接暴力导致颅脑不同程度的损伤所引起的头痛,在急性期与慢性期头痛的发病机制不同。作用于头部的外力不仅作用于颅内外各组织,亦作用在颈部等组织,因而构成了引起头痛的复合性病因。

外伤性头痛容易理解,头痛一定是与外伤有关系。但对于什么算是头部外伤? 缺乏医学知识的人,只把头破血流视为"外伤",而对于头部受到撞击、碰一下、砸一下、倒地摔及头部而未流血的伤情容易忽视,即便头皮"有个包"及短暂昏迷也不认为是头部外伤,往往在医师问及"有无头部外伤" 时,回答"没有"。例如,在脑 CT 不够普及的年代,一位 64 岁老者,左侧偏瘫,在县级医院诊断为"脑血栓",治疗无效转来我院。当问及有无头部外伤时,回答"没有"。我院脑 CT 显示亚急性硬膜下血肿。再次问有无头部外伤? "没有"。医师提示"外伤"不一定流血,头部被砸、碰,比较重的就算啊。家属回答"没有"。患者说,一月前给牛加饲料时,牛摇头时牛角打在头上,当时一晕就坐在地上啦,但只是头皮鼓个包,不流血,没其他事情,回家也没说,此后半个多月才发病。我感觉这不算头部外伤呀。该患者经神经外科手术治疗后,3 个月内完全恢复正常。

二、颅脑损伤概况与分类

颅脑损伤是比较常见的损伤,发生率占全身部位损伤的 20％ 左右。其主要原因包括交通事故、建筑及工矿事故、运动损伤和高处坠落伤等,以及各种纠纷殴斗、意外跌倒的损伤等。按伤情轻重粗略分为轻、中、重三大类;根据硬脑膜是否完整分为闭合性与开放颅脑损伤,包括头皮裂伤、颅骨骨折与开放性脑损伤;根据脑损伤病理分为原发性颅脑损伤(包括脑震荡、脑挫裂伤、弥漫性轴索损伤、脑干伤、下丘脑损伤、颅底骨折等)和继发性颅脑损伤(包括颅内出血、血肿、脑水肿等)。

为判断头部损伤的程度、病情发展、治疗以及预后,应做以下检查。

(1)全面体格检查:包括头颅局部外伤情况、生命体征、意识情况、瞳孔有无变化、有无偏瘫和病理反射,有无眼、耳、口、鼻出血,有无身体其他部位的损伤或骨折等。

(2)病史:同时询问受伤的经过、时间、地点和初步救治的大概情况。

(3)辅助检查

①颅骨 X 线检查:可以显示颅骨骨折的部位与类型,以推断颅内结构的损伤,对分析病情有一定帮助。

②头颅 CT 检查:对确定头颅损伤的程度,有无出血、血肿、脑水肿、颅骨骨折等,可提供准确的影像学诊断,对治疗提供可靠依据。

③头颅 MRI 检查:某些方面比 CT 更优越,成像清晰,并能从不同角度观察头颅损伤的情况(如冠状位、矢状位等)。头颅 CT 只需 1～2 分钟完成,而头颅 MRI 检查扫描过程需 20～25 分钟,因而不作首选检查。一般对急性头部外伤者,首先选用头颅 CT 扫描＋骨窗,必要时需颅骨重建,查看颅骨破损情况、骨折线是否累及静脉窦。

④脑血管影像检查:对诊断是否合并头颈部的动静脉及颅脑静脉窦受损意义重大。通过 CTA/V、MRA/V、DSA 观察头颈部动、静脉及静脉窦的显影情况,来判断有无外伤性颈内动脉海绵窦瘘、动静脉瘘、外伤性动脉瘤及静脉窦是否受损等情况。是否需要做此项检查,应由专科医师根据病情选择。

⑤腰椎穿刺检查脑脊液:根据脑脊液的压力和红细胞含量的多少,来帮助判断脑外伤的程度。这是一项有创伤的检查,医师会慎重考虑后决定。

三、急性颅脑外伤性头痛

外伤性头痛发生率较高,日常生活中及各种自然灾害中,外伤性头痛都很常见。头痛的程度与伤势轻重有密切的关系。头痛的部位多在受伤局部,也可波及全头。脑外伤后,如果意识清醒的话,几乎所有的患者都有不同程度的头痛。

为什么会产生头痛呢? 一方面是由于外伤性颅内出血(脑挫裂伤、蛛网膜下腔出血)或颅内血肿所引起;另一方面是由于颅外因素所造成,常见的有:①局部头皮组织损伤、肿胀、淤血、压迫等,使头皮神经末梢受到刺激、牵拉所致;②若头部外伤的同时伴有颈椎和颈神经根损伤,可以因颈神经损伤而造成耳后枕部疼痛;③由于颈部神经和肌肉受刺激持续性收缩而引起持续性、非搏动性头痛;④位于颞部或额部的头痛,与伤后颈外动脉分支的扩张有关;⑤头部损伤后,也可能由于精神刺激、情绪不稳而加重头痛。总之,头部的疼痛敏感组织丰富,神经、脑膜和血管性因素是颅脑外伤后产生急性头痛的主要原因。

头部外伤后的急性期头痛,常由脑震荡,脑挫裂伤,外伤性颅内/外出血或血肿、脑水肿,开放性颅脑损伤引起。根据病情不同,有不同的治疗方法。因头部外伤重症之急性期,大部分患者是在医院诊治,故在这里只是粗略介绍。目前对于头部外伤的评估与分类趋于简化,分为轻、中、重三个等级。但既往的用词也仍使用。

(1)脑震荡：是原发性颅脑损伤中最轻的等级，指头部着力后，有短暂性脑功能紊乱伴意识障碍。除头痛外，尚可有逆行性遗忘、头昏、恶心、呕吐、头晕、耳鸣、失眠、心悸、烦躁、记力减退等。引起头痛的机制尚不完全明了，早期可能与脑血管扩张有关。通常嘱患者卧床休息 1～3 天，适量给予镇静、镇痛药物治疗；鼓励患者早日下地活动，离床活动时症状明显者可对症治疗。

(2)外伤性颅内血肿：包括硬膜外和硬膜下血肿、脑内血肿等。有外伤性颅内出血和血肿的患者，若意识清醒的话，都有疼痛。这主要是由于头皮局部损伤、颅内压增高、脑组织神经和血管受到牵引和移位的缘故。除头痛外，患者常有呕吐、血压升高和局灶神经症状(如偏瘫、失语、癫痫等)。如有脑疝形成，则可有意识障碍、瞳孔不等大、呼吸不规则等。

外伤性颅内血肿引起的头痛，其治疗原则是在明确诊断的基础上，行血肿清除术，解除脑组织受压，这是根本性的治疗；不同损伤部位的血肿有其自己的手术指征和手术方式，在手术前，应给予脱水药(如用 20％甘露醇 250ml，静脉点滴)以减轻颅内压力，缓解其症状。

(3)开放性颅脑损伤：包括头皮裂伤、开放性颅骨骨折与开放性脑损伤。在这种情况下，若患者意识清醒的话，往往有明显的头痛，伴恶心、呕吐，或者发生昏迷、抽搐及偏瘫等。但其头痛多因头皮、颅外血管、肌肉、末梢神经、头颅骨膜(都属于疼痛敏感结构)损伤。这些部位损伤，便会引起头痛。此外，患者常有颅内压力增高，也是引起头痛原因。开放性颅脑损伤的治疗包括两个方面：一是对局部进行清创处理；二是对脑挫裂伤、脑水肿及感染的综合治疗。对这类重型颅脑损伤，通常是在医院进行救治，这里不必赘述。

此外，脑外伤后头痛呈急性或亚急性加重，或头痛一度好转，数日或数周后头痛加剧，伴有恶心、呕吐，或精神、智力异常，出现颅内压增高和神经系统局灶体征,有可能是因出现硬膜下或硬膜外血肿,或脑水肿所致,应及时到神经外科就诊。

四、颅脑外伤后综合征

脑外伤后期的头痛可能与以下两种情况有关:一是颅内有慢性血肿,二是神经功能紊乱和心理障碍。

(1)脑震荡综合征或脑外伤后综合征:脑震荡后,部分患者可出现头痛、头昏、乏力、耳鸣、失眠、心悸和记忆力减退等,一般在外伤后数日至数周后症状多可缓解或消失;但少数患者症状却持续数月或数年,这种状态,临床上称为脑震荡综合征或脑外伤后综合征。其原因可能与头部软组织损伤,头颈部肌肉持续收缩或由于神经功能紊乱,引起颅内外血管扩张,或与精神刺激、心理因素有关。

(2)颅内慢性血肿引起头痛:脑外伤后,颅内慢性血肿引起头痛,颅内血肿并不全是立刻发生或出现症状。按颅内血肿出现的时间长短分为特急性颅内血肿(伤后 3 小时以内)、急性血肿(伤后 3 小时至 3 天)、亚急性(3 天至 3 周)和慢性血肿(3 周以上,甚至更长时间)。

慢性血肿者常在伤后 3 周以上才逐渐明显。由于颅内血肿体积较小或逐渐形成的早期,颅内血管反射性收缩,使颅内血容量减小,以及脑脊液分泌减少、吸收迅速增加而进行代偿,因而这阶段可以无症状。由于血肿不断增大,颅内可代偿性容积逐渐减小,于是出现脑组织受压和颅内压增高的症状,如头痛、头晕、恶心、呕吐、意识障碍、躁动、偏瘫、失语、局灶癫痫。此时,患者有生命危险,应立即进行详细检查(如头颅 CT 扫描),并予以及时治疗。

(3)老年人的慢性硬脑膜下血肿:由于老年人大脑组织有不同程度的萎缩,部分脑血管处于牵拉、紧张状态,加之脑血管硬化、血管弹性减低、脆性增加,极易发生断裂而发生慢性硬脑膜下血肿。老年人若曾有轻微的头部外伤,尔后出现头痛并持续不缓解、表情淡漠、反应迟钝、轻偏瘫、癫痫,进而可出现昏迷,应考虑到慢性硬脑膜下血肿可能性。对老年人无故出现的头痛,要特别重视。所谓"无故"很可能由于是极其轻微的外伤,这种情况常常被延误,值得提醒注意的是,有时甚至已被患者或亲属忽略或遗忘。就像概述中提到的病例一样。

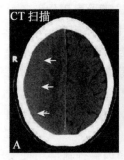 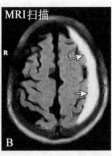 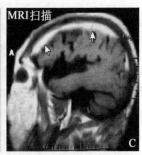

图 16-1 硬膜下血肿的 CT 与 MRI 扫描所见。A,硬膜下血肿的 CT 扫描所见(箭头指向),等密度信号。B,C 为另一例硬膜下血肿的 MRI 扫描(轴位与矢状位),病灶呈月牙形的高信号

头部外伤后,除有头痛外,不少患者可伴有某些神经或精神方面的障碍,统称为颅脑外伤后综合征,即以往经常说的脑震荡后遗症、脑外伤后神经症等。

(4)颅脑外伤后综合征。在颅脑器质病变的病理基础上引起的。例如,外伤后蛛网膜下腔出血引起蛛网膜粘连、囊肿与脑积水,脑血管与神经根受累,大脑皮质调节功能弱化,皮质下中枢的功能紊乱,血脑屏障功能障碍,受伤脑膜及脑组织瘢痕化及退行性变等。这些器质性损害,可以逐渐被修复或代偿、纤维化,罕有持续性头痛,久而不愈。个别病例与精神创伤,心理障碍有关。

对颅脑外伤后期的头痛,预防与治疗同等重要。适当地关心和体贴患者的痛苦是必要的,而且要使患者了解伤情,避免不适

当的估计伤情和其他不良刺激，增强患者康复的信心，消除遗留"后遗症"的忧虑，因此心理治疗是主要和重要的治疗环节。针对主要症状，如头痛、头昏、记力减退及自主神经功能紊乱等，可给予必要的对症治疗，亦可采用理疗、新针、耳穴疗法等，都有一定作用。颅脑外伤的急性期过后，应让患者早期离床活动，并可以打太极养伤及进行适当的体育锻炼。要鼓励患者逐渐恢复日常生活、正常学习和工作。这些有利于克服心理障碍，减轻或消除颅脑外伤后期的顾虑，减轻或消除头痛与其他症状。

五、引起颅脑外伤性头痛的其他情况

1. **外伤性肌紧张性头痛**　由于在头部外伤时，颈部往往同时受到过度屈伸或扭转的损伤或间接的冲击伤，从而使颈部及枕下各肌肉受到刺激发生痉挛；椎旁韧带及筋膜的牵扯伤也能导致肌肉痉挛，上部颈神经根及来自脊髓的副神经根的受损刺激也可导致上述各处肌肉及胸锁乳突肌的痉挛。因此，头部外伤后常残留有持久的肌紧张性头痛，甚至因精神因素可使肌肉痉挛及头痛进一步加重。

头部外伤常合并颈部外伤，导致第 2 颈椎的齿状突偏移等情况，因受伤部位不同，齿状突向左、右侧方、后方或侧后方移位，压迫或通过十字韧带牵拉引起延髓水肿，如果齿状突移位轻，亦可不出现意识障碍。齿状突移位可立即复位，待脑水肿消退后头痛等症状消失；若移位明显且持续存在，会压迫、牵拉并刺激寰枢椎横突附近的交感神经节的传出纤维，引起交感神经功能障碍，进而出现椎动脉等脑部血管舒缩异常，导致脑部供血障碍，临床上呈现头痛、头晕及记忆力减退等脑外伤后综合征表现；若受伤当时齿状突移位较轻成为无症状患者，以后当遇到即使不引起患者注意的外伤，如高枕熟睡或坐车时因急刹车的甩鞭损伤等，导致齿状突移位加重，而出现头痛等临床症状，这可能是一些患者在头部外伤多年后才出现头痛等症状的缘故。

针对这种患者的治疗包括:①若伴有寰枢椎骨折、脱位及严重的韧带损伤引起的头痛可进行颅骨牵引,多能获得良好效果。②用 0.5%~1%利多卡因及甲泼尼龙 25mg 局部痛点封闭,每周 2~3 次,不但有较好的镇痛效果,而且可以缓解肌肉的痉挛。③适当选用针灸、按摩、理疗及 B 族维生素营养神经治疗等。

2. 外伤后低颅压综合征　正常人颅腔内主要有脑组织、脑脊液、脑血管及其管腔内流动着的血液。在正常情况下,颅腔完全封闭,颅腔容积与其所包含内容物的体积是恒定的,颅内保持着一定的压力($0.686\sim1.96$kPa,或者 $70\sim180$mmH$_2$O)。低颅压综合征是颅内压低于 70mmH$_2$O 引起的综合征,临床表现为头痛、头晕、恶心、呕吐、乏力、厌食、脉搏细数、血压偏低,严重时表现为表情淡漠、嗜睡。这些症状多与体位改变有明显关系,头高位或直立时症状加重,平卧或头低位时症状减轻或消失,头痛多位于额部和枕部,其症状与颅内高压类似。导致低颅压原因,可分为原发性和继发性。

(1)原发性低颅压:①下丘脑功能紊乱,脉络膜血管舒缩功能障碍,使脑脊液生成减少;②矢状窦及蛛网膜颗粒吸收亢进,使脑脊液回流过快过多;③代谢性疾病,如甲状腺功能低下;④潜在脑脊液漏,尤其在具有特征性体位性头痛典型的低颅压患者,脑脊液漏发生率可高达 92%。渗漏主要发生在脊髓的各段,尤其是胸段,有高流量与低流量之分。漏的具体原因还不十分明确,硬脊膜局限发育薄弱或异常,特别是那些硬膜或蛛网膜比较脆弱易形成脊膜憩室的患者更常见,轻微外伤、过度用力也可诱发。这种易损性与先天性结缔组织病变有关,可能系胶原纤维与弹力纤维异常所致。

(2)继发性低颅压:由多种原因引起,如腰穿、头部外伤及手术、脑室分流术使脑脊液漏出增多、脱水、糖尿病酮症酸中毒、尿毒症、全身严重感染、脑膜脑炎、过度换气和低血压等脑脊液生成减少。

(3)其他:排除上述因素,无明确原因者为自发性低颅压。经常报道的促发因素,如喷嚏、剧烈运动、感冒发热等。简言之,低颅压原因在于脑脊液渗漏(如鼻漏、耳漏及未找到原因的隐匿性渗漏);脑脊液的生成减少(如休克、脑血管痉挛、代谢产物的干扰,造成脑的正常动脉血循环减少,脑组织灌注压不足),而矢状窦及蛛网膜颗粒吸收亢进说法是一种推测。

　　低颅压产生头痛的原因:一般认为是颅内压降低,脑脊液的"液垫"作用减弱,脑在颅腔内发生下沉,从而牵扯、压迫神经血管等颅内痛觉敏感的结构而引起的;颅内静脉扩张亦可为附加因素。头痛多位于枕部、颈部,有时放射到前头部,或者为全头痛,一般比较剧烈,多数伴有恶心、呕吐头昏、眩晕、走路不稳、颈项部发直、发作性昏睡、精神不振,以及其他自主神经功能紊乱的表现。

　　低颅压性头痛治疗原则:低颅压性头痛一旦确诊,应使患者去枕平卧,对于较重的患者保持头低足高位,适当增加液体入量,必要时行鞘内注射生理盐水和过滤空气,促进脑脊液的分泌,提高颅内压。本病的预后较好,确诊后及时治疗均能痊愈。①对于脑脊液鼻漏、耳漏,进行必要的修补手术,这是根治的办法。如果不治疗,容易导致颅内逆行性感染而危及生命;②对症治疗:可适当应用镇静、镇痛药;可以适量输入低渗溶液,如5%葡萄糖、生理盐水;③头痛剧烈者可经腰穿注入生理盐水;④脑血管扩张药可扩张脑血管床并增加脑容积,亦可增加脑脊液的分泌;⑤有人采用星状神经节封闭,有时能获得一定效果。

　　低颅压性头痛的预防:①严格掌握脱水药、利尿药的应用指征,最好应用颅内压监护仪,指导临床用药的时间和剂量,一旦高颅压症状有所好转应及时减量和停用;②严格掌握腰穿指征,防止脑脊液流失;③对于多发性损伤休克的患者应及时纠正低血压休克,及时恢复灌注压和脑血流量;④长期脑脊液漏者应及时对漏口行修补手术。

3. 外伤后浅表感觉神经源性头痛　皮下软组织外伤可致使浅表感觉神经如三叉神经的耳颞神经、耳大神经及枕大神经分支受损,可以引起头痛。其特点是:疼痛很局限、部位固定,按压时疼痛加剧。局部封闭治疗效果好。参见枕神经性头痛。

第十七讲

抑郁、焦虑与头痛

吴盛各

一、抑郁与焦虑

抑郁与焦虑都是一种精神症状,均由于多种因素作用下神经递质紊乱导致的精神症状。神经生物学研究显示,抑郁与焦虑患者有 5-羟色胺、去甲肾上腺素、多巴胺和 GABA 系统的功能紊乱。神经药理学研究也提示,抑郁、焦虑与以上四种神经递质有关。由于所导致抑郁与焦虑两种精神症状的神经递质大部分相同,所以抑郁与焦虑大多数情况下或轻或重同时存在,但是也有侧重某些神经递质为主,抑郁患者以 5-羟色胺、去甲肾上腺素紊乱为主,焦虑患者以 GABA 系统紊乱为主,所以有的患者抑郁症状表现突出,有的则是焦虑症状表现明显。

1. 神经递质 我们为什么能够体察到每天变化着的世界和感觉到躯体中痛、痒、酸、麻、胀及冷热呢?这都是因为有了神经系统的缘故。大脑就像神经系统的"最高统帅部",从身体各部分来的神经纤维都汇集通向大脑,而从大脑也发出许多神经纤维支配全身的每个部分。这些纤维一刻不停地把身体各部分的信息输送给统帅部,又将大脑发出的指令信息不断地传达给全身的各个器官和组织。那么,这些信息是依赖什么东西在神经系统里传送呢?它就是那些被称为神经递质(又名神经介质)的化学物质,它们在神经信息的传导中发挥着重要作用(图 17-1)。

中枢神经系统中的化学物质很多,神经递质只是其中的一

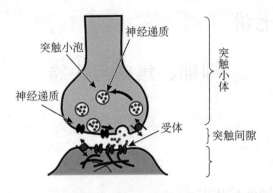

图 17-1 神经递质示意图

类。只有具备如下条件的化学物质,才能算神经递质:①在神经细胞内含有合成递质的原料(底物)与酶(生物催化剂),并按照生理需要来合成递质;而酶活性一旦被药物抑制,则递质很难合成。②合成后的递质有专门储存的地方,如神经轴突末梢的囊泡内。③当神经冲动到来时,囊泡能与突触膜融合,破坏并释放出递质,产生相应的兴奋或效应。④在突触后膜上有与递质相结合的特异性部位,即所谓受体。⑤递质发挥作用后能被相应的酶分解破坏。

目前在神经系统中发现多种神经递质,比较公认的重要递质有 5 大类:①胆碱类:乙酰胆碱;②单胺类:包括肾上腺素、去甲肾上腺素、多巴胺、5-羟色胺;③氨基酸类:谷氨酸、门冬氨酸、γ-氨基丁酸(GABA)、甘氨酸等;④神经肽类:下丘脑释放激素类、神经垂体激素类、阿片肽类、垂体肽类、脑肠肽类、其他肽类;⑤气体类:一氧化氮、一氧化碳。它们广泛参与了机体内一些重要的生理功能活动,如睡眠与觉醒、脑垂体的内分泌调节、体温调节;参与镇痛、生殖、摄食;较高级的神经活动,如学习、记忆、语言、行为和情绪变化等也都离不开神经递质的参与。

2. 抑郁患者的表现 抑郁的核心症状包括心境或情绪低落、

兴趣减退及乐趣丧失。这是抑郁的关键症状,诊断抑郁状态时至少应包括三种症状中的一种。

(1)情绪低落:患者体验到情绪悲伤。情绪的基调低沉、灰暗的。患者常常诉说自己的心情不好,高兴不起来。抑郁症患者常常可以将自己在抑郁状态下所体验的悲观、悲伤情绪与丧亲所致的悲哀相区别,这就是在抑郁症诊断中常提到的"抑郁的特殊性质",它是区别"内源性"和"反应性"抑郁的症状之一。在抑郁发作的基础上患者会感到绝望、无助与无用。绝望:对前途感到失望,认为自己无出路。此症状与自杀观念密切相关,在临床上应注意鉴别。无助:是与绝望密切相关的症状,对自己的现状缺乏改变的信心和决心。常见的叙述是感到自己的现状如疾病状态无法好转,对治疗失去信心。无用:认为自己生活毫无价值,充满失败,一无是处。认为自己对别人带来的只有麻烦,不会对任何人有用。认为别人也不在乎自己。

(2)兴趣减退:是指患者对各种以前喜爱的活动缺乏兴趣,如文娱活动、体育活动、业余爱好等。典型者对任何事物无论好坏都缺乏兴趣,离群索居,不愿见人。

(3)乐趣丧失:指患者无法从生活中体验到乐趣或者说快感缺失。

以上三种主要症状是相互联系的,可以在一个患者身上同时出现,互为因果。但也有不少患者只以其中某一、两种突出。有的患者不认为自己的情绪不好,但却对周围事物不感兴趣。有些抑郁症患者有时可以在百无聊赖的情况下参加一些活动,主要是由自己单独参与的活动,如看书、电影、电视,从事体育活动等,因此表面看来患者的兴趣仍存在,但进一步询问可以发现患者无法在这些活动中获取乐趣,从事这些活动主要目的是为了消磨时间,或希望能从悲观失望中摆脱出来。

(4)神经递质参与头痛发病:主要是通过以下环节:①致病因子破坏或通过机械牵拉的继发作用而引起递质释放,如缺血、缺氧、低血糖、发热、中毒,或是肿瘤、高血压、高颅压、炎症等。这些致病因子作用于颅内的痛觉敏感组织,刺激递质释放,降低痛阈或直接造成损伤产生疼痛。②体内保护性机制与致痛物质之间的平衡失调,如月经期雌激素的保护作用下降,或因使用某些药物(如纳洛酮等)阻断了吗啡受体,使中枢镇痛功能削弱,造成致痛物质浓度相对增高而引起头痛。③有些神经递质,或许直接通过目前还不十分清楚的机制成为头痛的诱因,如组胺、5-羟色胺是丛集性头痛和典型偏头痛发作的引发因素。

了解上述道理,对于指导今后的治疗具有重要意义。目前这些认识虽然还仅限于理论上,一时不可能利用某些药物直接注射去改变中枢神经递质的成分和作用,但对于搞清头痛发生的机制,以便今后有效地进行防治,神经递质的研究为之提供了一条有用的途径。

3. **焦虑患者的表现**　弗洛伊德认为,焦虑是一种生理的紧张状态,起源于未获得解决的无意识冲突。自我不能运用有效的防御机制,便会导致病理性焦虑。主要表现为经常或持续的,无明确对象或固定内容的紧张不安,或对现实生活中的某些问题,过分担心或烦恼。这种紧张不安、担心或烦恼与现实很不相称,使患者感到难以忍受,但又无法摆脱;常伴有自主神经功能亢进,运动性紧张或过分警惕。

(1)焦虑和烦恼:表现为对未来可能发生的、难以预料的某种危险或不幸事件的经常担心。如果患者不能明确意识到他担心的对象或内容,而只是一种提心吊胆、惶恐不安的强烈内心体验,称为自由浮动性焦虑。但经常担心的也可能是某一、两件非现实的威胁,或生活中可能发生于他自身或亲友的不幸事件。例如,担心子女出门发生车祸等。这类焦虑和烦恼其程度与现实很不相称者,称为担心的等待。这类患者常有恐慌的预感,终日心烦意乱,坐立不安,忧心忡忡,好像不幸即将降临在自己或亲人的头上。注意力难以集中,对其日常生活中的事情失去兴趣,以致学习和工作受到严重影响。

(2)运动性不安：表现为搓手顿足，来回走动，紧张不安，不能静坐，可见眼睑、面肌或手指震颤，或者患者自感战栗。有的患者双眉紧锁，面肌和肢体肌肉紧张、疼痛或感到肌肉抽动，经常感到疲乏。

(3)自主神经功能亢奋：常见心悸、心跳加快、气促和窒息感，头晕，多汗，面部发红或苍白，口干，吞咽梗死感，胃部不适，恶心，腹痛，腹泻，尿频等症状。有的患者可以出现阳痿、早泄、月经紊乱和性欲缺乏等性功能障碍。

(4)过分警觉：表现为惶恐，易惊吓，对外界刺激易出现惊跳反应；注意力难于集中；感到脑子一片空白；难入睡和易惊醒；以及易激惹等。

二、抑郁、焦虑与头痛的关系

很多人也许都有这样的经历，每当工作上、生活中碰到种种不快，或是生气、愤怒、激动、焦急之后总会感到全身不适，头部也会隐隐作痛。而这种头痛症状在高血压、脑动脉硬化、神经官能症患者身上尤为突出。同时，头痛时也常使人烦躁不安和易激惹。这是因为在人的大脑中存在着一个主管情绪活动的高级中枢，称为"边缘系统"，包括海马回、杏仁核、隔区、皮质联合区及部分丘脑等结构。边缘系统也是主要的自主神经功能整合中枢，它和大脑皮质各区、丘脑及网状结构都有密切的关系。实验研究表明，边缘系统中存在大量的神经递质。它们在致痛和镇痛过程中发挥着作用；研究还发现，海马回能接受躯体的各种感觉刺激，并引起相应的情绪反应。于是不难看出，情绪改变时头痛是有边缘系统的参与的。当人们受到不良情绪影响时，这种感受通过相应的感受器官和传导通路，向上传到大脑皮质和边缘系统，边缘系统很快将情绪变化的信号通知位于下丘脑的自主神经高级中枢，同时促使垂体分泌相应激素，促使交感神经兴奋和有关化学物质释放。上述神经-内分泌调节的结果,使血压增高,血中致痛物质浓度增加,血流加快及部分脑血管扩张。这些构成了头痛发生的重要病理生理基础。近年我国科学工作者通过对部分人群的流行病学抽样调查发现,头痛的发生与人的个性有关,其中情绪不稳定者极易引起头痛发作;而偏头痛患者中又不乏固执、猜疑和要强好胜者。因此,注意培养人们乐观豁达的性格和情绪是很重要的,时时保持健康愉快的身心是防止头痛发生的有效措施之一。

三、抑郁、焦虑导致头痛的治疗

抑郁、焦虑导致头痛是长期的神经活动处于紧张与疲劳状态或强烈的精神刺激引起大脑功能活动紊乱的疾病。不论是大脑神经功能调节紊乱引起的头痛,还是血管舒缩功能障碍引起的头痛,均属功能性头痛范畴。因此,在功能性头痛的防治中,必须调动患者的积极性,采取心理和药物的综合治疗。在此仅重点介绍如何防治由大脑调节功能紊乱引起的头痛。

1. 非药物治疗

(1)功能性头痛患者往往是病程长、反复发作、主诉多。因此,医师应认真听取主诉,耐心解释,明确和消除病因,帮助患者克服个性弱点和心理障碍,或因某些事所造成的苦恼和纠缠,解除其精神负担,使患者对疾病的治疗和康复建立必胜信念,心理得到安慰,主动配合治疗。松弛训练、认知行为治疗、控制疼痛训练等心理治疗可能有效。

(2)鼓励患者适当参加一些文体活动或从事一些体力劳动,这对患者是非常有益的,有利于恢复体力和调整大脑的功能。生活尽可能有规律,消除孤独、自卑和寂寞,使患者能感受到大家庭的温暖。

2. 药物治疗　药物治疗必须与心理治疗结合起来,才能取得较好的疗效。常用的药物包括镇痛、镇静催眠及抗抑郁焦虑药物。

为头痛患者选用镇痛药,是临床医师常用的治疗方法。用镇痛药只能缓解头痛症状,减轻患者痛苦。应针对头痛的病因、发作形式和患者的具体情况选用镇痛药。还应注意各种镇痛药的不良反应、剂量和疗程。

(1)作用于阿片受体的药物:它与脑内的阿片受体相结合,激活体内抗痛系统,提高痛阈,从而起到镇痛作用。包括吗啡、哌替啶、阿法罗定、美沙酮、布桂嗪、创伤止痛片(盐酸二氢埃托啡片)、延胡索类等。这类药物不仅不良反应多,而且大多具有成瘾性。所以,通常由临床医师严格控制使用。

(2)解热镇痛药:这类药物可抑制前列腺合成酶(环氧化酶),使前列腺素合成减少。其镇痛作用的机制,是由于前列腺素可使神经末梢感受器对缓激肽等致痛因子增敏,这类药物通过抑制前列腺素合成而产生镇痛效果。具有中度镇痛作用,对中度钝痛效果较好。此类药物有:①阿司匹林片每次服 0.3～0.6g,每日 2～3 次,或仅在需要时服 1 次。注意:为避免胃肠刺激可选用肠溶阿司匹林,每片含阿司匹林 0.3g 或 0.5g。对阿司匹林过敏者、有出血倾向者忌用。其他制品如新阿司匹林、可司匹林精氨酸盐、赖氨酸阿司匹林等,其作用机制相同。②复方阿司匹林片(APC):含阿司匹林、非那西丁和咖啡因。每次 1～2 片,每日 2～3 次,或仅在需要时服 1 次。③索密痛片:含非那西丁、氨基比林、咖啡因和苯巴比妥。每次 1～2 片,每日 3 次,或仅在需要时服 1 次。④撒烈痛片:含有效成分同索密痛片,但每种药物的配比有所不同,每次 1 片,每日 2 次,或仅在需要时服 1 片。⑤萘普生:比阿司匹林的镇痛作用强 7 倍,解热作用强 22 倍,是一种高效低毒的消炎、镇痛及解热药物。每次 250mg(1 片),每日 2～3 次(每日量不超过 5 片)。

(3)消炎镇痛药:具有较强的消炎作用,对炎症性疼痛效果显著。此类药物有:①吲哚美辛(消炎痛):通过抑制前列腺素合成而使脑血管收缩，以治疗偏头痛。每次 25mg，每日 2～3 次。
②吡罗昔康：其抗炎镇痛作用比吲哚美辛稍强，半衰期为 45 小时，血中有效浓度维持时间长，故每日仅需服 1 次，每次 20mg。
③双氯芬酸：本药为一种新型强效消炎镇痛药，其作用比吲哚美辛强 2～2.5 倍，比阿司匹林强 26～50 倍。每片 25mg，每次服 1 片，每日 3 次。④布洛芬片：其作用比阿司匹林强，对血象及肾功能无明显影响。每次 0.2g(1 片)，每日 3 次，宜在饭时服。参见附录药物介绍。

解热镇痛药不可连续、长期应用，因为头痛必须认真查找原因，而对症治疗是辅助的治疗。长期应用会出现不良反应，最好听取医师指导。医师是根据诊断选用适当的药物，尽量避免某些不良反应。

(4)抗抑郁与抗焦虑药物：神经生物学研究显示，抑郁与焦虑患者有 5-羟色胺、去甲肾上腺素、多巴胺和 GABA 系统的功能紊乱。所以头痛不一定服用镇痛片，抗抑郁/抗焦虑药效果更好。参见附录药物介绍。

①抗抑郁药：选择性 5-HT 再摄取抑制药(SSRIs)：氟西汀、帕罗西汀、舍曲林、氟伏沙明、西酞普兰、艾司西酞普兰；5-HT 与 NE 再摄取抑制药(SNRIs)：度洛西汀、文拉法辛、米那普仑；草药：世界上广为应用的是圣·约翰草，其活性成分是金丝桃素，具有多种抗抑郁机制。

②抗焦虑药：苯二氮䓬类：包括氯硝西泮、地西泮、阿普唑仑、劳拉西泮、氟西泮、三唑仑、艾司唑仑、咪达唑仑、奥沙西泮；作用于 BDZ 受体的非 BDZ 催眠药：唑吡坦、佐匹克隆、扎来普隆；β 受体阻滞药：普萘洛尔、美托洛尔等；大部分抗抑郁药物有抗焦虑作用：SSRIs、SNRIs 等。

四、神经症引起的头痛

神经症包括抑郁症、焦虑症、癔症、强迫症等。神经症引起的头痛，又称神经功能性头痛，是临床各类头痛中最常见的一种。这类头痛既往称为"神经性头痛"，而在国际头痛分类中"血管性头痛"和"神经性头痛"不是独立诊断。为此，目前已经放弃使用。

神经症引起的头痛的原因，主要是由于长期的神经活动处于紧张与疲劳状态或强烈的精神刺激引起大脑功能活动紊乱的疾病。发病率较高，经流行病学调查，神经症引起的头痛占神经科门诊患者的 19.2%～62%。包括抑郁症和焦虑症引起的头痛和癔症引起的头痛。抑郁症和焦虑症引起的头痛多为胀痛、钝痛或刺痛。头痛部位多见于前额、头顶、后枕、半侧头部或全头痛。多在疲劳、用脑过度、睡眠不足、情绪不好时加重。临床上除头痛外常伴有神经症的表现，如头晕眼花、失眠、多梦、注意力不集中、工作能力下降、记忆力减退、情绪急躁、焦虑多疑、心慌气短、腰酸腿痛、手足颤动等。尽管症状多，但神经系统检查无异常发现。癔症又称歇斯底里。癔症性头痛多见于女性，发病前多有较明确的精神因素。突然发作，感情色彩鲜明。头痛多为局限性或全头痛。疼痛性质多为钝痛、串痛、胀裂痛或头部紧缩感，有时性质十分离奇。少数患者疼痛剧烈，常撞墙或用拳头打击头部。同时伴有躯体和精神方面的症状，如麻木无力、瘫痪、感觉异常、抽搐、哭闹无常等神经精神症状。防治神经症引起的头痛是一件非常复杂而细致的工作，在治疗中必须充分调动患者和医务人员的积极性，采取心理、药物及其他疗法相结合的原则，综合治疗才能取得较好的疗效。

五、睡眠与头痛有关

睡眠与头痛的关系密切，而用寥寥数语是难以说清楚的。可是因用脑过度或未能及时休息而出现头痛、头晕的经历，恐怕大部分人都有过，甚至有人少睡 2～3 小时就会头痛。"不懂得休息就不懂得工作"，说的就是这个道理。由此可见，睡眠与头痛关系很密切。在对偏头痛的流行病学调查中，专家们把睡眠不良也列为"危险因素"。睡眠在人的一生中约占 1/3 的时间,可以说睡眠有重要意义,适当的睡眠对人体健康是必不可少的。

按巴甫洛夫学说的观点,睡眠有助于大脑休息,恢复其兴奋性,并使人精力充沛。在睡眠时,不仅意识水平降低,体内大多数生理活动和化学反应亦均减慢。此时基础代谢率下降、心率减慢、血压偏低、呼吸深沉、肌肉松弛。总之,全身代谢和心血管运动都处在相对低的水平,机体代谢减慢对消除疲劳是有益的。脑电波活动呈现"纺锤样"改变,节律变慢。另外,中枢神经递质也参与到睡眠过程中,并发挥相应的作用。由于这些物质的分泌水平受"生物钟"的调控,异常的睡眠会造成神经递质在活动规律及合成代谢等方面的紊乱。其中有些物质(如儿茶酚胺类)既有递质的功能,其本身又是神经末梢的致痛物质。它们的代谢异常,一旦造成局部过多蓄积,而又导致了交感和副交感神经平衡功能失调时,自然就会诱发头痛。反过来说,头痛也会影响睡眠质量。因为头痛作为不良刺激,作用于机体,造成令人不适的情绪反应,干扰安静入睡。头痛和睡眠二者可以互为因果,相互影响。故在治疗头痛时,医师常给患者同时服用适量镇静药,就是这个道理。参见第十八讲"睡眠与头痛"。

第十八讲

睡眠与头痛

丁 楠

一、概述

健康成年人每天需要睡眠时间一般为 8 小时左右。睡眠的重要性对于一个人来说,绝对不低于吃饭。每个人需要的睡眠时间与其年龄、作息习惯及环境有关。某些人需要的睡眠时间相对长一些,另一部分人则短一些;不同年龄的儿童每天需要睡眠时间不同,新生儿每天睡眠时间为 18~20 小时或更长;65 岁以上的老年人每天需要睡眠时间通常少于中、青年;有人每天睡眠时间 5~6 小时也能保持正常工作和学习。嘈杂环境、紧张环境不利于睡眠,如战争时期、地震期间、洪涝灾害时、长期夜班等,将可能导致严重睡眠障碍。

二、"世界睡眠日"您知道吗?

睡眠障碍系指睡眠-觉醒过程中表现出来的各种功能障碍。入睡困难、睡眠质量下降,是人们常见的主诉,据世界卫生组织调查,27%的人存在睡眠问题。为此,国际精神卫生组织主办的全球睡眠和健康计划于 2001 年发起了一项全球性的活动——将每年的 3 月 21 日,即春季的第一天定为"世界睡眠日"。以引起人们的广泛关注,调动各类人员从多角度研究,共同战胜这个常见的、危害人类健康的睡眠障碍问题。

广义的睡眠障碍应该包括各种原因导致的失眠、过度嗜睡、睡眠呼吸障碍及睡眠行为异常,后者包括睡眠行走、睡眠惊恐、不宁腿综合征等。一般认为,睡眠潜伏期＞30 分钟,夜间觉醒时间＞30 分钟,每晚睡眠总时间＜6 小时均被认为是睡眠障碍。

产生睡眠问题的原因很多,如躯体疾病、情感因素、生活方式(过多饮用咖啡、茶水、吸烟、喝酒)及环境因素(噪声、拥挤或污染)等,或者睡眠的连续性被破坏或睡眠阶段因梦话、磨牙、腿部运动等影响深度睡眠。以上均有可能导致头痛发生。据统计,睡眠障碍患者头痛的发生率是正常人的 2～8 倍。

目前睡眠障碍引起的头痛发生机制尚不清楚。多数认为,与控制睡眠和疼痛的神经通路、生理学和神经生化学的交叉耦合有关。下丘脑是睡眠启动和维持中心,如该区域出现功能障碍,可引起神经递质代谢失调,从而引起头痛。例如,5-羟色胺具有镇痛作用,在进入深睡眠状态后,体内的 5-羟色胺合成逐渐增多。如深睡眠状态改变,意味着 5-羟色胺的正常镇痛作用被改变,则更易诱发头痛。

因此,积极寻找导致睡眠障碍的病因,改善睡眠质量的治疗可减少和减轻头痛的发生。

三、睡眠对人体的作用

有人总结长寿秘诀:合理膳食、充足睡眠、良好心情、适当运动。由此看来,吃饭和睡觉是同等重要的,缺一都得不到健康,更谈不上长寿。清代医家李渔曾指出,"养生之诀,当以居先。睡能还精,睡能养气,睡能健脾益胃,睡能坚骨强筋。"民间有"药补不如食补,食补不如觉补"之说。

有人说,睡眠比吃饭更重要。这是真的吗?有人早就做过有关的实验研究,以回答睡眠与吃饭哪个更重要。人不吃饭能活7～9 天,而不睡觉只能活 4～5 天。1966 年,日本学者在实验中尝试着禁止一个男性睡觉,此人当时 23 岁,结果只坚持了 4 天。2007 年 5 月,英国 43 岁的男子托尼·赖特打破了这个纪录,坚持

11 天没有睡,但是生理和心理上已有不健康的迹象。

我这里告诉您,睡眠与吃饭同样重要。读者可能已经理解睡眠对于人类的重要性。

(1)消除疲劳,恢复体力:睡眠是消除身体疲劳的主要方式。因在睡眠期间胃肠道功能及其有关脏器,合成并制造人体的能量物质,以供活动时使用。另外,由于体温、心率、血压下降,呼吸及部分内分泌减少,使基础代谢率降低,从而使体力得以恢复。

(2)保护大脑,恢复精力:睡眠不足者,表现为烦躁、激动或精神萎靡,注意力涣散,记忆力减退等;长期缺少睡眠则会导致幻觉。而睡眠充足者,精力充沛,思维敏捷,办事效率高。这是由于大脑在睡眠状态下耗氧量大大减少,有利于脑细胞能量贮存。因此,睡眠有利于保护大脑,提高脑力。

(3)增强免疫力,康复机体:人体在正常情况下,能对侵入的各种抗原物质产生抗体,并通过免疫反应而将其清除,保护人体健康。睡眠能增强机体产生抗体的能力,从而增强机体的抵抗力;同时,睡眠还可以使各组织器官自我修复加快。现代医学中常把睡眠作为一种治疗手段,用来帮助患者度过最痛苦的时期,以利于疾病的康复。

(4)促进生长发育:睡眠与儿童生长发育密切相关,婴幼儿在出生后相当长的时间内,大脑继续发育,这个过程离不开睡眠;且儿童的生长在睡眠状态下速度增快,因为睡眠期血浆生长激素可以连续数小时维持在较高水平。所以,应保证儿童充足的睡眠,以保证其生长发育。

(5)延缓衰老,促进长寿:近年来,许多调查研究资料均表明,健康长寿的老年人均有一个良好而正常的睡眠。人的生命好似燃烧的火焰,而有规律燃烧则生命持久;若忽高忽低燃烧则使寿命缩短,使人过早夭折。睡眠时间恰似火焰燃烧最小的程度,因此能延缓衰老,保证生命的长久。

(6)保护人的心理健康:睡眠对于保护人的心理健康与维护

人的正常心理活动是很重要的。因为短时间的睡眠不佳,就会出现注意力涣散,而长时间睡眠障碍则可造成人胡思乱想。

(7)有利于皮肤美容:在睡眠过程中皮肤毛细血管循环增多,其分泌和清除过程加强,加快了皮肤的再生,所以睡眠有益于皮肤美容,睡眠不足易出现"黑眼圈"。

根据巴甫洛夫学说,睡眠有助于大脑休息,恢复其兴奋性,并使人精力充沛。在睡眠时,全身代谢和心血管运动都处在相对低的水平,对消除疲劳是有益的。总之,睡眠对于人类的健康极为重要,人类一生中大约 1/3 的时间是在睡眠中度过。

四、睡眠与头痛的关系

睡眠性头痛(hypnic headache,HH)由 Raskin 于 1988 年首次报道,以后又被称为"闹钟性头痛"或"顺时针头痛",国际头痛协会 2004 年颁布的头痛分类第 2 版(International Classification of Headache Disorders,2nd edition,ICHD-2)新增加了 HH 的诊断。目前有关睡眠性头痛研究和病例报道不多,平均发病年龄在 62 ± 11 岁,女性略多于男性。发病机制及病理生理过程目前尚不清楚。但人们认识到睡眠时间过多或过少无益于身体健康;生活相对规律,按时起居者的头痛患病率低,而长期睡眠不良(睡眠的过多或过少)均可能导致头痛,推测这可能与生物钟紊乱有关。

睡眠障碍会引起受生物钟调控的内分泌及神经递质的合成代谢紊乱,引起神经末梢的致痛物质增加从而导致头痛。反之,头痛也会影响睡眠质量。因为头痛作为一种机体的不良刺激,容易引起令人不适的情绪反应,从而导致睡眠障碍。因此,头痛和睡眠二者可以互为因果,相互影响。头痛与睡眠障碍之间的关系,从 3 方面进行阐述:睡眠障碍导致头痛,头痛引起睡眠障碍,睡眠性头痛。

五、睡眠障碍导致头痛的类型

睡眠障碍是指睡眠的数量、质量、时间或节律紊乱。目前引起睡眠障碍的原因多种多样,生理、心理、环境的改变或药物、神经精神和躯体疾病等均可引起不同程度的睡眠障碍并引起相应的头痛。以下讨论一些常见睡眠障碍引起的头痛。

1. 阻塞性睡眠呼吸暂停引发头痛　阻塞性睡眠相关性呼吸障碍,临床指标是:每夜 7 小时睡眠中呼吸暂停反复发作 30 次以上,每次 10 秒以上;或全夜睡眠期平均每小时呼吸暂停和低通气次数 5 次或 5 次以上。据国外资料显示,成人患病率 4％,而＞60 岁人群的患病率高达 20％～40％。

阻塞型睡眠呼吸暂停综合征易患人群,包括肥胖者、老年人(咽部肌肉松弛,入睡后舌、咽部后下垂,容易造成气道受阻－鼾声呼吸)、上气道病变(鼻腔阻塞、扁桃体肥大、软腭松弛、咽部肿瘤、舌体肥大)、下颌畸形、阻塞型睡眠呼吸暂停综合征家族史、长期大量饮酒、服用镇静催眠或肌肉松弛药物、长期吸烟及其他疾病(甲状腺功能低下、肢端肥大症、胃食管反流病、神经肌肉疾病)等,均有出现阻塞型睡眠呼吸暂停综合征的可能。

睡眠呼吸暂停综合征引发头痛的机制:大量研究表明,其疾病越严重,所导致的头痛也越发严重。究其主要原因在于该疾病所导致的夜间血氧饱和度的降低和高碳酸血症,导致颅内血管舒张、颅内压升高、血压升高而导致头痛。头痛特点是次日早晨、上午头痛明显,下午减轻或消失。

防治措施:这部分患者首先控制体重、适当运动、戒烟戒酒、逐步停用镇静催眠药物及肌肉松弛药物,夜间睡眠采取侧卧位。早期治疗鼻炎、鼻中隔偏曲、甲状腺功能低下等疾病。在医师指导下可以尝试使用口型矫正器,如果治疗效果差,必要时夜间使用呼吸机。外科手术矫正,对部分咽部黏膜组织肥厚、咽腔狭小、悬雍垂肥大、软腭过低、扁桃体肥大有手术指征的患者,采用手术治疗,改善或纠正上气道狭窄,从而改善睡眠,改善其所造成的头痛症状,同时可以预防心脑血管病。

2. 睡眠时间延长或过多　适当的优质睡眠是人体健康有益,而且可以改善头痛症状,但如果成人睡眠时间延长(睡眠时间>8.5 小时),本质上如同睡眠不足导致的结果一样,致使精神疲惫、昼夜颠倒,甚至部分患者易可出现头痛。因为长时间的睡眠可使心脏跳动减缓,全身代谢率降低,大脑中枢神经受到抑制,导致脑血流量减少并维持较长时间,因此过度睡眠导致机体疲惫,甚至引起清醒后脑血管反射性扩张,从而引起头痛。其次,松果体分泌的褪黑素是影响人体生物钟和昼夜节律的重要因素。褪黑素的分泌存在昼夜节律,长时间的过度睡眠会导致睡眠节律的破坏,从而导致褪黑素分泌紊乱,引起 γ-氨基丁酸、细胞钙内流、5-羟色胺调节的紊乱,从而导致调节睡眠-觉醒周期和疼痛控制的紊乱。再次,长时间睡眠及不良姿势,有时可导致颈椎肌肉紧张、劳损等,从而有可能引起枕神经痛,导致头痛发生。

给予改善睡眠,调整正确睡眠周期,针对引起睡眠时间延长的病因治疗,以及合适的头枕和垫褥,均可改善头痛。

3. 头痛类型与睡眠障碍　头痛是睡眠障碍的危险因素,长期头痛患者多数存在睡眠障碍,大部分头痛患者通过选择休息或给予安定类药物,被迫卧床休息后可缓解头痛。

(1)偏头痛:据统计发现,79%偏头痛患者存在睡眠障碍。偏头痛发作前的夜晚睡眠质量明显下降,表现为入睡困难或维持睡眠困难。一项偏头痛患者睡眠跟踪研究显示,偏头痛患者主要引起快速动眼睡眠及快速动眼睡眠的潜伏期延长,但其他睡眠指标基本正常。可能原因为偏头痛的病理生理机制如下丘脑及脑干功能失调有关。

(2)紧张性头痛:导致紧张性头痛主要的触发因素是压力,多数紧张性头痛患者伴有焦虑及抑郁,并且过半数患者存在睡眠障碍。据观察,紧张性头痛患者的睡眠时间、睡眠效率及睡眠潜伏期都有一定程度的减少,慢波睡眠显著减少,从而导致觉醒次数和夜间活动增加,这与偏头痛的睡眠障碍有所不同,但发病机制仍不清楚。目前,认为间断性紧张性头痛预后较差的因素为睡眠障碍。因此,对于紧张性头痛,调节睡眠治疗尤其重要。

(3)丛集性头痛:丛集性头痛多发生快速动眼睡眠阶段。近年,多有报道与丛集性头痛相关的睡眠呼吸暂停、失眠和发作性睡病病例。并且治疗和改善睡眠呼吸暂停后,患者丛集性头痛症状得到明显改善。考虑两者之间存在一定内在联系,但目前发病机制不清,需要进一步研究。因此,丛集性头痛患者如需要可给予睡眠监测,如发现睡眠呼吸暂停,给予改善治疗,头痛也可相应缓解。

4. 睡眠性头痛诊断标准 睡眠性头痛是种罕见的睡眠直接相关的原发性头痛,几乎均在睡眠中或睡醒后发生头痛迫使患者从睡眠中醒来,其他时间几乎不发作。疼痛多为双侧性,有时也可为一侧性或交替发生,一般为轻至中度头痛,约 20% 患者头痛严重。疼痛时间较短,一次发作持续 15~180 分钟,平均至少每周发作 1 次,据报道,发作频发的患者可一晚发作 6 次以上。睡眠监测发现睡眠型头痛多发生在快速动眼睡眠期间。因为下丘脑是睡眠和疼痛的调控中心,目前多考虑睡眠性头痛与之有关,但需进一步研究证实。

睡眠性头痛诊断标准:①仅发生在睡眠及觉醒患者;②至少具有以下特征中的两项:每月发生 15 次以上;醒后疼痛持续≥15分钟;首次发作在 50 岁后;③无自主神经症状和仅有恶心、畏光、畏声中的 1 项症状;④除外其他疾病引起的头痛。

睡眠性头痛目前缺乏特异性治疗方法。据报道,此病目前预防性用药最有效的药物为锂盐,但该药物不良反应多,一般不适宜老年人用药。其次,氟桂利嗪、吲哚美辛、褪黑素均可作为二线用药,但需考虑上述药物的年龄限制及相关不良反应。咖啡因可作为急性期治疗的一线药物。尽管大多数睡眠性头痛患者需要长期药物治疗,但应该让患者认识到这种头痛是良性的,有可能自发缓解治愈。

　　总之,睡眠与头痛常有因果关系,相互影响,头痛既是睡眠障碍的危险因素也是睡眠障碍的结果。所以在头痛治疗时,同时给予患者适量镇静药、抗焦虑抑郁药,可以减轻或消除头痛,能取得良好效果。此外,良好的睡眠习惯可以减少头痛的发作和持续时间。因此,在头痛与睡眠的治疗中,应两者兼顾,做好两者的诊断、治疗和预防。

第十九讲

中医药治疗头痛

冯学功

　　头痛是常见病症,中医药学的历史悠久,在头痛的诊治方面积累了较多的经验,方药方面也得到了较好的传承。这里扼要地介绍中医药治疗头痛的原则和某些具体方药。同时提醒大家,一是选择具体方药,二是疗效与用药时间,时间太短看不到效果,长时间用药有无不良反应,注意必要的变更。

一、中医对头痛的认识

　　头痛是指由于外感与内伤,致使脉络拘急或失养,清窍不利所引起的以头部疼痛为主要临床特征的疾病。我国对头痛病认识很早,在殷商甲骨文就有"疾首"的记载,大约成书于二千多年前的《黄帝内经》提出"头痛癫疾,下虚上实",明确了头痛病名,并认为形成机制是"下虚上实"及风寒侵袭所致。头痛病位虽然在头,但从中医整体观念来看,头痛是全身脏腑经络功能失调在局部的反应。中医学认为,人体是一个有机整体,各脏腑、组织、器官以心、肝、脾、肺、肾五脏为中心,通过经络系统有机地联系起来,构成一个表里相联,上下沟通,协调共济,井然有序的整体。经络是人体气血运行的通道,具有运输和联系的双重功能。经络系统中的核心组成部分——十二经脉中,有八条循行于头部。通过头部经络的广泛联系,使头和人体上下、内外、脏腑、肢骸密切联系起来,经络通畅,气血条达,则脑髓健旺,神机正常。人类生活在自然界中,自然界的变化(如季节气候等)又可以直接或间接地影响人体,使人体产生相应的反应。如果因为外部邪气侵袭或者内在的脏腑功能失调,导致头部经络不畅或失养,就会产生头痛。中医治病讲究辨证论治,就是通过望、闻、问、切等手段,收集与病情相关的资料,通过分析,辨清疾病的原因、性质、部位及正气强弱、邪气盛衰等情况,然后再制定治法,处方用药。基于上述认识,中医在治疗头痛时,并不仅仅盯着头部,而是从整体出发,分清是何种邪气侵袭人体,是何种因素使脏腑功能失调,然后通过祛邪或调整内在脏腑功能的方法,使脑部经脉调畅,功能正常,就可以缓解头痛。

二、中医对头痛病理机制的认识

中医学认为,头为元神所居,是"精明之府""髓海",与五脏六腑之阴精、阳气密切相关,凡能影响脏腑之精血、阳气的因素皆可成为头痛的病因,归纳起来分为外感与内伤两类。外感即指感受外界的邪气,内伤则与情志、饮食、年老体弱等因素相关。

(1)感受外邪:多因起居不慎,坐卧当风,感受风寒湿热等外邪上犯于头,清阳之气受阻,气血不畅,阻遏络道而发为头痛。外邪中以风邪为主,因"风为百病之长""巅高之上,唯风可到"。风邪常挟寒、湿、热邪上袭,致络脉绌急而痛。

(2)情志郁怒:长期精神紧张忧郁,肝气郁结,肝失疏泄,络脉失于条达拘急而头痛;或平素性情暴躁,恼怒太过,气郁化火,日久肝阴被耗,肝阳失敛而上亢,气壅脉满,清阳受扰而头痛。

(3)饮食不节:素嗜肥甘厚味,暴饮暴食,或劳伤脾胃,以致脾阳不振,脾不能运化转输水津,聚而痰湿内生,以致清阳不升,浊阴不降,清窍为痰湿所蒙;饮食伤脾,气血生化不足,气血不足以充营脑海,亦为头痛的病因病机。

(4)内伤不足:先天禀赋不足,或劳欲伤肾,或年老久病体弱,气血不能上营于脑,髓海不充则可致头痛。

(5)其他:跌仆损伤,络脉瘀阻,经隧不通,亦可发生头痛。

三、头痛的辨证要点

(1)辨外感内伤:可根据起病方式、病程长短、疼痛性质等特点进行辨证。外感头痛,一般发病较急,病势较剧,多表现掣痛、跳痛、胀痛、重痛、痛无休止,每因外邪所致。内伤头痛,一般起病缓慢,痛势较缓,多表现隐痛、空痛、昏痛、痛势悠悠,遇劳则剧,时作时止。

(2)辨疼痛性质:辨疼痛性质有助于分析病因。掣痛、跳痛多为阳亢、火热所致;重痛多为痰湿;冷感而刺痛,为寒厥;刺痛固定,常为瘀血;痛而胀者,多为阳亢;隐痛绵绵或空痛者,多精血亏虚;痛而昏晕者,多气血不足。

(3)辨疼痛部位:辨疼痛部位有助于分析病因及发生病变的脏腑经络。一般气血、肝肾阴虚者,多以全头作痛;阳亢者痛在枕部,多连颈肌;寒厥者痛在巅顶部;肝火者痛在两颞侧。就经络走行部位而言,前部为阳明经,后部为太阳经,两侧为少阳经,巅顶为厥阴经。

(4)辨诱发因素:因劳倦而发,多为内伤,气血阴精不足;因气候变化而发,常为寒湿所致;因情志波动而加重,与肝火有关;因饮酒或暴食而加重,多为阳亢;外伤之后而痛,应属瘀血。

四、治疗

1. 外感头痛辨证治疗

(1)风寒头痛

主症:头痛连及项背,恶风畏寒,遇风尤剧,得温则舒,口不渴,苔薄白,脉浮或浮紧。

治法:疏散风寒。

方药:川芎茶调散加减。川芎 9g,荆芥(后入)9g,白芷 6g,羌活 6g,甘草 6g,细辛 3g,防风 6g,薄荷(后入)9g。水煎服后即饮清茶适量。

(2)风热头痛

主症:头痛而胀,甚则如裂,发热或恶风,面红目赤,口渴喜饮,便秘,小便黄,苔黄,脉浮数。

治法:祛风清热。

方药:芎芷石膏汤。川芎 9g,白芷 9g,生石膏 30g,野菊花 15g,藁本 9g,羌活 6g。

(3)风湿头痛

主症:头痛如裹,肢体困重,胸闷纳呆,小便不利,大便溏或黏腻不爽,苔白腻,脉濡。

治法:祛风胜湿。

方药:羌活胜湿汤加减。羌活、独活各 6g,藁本、防风、炙甘草、川芎各 3g,蔓荆子 2g。

2. 内伤头痛的辨证治疗

(1)肝阳头痛

主症:头痛而伴有眩晕,时作牵掣样头痛,头两侧为重,心烦易怒,面红口苦,或胁痛,大便干,小便黄,舌红,苔薄黄,脉弦或弦细带数。

治法:平肝潜阳。

方药:天麻钩藤饮加减。天麻 9g,钩藤(后下)12g,石决明(先煎)18g,山栀子、黄芩、杜仲、益母草、桑寄生、夜交藤、朱茯神各 9g,川牛膝 12g。

(2)气虚头痛

主症:头痛头昏,痛势绵绵,时发时止,遇劳则重,倦怠乏力,畏寒少气,口淡乏味,纳食不香,苔薄,脉大无力。

治法:益气升清。

方药:顺气和中汤加减。黄芪 15g,人参 9g,白术 9g,白芍 12g,当归 12g,陈皮 9g,炙甘草 6g,升麻 6g,柴胡 6g,蔓荆子 9g,川芎 9g,细辛 3g。

(3)血虚头痛

主症:头痛而昏,面色少华,心悸,舌质淡,苔薄,脉细弱。

治法:滋阴养血。

方药:加味四物汤。生地黄12g,当归12g,白芍12g,川芎9g,蔓荆子12g,黄芩9g,菊花9g,炙甘草6g。

(4)肾虚头痛

主症:头空痛,每兼眩晕、腰膝酸软,失眠多梦,耳鸣,遗精带下,畏寒肢冷,苔薄,脉沉细无力。

治法:补肾益脑。

方药:大补元煎加减。人参10g,山药12g,熟地黄12g,杜仲10g,当归9g,山茱萸6g,炙甘草6g。

(5)痰浊头痛

主症:头痛昏蒙,胸脘痞闷,纳呆呕恶,舌苔白腻,脉滑或弦滑。

治法:化痰降逆。

方药:半夏白术天麻汤加减。半夏9g,天麻9g,茯苓9g,橘红6g,白术15g,甘草4g,生姜3片,大枣2枚。

(6)瘀血头痛

主症:头痛经久不愈,痛处固定不移,其痛如刺,或头部有外伤史,舌有瘀斑,脉细或细涩。

治法:活血化瘀。

方药:通窍活血汤化裁。赤芍3g,川芎3g,桃仁9g,红花9g,葱白1根,大枣7枚,麝香(冲服)0.15g,黄酒50ml。上药除黄酒外水煎用黄酒冲服。

3. 应用引经药提高头痛疗效　中医在长期的临床实践中,总结出一种用药经验,认为某些药物能带引其他药物直达病所而起向导作用,这些药物就叫"引经药"。善用引经药,能提高用药的准确性,从而提高疗效。治疗头痛时,均可根据经络循行在相应的方药中加入引经药,能显著地提高疗效。前已述及,从经络走行部位划分,前部为阳明经,后部为太阳经,两侧为少阳经,巅顶为厥阴经。引经药物的选择,一般太阳头痛者,选加羌活、防风;阳明头痛者,选加白芷、葛根;少阳头痛者,选用川芎、柴胡;厥阴头痛者,选用吴茱萸、藁本等。

4. 治疗头痛的偏单验方

(1)外用方

①辛夷适量,研极细末,吸鼻孔内,每日 2 次,治偏正头痛。

②白附子 3g,川芎 6g,葱白 1 根,捣如泥状,取豆粒大贴太阳穴,1 小时更换,治偏头痛。

③鲜薄荷叶稍揉搓后贴太阳穴,时时更换。

④生萝卜汁少许点健侧鼻孔中,治偏头痛。

⑤乳香、没药各 6g,水调敷太阳穴。

⑥乳香、蓖麻子各 6g,食盐少许,共捣如泥状,贴太阳穴,治偏头痛。

⑦鹅不食草 30g,白芷 15g,冰片 1.5g,共为细末,储瓶备用。发作时用棉球蘸药粉少许塞鼻孔,治偏头痛。

(2)内服方

①土茯苓 30g,当归 9g,何首乌 9g,生地黄 15g,水煎服,每日 1 剂。治常年头痛不愈。

②夏枯草 90g,香附 60g,甘草 120g,共为细末,每次 4.5g,每日 2 次,白开水冲服。治前额及眉棱骨痛。忌食辛辣。

③酒炒黄芩 60g,白芷 30g,共研细末,每次 4.5g,每日 2 次,温开水冲服。

④藁本、杭菊、白芍各 12g,川芎、荆芥、蔓荆子各 9g,生地黄 18g,甘草 6g,水煎服,每日 1 剂。

⑤桑叶 9g,菊花 9g,川芎 9g,白芷 9g,川椒 6g,生石膏 30g,细辛 3g,水煎服,每日 1 剂,连服 3~5 剂。治偏头痛。

⑥石决明 30g,杭菊 9g,白蒺藜 9g,川芎 9g,钩藤 15g,水煎服,每日 1 剂,连服 3~5 剂。治偏头痛。

⑦全蝎、地龙、甘草各等份,共为末,每服 3g,早、晚各 1 次。

⑧川芎 12g,白果 5 个,茶叶 3g,葱白 3 根,水煎服。

⑨川芎 15g,蔓荆子 6g,红花 15g,当归 30g,共为细末,每次 6g,每日 2 次,温开水送服。

⑩茺蔚子 15g,白芷 12g,地龙 9g,川芎 9g,全蝎 4.5g,乌梢蛇 15g,共为末,每服 6g,每日 2 次。治偏头痛。

⑪川芎、蔓荆子各 10g,水煎服。

⑫菊花 6～10g,决明子 10g,沸水冲泡,代茶饮。治肝阳上亢头痛。

上述偏单验方,多在民间传用。作者认为,头痛患者应注重寻求头痛病因,有条件者及时到头痛专科门诊检查。若无器质性疾病者,可以试用;试用不效者,仍应到神经专科诊治,切忌偏信"偏方治大病"而贻误病情。

5.治疗头痛的常用中成药

(1)镇脑宁胶囊

处方:川芎、藁本、细辛、白芷、水牛角浓缩粉、丹参、葛根、天麻、猪脑粉。

功能主治:息风通络。用于内伤头痛,伴有恶心、呕吐、视物不清、肢体麻木、头昏、耳鸣等症及高血压动脉硬化,血管神经性头痛。

用法用量:口服,每次 4～5 粒,每日 3 次。

注意事项:阴虚阳亢者慎用。

(2)清脑复神液

处方:人参、黄芪、当归、鹿茸(去皮)、菊花、薄荷、柴胡、决明子、荆芥穗、丹参、远志、五味子、酸枣仁、莲子心、麦冬、百合、竹茹、黄芩、桔梗、陈皮、茯苓、甘草、半夏、枳壳、干姜、石膏、冰片、大黄、木通、黄柏、柏子仁、莲子肉、知母、石菖蒲、川芎、赤芍。

功能主治:清心安神,化痰醒脑,活血通络。用于神经衰弱、失眠、顽固性头痛、脑震荡后遗症所致头痛、眩晕、健忘、失眠等症。

用法用量:口服,轻症每次 10ml,重症每次 20ml,每日 2 次。

(3)通天口服液

处方:川芎、白芷、细辛、羌活等。

功能主治:活血化瘀、祛风止痛。用于瘀血阻滞、风邪上扰所致的偏头痛发作期。症见头部胀痛或刺痛,痛有定处,反复发作,头晕目眩或恶心呕吐,恶风或遇风加重。

用法用量:口服。第 1 日服法:分即刻、服药 1 小时后、2 小时后、4 小时后各服 10ml,以后每 6 小时服 10ml。第 2 日、3 日服法:每次 10ml,每日 3 次,3 天为 1 个疗程。

禁忌:出血性脑血管病、阴虚阳亢患者和孕妇禁服。

(4)正天丸

处方:羌活、川芎、钩藤、细辛、麻黄、独活、当归、桃仁、红花、地黄、白芍、防风、白芷、鸡血藤、附片。辅料为药用炭淀粉单糖浆虫白蜡。

功能主治:疏风活血,养血平肝,通络止痛。用于外感风邪,瘀血阻络,血虚失养,肝阳上亢引起的神经性头痛,颈椎病型头痛,经前头痛。

用法用量:饭后服用每次 1 袋(6g)每日 2～3 次 15 日为 1 个疗程。

不良反应:个别病例服药后谷丙转氨酶轻度升高;偶见口干口苦腹痛及腹泻。

禁忌证:婴幼儿、孕妇、哺乳期妇女禁用;肝肾功能不全者禁用。

(5)天舒胶囊

处方:川芎、天麻。

功能主治:活血平肝。主要用于血瘀所致血管神经性头痛;症见头痛日久,痛有定处,或兼头晕,夜寐不安。

用法用量:饭后口服,每次 4 粒(0.34g/粒),每日 3 次。

不良反应:偶见胃部不适,头胀,月经量过多。

禁忌证:孕妇及月经量过多者禁用。

(6)芎菊上清丸

处方:川芎、菊花、黄芩、栀子、蔓荆子(炒)、黄连、薄荷、连翘、荆芥穗、羌活、白芷、甘草等 15 味。

功能主治:清热解毒,散风止痛。用于外感风邪引起的怕风发热,偏正头痛,鼻塞,牙痛。

用法用量:口服,每次 6g(1 袋),每日 2 次。

(7)川芎茶调颗粒

处方:白芷、薄荷、川芎、防风、甘草、荆芥、羌活、细辛。

功能主治:疏风止痛。用于风邪头痛,或有恶寒,发热,鼻塞。

禁忌证:孕妇忌服,出血性脑病患者禁服。

用法用量:饭后用温开水或浓茶冲服,每次 1 袋(每袋装7.8g),每日 2 次。

注意事项:本药以治疗外感风邪引起的感冒头痛效果较好,也用于经过明确诊断的偏头痛、神经性头痛或外伤后遗症所致的头痛等。久痛气虚、血虚,或因肝肾不足,阳气亢盛之头痛不宜应用。

(8)血府逐瘀口服液

处方:桃仁、红花、当归、川芎、生地、赤芍、牛膝、柴胡等。

功能主治:活血化瘀、行气止痛。用于瘀血内阻,头痛或胸痛,内热憋闷,失眠多梦,心悸怔忡,急躁善怒。

用法用量:口服,每次 1 支(10ml),每日 3 次,或遵医嘱。

注意事项:孕妇忌服。用前摇匀,饭后服用。忌食生冷。

(9)复方羊角胶囊

处方:白芷、川芎、羊角、制川乌。

功能主治:平肝,镇痛。用于偏头痛,血管性头痛,紧张性头痛,也可用于神经痛。

用法用量:口服,每次 1.25g,每日 2~3 次。

禁忌证:孕妇禁用。

(10)全天麻胶囊

处方：天麻。

功能主治：平肝，息风，止痉。用于头痛眩晕，肢体麻木，癫痫抽搐。

用法用量：口服，每次 2～6 粒，每日 3 次。

(11)杞菊地黄丸

处方：枸杞子、菊花、熟地黄、山茱萸（制）、牡丹皮、山药、茯苓、泽泻。辅料：蜂蜜。

功能主治：滋肾养肝。用于肝肾阴亏，头痛眩晕耳鸣，视物昏花。

用法用量：口服。大蜜丸每次 1 丸(9g)，每日 2 次。

服用上述中成药注意事项及禁忌证，应以药物说明书为准，对服用后效果不佳或头痛严重者，应及时去医院神经内科就诊。

附录 A 汉密尔顿焦虑量表(HAMA)

吴盛各

汉密尔顿焦虑量表(Hamilton Anxiety Scale,HAMA)由
Hamilton 于 1959 年编制。最早是精神科临床中常用的量表之
一,包括 14 个项目。《CCMD-3 中国精神疾病诊断标准》将其列
为焦虑症的重要诊断工具,临床上常将其用于焦虑症的诊断及程
度划分的依据。

(一)汉密尔顿评分法

HAMA 所有项目采用 0—4 分的 5 级评分法,各级的标准
为:0 分:无症状;1 分:轻;2 分:中等;3 分:重;4 分:极重。

1. **焦虑心境** 担心、担忧,感到有最坏的事情将要发生,容易
被激惹。

2. **紧张** 紧张感、易疲劳、不能放松,情绪反应,易哭、颤抖、
感到不安。

3. **害怕** 害怕黑暗、陌生人、一人独处、动物、乘车或旅行及
人多的场合。

4. **失眠** 难以入睡、易醒、睡得不深、多梦、梦魇、夜惊、睡醒
后感到疲倦。

5. **认知功能或称记忆力、注意力障碍** 注意力不能集中,记
忆力差。

6. **抑郁心境** 丧失兴趣、对以往爱好的事务缺乏快感、忧郁、
早醒、昼重夜轻。

7. **躯体性焦虑(肌肉系统症状)** 肌肉酸痛、活动不灵活、肌
肉经常抽动、肢体抽动、牙齿打战、声音发抖。

8. **感觉系统症状** 视物模糊、发冷发热、软弱无力感、浑身

刺痛。

9. 心血管系统症状　心动过速、心悸、胸痛、血管跳动感、昏倒感、心搏脱漏。

10. 呼吸系统症状　时常感到胸闷、窒息感、叹息、呼吸困难。

11. 胃肠消化道症状　吞咽困难、嗳气、食欲不佳、消化不良（进食后腹痛、胃部烧灼痛、腹胀、恶心、胃部饱胀感）、肠鸣、腹泻、体重减轻、便秘。

12. 生殖、泌尿系统症状　尿意频繁、尿急、停经、性冷淡、过早射精、勃起不能、阳痿。

13. 自主神经系统症状　口干、潮红、苍白、易出汗、易起"鸡皮疙瘩"、紧张性头痛、毛发竖起。

14. 与人谈话时的行为表现

(1)一般表现：紧张、不能松弛、忐忑不安、咬手指、紧握拳、摸弄手帕、面肌抽动、不停顿足、手发抖、皱眉、表情僵硬、肌张力高、叹息样呼吸、面色苍白。

(2)生理表现：吞咽、频繁打呃、安静时心率快、呼吸加快（20次/分钟以上）、腱反射亢进、震颤、瞳孔放大、眼睑跳动、易出汗、眼球突出。

(二)汉密尔顿焦虑量表结果分析

(1)焦虑因子分析：HAMA 将焦虑因子分为躯体性和精神性两大类。躯体性焦虑：7－13 项的得分比较高。精神性焦虑：1－6 项和 14 项得分比较高。

(2)HAMA 总分能较好地反映焦虑症状的严重程度。总分可以用来评价焦虑和抑郁障碍患者焦虑症状的严重程度和对各种药物、心理干预效果的评估。按照我国量表协作组提供的资料：总分≥29 分，可能为严重焦虑；≥21 分，肯定有明显焦虑；≥14 分，肯定有焦虑；超过 7 分，可能有焦虑；如<7 分，便没有焦虑症状。

对 HAMA 躯体性和精神性两大类因子的分析，不仅可以具体反映患者的精神病理学特点，也可反映靶症状群的治疗效果。

附录 B 汉密尔顿抑郁量表(HAMD)

吴盛各

汉密尔顿抑郁量表(Hamilton Depression Scale,HAMD)是1960 年由 Hamilton 编制,得到学者认可,经过几次改进,是目前临床上评定抑郁状态时应用得最为普遍的量表。本量表有 17 项、21 项和 24 项等 3 种版本,现介绍的是 24 项版本。

(一)项目和评分标准

HAMD 大部分项目采用 0～4 分的 5 级评分法。各级的标准为:0 分,无;1 分,轻度;2 分,中度;3 分,重度;4 分,极重度。少数项目采用 0～2 分的 3 级评分法,其分级的标准为:0 分,无;1 分,轻—中度;2 分,重度。

1. 抑郁情绪 1 分,只在问到时才诉述;2 分,在访谈中自发地表达;3 分,不用言语也可以从表情、姿势、声音或欲哭中流露出这种情绪;4 分,患者的自发言语和非语言表达(表情,动作)几乎完全表现为这种情绪。

2. 有罪感 1 分,责备自己,感到自己已连累他人;2 分,认为自己犯了罪,或反复思考以往的过失和错误;3 分,认为目前的疾病,是对自己错误的惩罚,或有罪恶妄想;4 分,罪恶妄想伴有指责或威胁性幻觉。

3. 自杀 1 分,觉得活着没有意义;2 分,希望自己已经死去,或常想到与死有关的事;3 分,消极观念(自杀念头);4 分,有严重自杀行为。

4. 入睡困难(初段失眠) 1 分,主诉有入睡困难,上床半小时后仍不能入睡。(要注意平时患者入睡的时间);2 分,主诉每晚均有入睡困难。

5. **睡眠不深(中段失眠)** 1分,睡眠浅,多噩梦;2分,半夜(晚12点钟以前)曾醒来(不包括上厕所)。

6. **早醒(末段失眠)** 1分,有早醒,比平时早醒1小时,但能重新入睡(应排除平时的习惯);2分,早醒后无法重新入睡。

7. **工作和兴趣** 1分,提问时才诉述;2分,自发地直接或间接表达对活动、工作或学习失去兴趣,如感到无精打采,犹豫不决,不能坚持或需强迫自己去工作或活动;3分,活动时间减少或成效下降,住院患者每天参加病房劳动或娱乐不满3小时;4分,因目前的疾病而停止工作,住院者不参加任何活动或者没有他人帮助便不能完成病室日常事务(注意:不能凡住院就打4分)。

8. **阻滞(指思维和言语缓慢,注意力难以集中,主动性减退)** 1分,精神检查中发现轻度阻滞;2分,精神检查中发现明显阻滞;3分,精神检查进行困难;4分,完全不能回答问题(木僵)。

9. **激越** 1分,检查时有些心神不定;2分,明显心神不定或小动作多;3分,不能静坐,检查中曾起立;4分,搓手、咬手指、扯头发、咬嘴唇。

10. **精神性焦虑** 1分,问及时诉述;2分,自发地表达;3分,表情和言谈流露出明显忧虑;4分,明显惊恐。

11. **躯体性焦虑(指焦虑的生理症状,包括口干、腹胀、腹泻、呃逆、腹绞痛、心悸、头痛、过度换气和叹气,以及尿频和出汗)** 1分,轻度;2分,中度,有肯定的上述症状;3分,重度,上述症状严重,影响生活或需要处理;4分,严重影响生活和活动。

12. **胃肠道症状** 1分,食欲减退,但不需他人鼓励便自行进食;2分,进食需他人催促或请求和需要应用泻药或助消化药。

13. **全身症状** 1分,四肢,背部或颈部沉重感,背痛、头痛、肌肉疼痛,全身乏力或疲倦;2分,症状明显。

14. **性症状(指性欲减退,月经紊乱等)** 1分,轻度;2分,重度;3分,不能肯定,或该项对被评者不适合(不计入总分)。

15. **疑病** 1分,对身体过分关注;2分,反复考虑健康问题;3

分,有疑病妄想;4分,伴幻觉的疑病妄想。

16.体重减轻 按病史评定:1分,患者诉说可能有体重减轻;2分,肯定体重减轻。按体重记录评定:1分,一周内体重减轻超过0.5kg;2分,一周内体重减轻超过1kg。

17.自知力 0分,知道自己有病,表现为抑郁;1分,知道自己有病,但归咎伙食太差,环境问题,工作过忙,病毒感染或需要休息;2分,完全否认有病。

18.日夜变化(如果症状在早晨或傍晚加重,先指出是哪一种,然后按其变化程度评分;早上变化评早上,晚上变化评晚上)

1分,轻度变化:晨1、晚1;2分,重度变化:晨2、晚2。

19.人格解体或现实解体(指非真实感或虚无妄想) 1分,问及时才诉述;2分,自然诉述;3分,有虚无妄想;4分,伴幻觉的虚无妄想。

20.偏执症状 1分,有猜疑;2分,有牵连观念;3分,有关系妄想或被害妄想;4分,伴有幻觉的关系妄想或被害妄想。

21.强迫症状(指强迫思维和强迫行为) 1分,问及时才诉述;2分,自发诉述。

22.能力减退感 1分,仅于提问时方引出主观体验;2分,患者主动表示有能力减退感;3分,需鼓励、指导和安慰才能完成病室日常事务或个人卫生;4分,穿衣、梳洗、进食、铺床或个人卫生均需他人协助。

23.绝望感 1分,有时怀疑"情况是否会好转",但解释后能接受;2分,持续感到"没有希望",但解释后能接受;3分,对未来感到灰心、悲观和失望,解释后不能解除;4分,自动地反复诉述"我的病好不了啦"诸如此类的情况。

24.自卑感 1分,仅在询问时诉述有自卑感(我不如他人);2分,自动地诉述有自卑感;3分,患者主动诉述;"我一无是处"或"低人一等",与评2分者只是程度上的差别;4分,自卑感达妄想的程度,如"我是废物"或类似情况。

(二)评定注意事项

(1)适用于具有抑郁症状的成年患者。

(2)应由经过培训的两名评定者对患者进行 HAMD 联合检查。

(3)一般采用交谈与观察的方式,检查结束后,两名评定者分别独立评分。

(4)评定的时间范围:入组时,评定当时或入组前一周的情况,治疗后 2～6 周,以同样方式,对入组患者再次评定,比较治疗前后症状和病情的变化。

(5)HAMD 中,第 8、9 及 11 项,依据对患者的观察进行评定;其余各项则根据患者自己的口头叙述评分;其中第 1 项需两者兼顾。另外,第 7 和 22 项,尚需向患者家属或病房工作人员收集资料;而第 16 项最好是根据体重记录,也可依据患者主诉及其家属或病房工作人员所提供的资料评定。

(6)有的版本仅 21 项,即比 24 项量表少第 22－24 项,其中第 7 项有的按 0－2 分 3 级记分法,现采用 0－4 分 5 级记分法。还有的版本仅 17 项,即无第 18－24 项。做一次评定需 15－20 分钟。这主要取决于患者的病情严重程度及其合作情况,如患者严重阻滞时,则所需时间将更长。

(三)结果分析

总分能较好地反映病情严重程度的指标,即病情越轻,总分越低;病情越重,总分越高。按照 Davis JM 的划界分,总分＞35分,可能为严重抑郁;＞20 分,可能是轻或中等度的抑郁;如＜8分,患者就没有抑郁症状。一般的划界分,HAMD17 项分别为 24分、17 分和 7 分。

(四)评价 HAMD

(1)应用信度:评定者经严格训练后,可取得相当高的一致性。Hamilton 报道,对 70 例抑郁患者的评定结果,评定员间的信度为 0.90。全国 14 个协作单位,各协作组联合检查,两评定员间的一致性相当好,其总分评定的信度系数 r 为 $0.88\sim0.99$,P 值均 <0.01。

(2)效度:HAMD 总分能较好地反映疾病严重程度。国外报道,与 GAS 的相关,r 为 0.84 以上。国内资料报道,对抑郁症的评定,在反映临床症状严重程度的经验真实性系数为 0.92。

(3)实用性:HAMD 评定方法简便,标准明确。便于掌握,可用于抑郁症、躁郁症、神经症等多种疾病的抑郁症状之评定,尤其适用于抑郁症。然而,本量表对于抑郁症与焦虑症,却不能较好地进行鉴别,因为两者的总分都有类似的增加。

附录 C 治疗头痛的常用药物

邓燕玲

(一)镇痛药物

为一类选择性作用于中枢神经系统特定部位、能消除或减轻疼痛、同时可缓解疼痛引起的不愉快情绪的药物。

1. 阿片类镇痛药 阿片类镇痛药与脑内的阿片受体相结合，激活体内抗痛系统，提高痛阈，从而起到镇痛作用。此类药物包括吗啡(Morphine)、哌替啶(Pethidine、杜冷丁)、阿法罗定(Alphaprodine、安侬痛)、美沙酮(Methadone)、盐酸二氢埃托啡片(Dihydroetorphine、创伤止痛片)、芬太尼(Fentanyl)、可待因(Codeine)、纳布啡(Nalbuphin)、喷他佐辛(Pentazocine，镇痛新)、布托诺菲(butorphanol)等。这类药物止痛效果强，但不良反应也多，如镇静、呼吸抑制、恶心呕吐、便秘等，部分患者可能出现低血压、延长产程等。而最让医师担心的是产生耐受性和易依赖性(成瘾)，所以临床医师严格控制使用。

2. 其他镇痛药 包括曲马朵(Tramadol)、布桂嗪(Bucinperazine、强痛定)、四氢帕马丁(Tetrahydropalmatine)及罗通定(Rotundine)等。

(1)曲马朵:适用于中度以上急、慢性疼痛，长期应用也可成瘾。

(2)布桂嗪(强痛定):用于偏头痛、三叉神经痛、炎症性及外伤性疼痛、关节痛、痛经及晚期癌痛，有一定成瘾性。

(3)四氢帕马丁、罗通定:对慢性持续性钝痛效果好，对创伤或手术后疼痛或晚期癌痛的镇痛效果差，无明显的成瘾性，本类药物对产程及胎儿均无不良影响。

(二)解热镇痛抗炎药

这类药物又称为非甾体类抗炎药(non-steroidal anti-inflammatory drugs, NSAIDs),具有解热、镇痛及抗炎作用。可抑制前列腺合成酶(环氧化酶),使前列腺素合成减少。其镇痛机制是由于前列腺素可使神经末梢感受器对缓激肽等致痛因子增敏,这类药物通过抑制前列腺素合成而产生镇痛效果。具有中度镇痛作用,对中度钝痛效果较好。NSAIDs 适用于轻、中度疼痛,对炎症引起的疼痛尤为有效;对手术后的慢性疼痛有效;对中空脏器的疼痛效果不佳。比阿片类镇痛药镇痛作用弱,而不产生呼吸抑制、耐受性及成瘾性。NSAIDs 常见的不良反应为腹痛、腹泻、恶心、呕吐、溃疡、出血等,以及中枢神经系统、血液系统等不良反应,一般发生率相对低。扼要介绍几种药物。

1. 水杨酸类　常用的药物包括阿司匹林(Aspirin)、水杨酸钠(Sodium salicylate)、三柳胆镁(Choline magnesium)、双水杨酯(Salsalate)、二氟尼柳(Diflunisal)、柳氮磺吡啶(Sulfasalazine)、偶氮水杨酸(Olsalazine)等。

(1)阿司匹林片:每次服 0.3～0.6g,每日 2～3 次,或仅在需要时服 1 次。因该药有胃肠刺激,可选用肠溶阿司匹林,每片含阿司匹林 0.3g 或 0.5g。对阿司匹林过敏者忌用。其他制品,如新阿司匹林、阿司匹林精氨酸盐、赖氨酸阿司匹林等,作用机制相同。

(2)复方阿司匹林片(APC):含阿司匹林、非那西丁和咖啡因。每次 1～2 片,每日 2～3 次,或仅在需要时服 1 次。

(3)索密痛片:含非那西丁、氨基比林、咖啡因和苯巴比妥。每次 1～2 片,每日 3 次,或仅在需要时服 1 次。已知对本药过敏的患者,有活动性消化道溃疡/出血,或者既往曾复发溃疡/出血的患者禁用。

(4)萘普生(消痛灵片):本剂比阿司匹林的镇痛作用强 7 倍,解热作用强 22 倍,是一种高效低毒的消炎、镇痛及解热药物。每次 250mg(1 片),每日 2~3 次(每日量不超过 5 片)。

2. 苯胺类

(1)复方对乙酰氨基酚片:含阿司匹林、对乙酰氨基酚、咖啡因。成人每次 1~2 片,每日 3 次。胃溃疡患者禁用。本品为对症治疗药,用于解热不超过 3 天,用于镇痛不超过 5 天,症状不缓解,请咨询医师或药师。

(2)复方对乙酰氨基酚片(Ⅱ)(散利痛、散列通):含对乙酰氨基酚、异丙安替比林、咖啡因。成人每次 1~2 片,6 岁以上儿童每次 0.5~1 片,每日 3 次。溶血性贫血史者,严重肝肾功能不全患者禁用。本品为对症治疗药,用于解热连续使用不得超过 3 天,用于止痛不超过 5 天,症状未缓解请咨询医师或药师。

(3)酚咖片(加合百服宁):含对乙酰氨基酚、咖啡因。1 次 1 片,若症状不缓解,间隔 4~6 小时可重复用药 1 次,24 小时内不超过 4 次。不良反应较少,对胃无刺激性,不引起胃出血,偶见皮疹、荨麻疹、药物热及白细胞减少等,长期大量用药会导致肝、肾功能异常。

(4)贝诺酯片(Benorilate):又名扑炎痛、解热安、苯乐安。本品为对乙酰氨基酚与阿司匹林的酯化产物。每次 0.5~1.5g,每日 3~4 次。可引起呕吐、烧灼感、便秘、嗜睡及头晕等不良反应。用量过大可致耳鸣、耳聋。肝、肾功能不全患者和阿司匹林过敏者慎用。

3. 吲哚类乙酸类 包括吲哚美辛(Indomethacin,消炎痛)、舒林酸(Sulindac)、依托度酸(Etodolac)等。

(1)吲哚美辛肠溶片(消炎痛):每次 25mg,每日 3 次。若每日 75~100mg,试用 2~4 周仍不见效,应改用其他药物。夜间服用较易耐受,常在临睡前服用(100mg),白天服用其他易被耐受的 NSAIDs。孕妇、儿童、机械操作人员、精神失常、溃疡病、癫痫、帕金森病及肾病患者禁用。

(2)舒林酸(舒达宁):每日 300~400mg,分 1~2 次饭时服。

禁用于除幼年类风湿关节炎以外的其他儿童,妊娠及哺乳期妇女禁用。与降糖药同服可使空腹血糖下降明显。

4.芳香烷酸类　包括托美丁(Tolmetin)、双氯芬酸(Diclofenac)、甲芬那酸(Mefenamic)、甲氯芬那酸(Meclofenamicacid)等。

(1)双氯芬酸钾片(扶他捷、依柯、毕斯福、菲亚宁、依林):成人,每日 100～150mg;症状较轻者及 14 岁以上儿童,每日 75～100mg,分 2～3 次,饭前服用。消化道溃疡者禁用,对本品及其他非甾体抗炎药过敏者,阿司匹林或其他前列腺素合成酶抑制药引起哮喘、荨麻疹或急性鼻炎的患者禁用。

(2)双氯芬酸钠肠溶片(扶他林):成人常用量:每日 75～150mg,分 3 次服。对本品过敏者,对阿司匹林或其他非甾体抗炎药引起哮喘、荨麻疹或其他变态反应的患者,重度心力衰竭患者,有活动性消化道溃疡/出血,或者既往曾复发溃疡/出血的患者禁用。孕妇及哺乳期妇女不宜服用。14 岁以下儿童不推荐使用本品。

(3)甲氯芬那酸(抗炎酸、甲氯灭酸):每日 200～400mg,分 3～4 次服。可增强抗凝药的抗凝作用。对阿司匹林或其他非甾体抗炎药引起哮喘、荨麻疹或其他变态反应的患者禁用。

(4)甲芬那酸(扑湿痛、甲灭酸):首次 0.5g,以后每小时服 0.25g,用药不宜超过 1 周。哮喘患者慎用。妊娠期及哺乳期妇女禁用。

(5)萘普生(Naproxen,消痛灵):每次 0.2～0.3g,每日 2～3 次。长期服用耐受良好,主要不良反应为胃肠道轻度和暂时不适。偶见恶心、呕吐、消化不良、便秘、胃肠道出血、失眠或嗜睡、头痛、头晕、耳鸣、瘙痒、皮疹、血管神经性水肿、视觉障碍及出血时间延长,一般不需中断治疗。

(6)醋氯芬酸片(美诺芬、海欣):口服,用至少半杯水送下,可与食物同服。成人:每日 2 次,每次 50～100mg,或遵医嘱。每日推荐最大剂量为 200mg（4 片）。主要出现胃肠道不良反应（消化不良、腹痛、恶心和腹泻）。已知对本品过敏的患者，服用阿司匹林或其他非甾体抗炎药后引起哮喘、荨麻疹或过敏反应的患者，冠状动脉旁路移植术（CABC）、围术期疼痛的治疗，有应用非甾体抗炎药后发生胃肠道出血或穿孔病史的患者，有活动性消化道溃疡/出血，或者既往曾复发溃疡/出血的患者，重度心力衰竭患者禁用。在孕期后 3 个月禁用抗炎药。

5. 芳基丙酸类　包括布洛芬（Ibuprofen）、萘普生（Naproxen）、氟比洛芬（Flurbiprofen）、酮洛芬（Ketoprofen）、阿明洛芬（Alminoprofen）、非诺洛芬（Fenoprofen）。

（1）布洛芬（拔怒风、芬必得、美林）：成人常用量：每次 0.2～0.4g，每 4～6 小时 1 次，最大限量一般为每日 2.4g。小儿常用量：口服，每次按体重 5～10mg/kg，每日 3 次。对阿司匹林或其他非甾体类消炎药有严重过敏反应者禁用。孕妇及哺乳期妇女不宜用。

（2）氟比洛芬（凯纷）：每日 150～200mg，分 3～4 次服。重症可增至每日 300mg，分数次服。消化性溃疡者禁用。长期用药时应定期检查血象及肝、肾功能。妊娠期及哺乳期妇女的用药安全性尚未确定。

（3）阿明洛芬（必灭风）：首次 300mg，根据疗效可减量，每日 2～3 次，饭前服。不良反应较轻，偶有胃肠道不适。消化性溃疡及严重肝、肾功能障碍者禁用。15 岁以下儿童不宜应用。用药期间应定期查尿、血及肝、肾功能。

（4）非诺洛芬（苯氧布洛芬）：每次 0.2g，每 4～6 小时 1 次，成人最大日剂量为 3.2g。阿司匹林或其他非甾体类消炎镇痛药诱发的哮喘、鼻炎、风疹患者禁用。该药的肾毒性较高，每日服用量在 30g 以上时可导致急性肾衰竭。肝功能不全，肾功能不全，妊娠期及哺乳期妇女慎用。

6. 1,2-苯并噻嗪类

（1）美洛昔康（Meloxicam，莫比可）：每次 1 片，每日 1 次，如果需要，剂量可增至 2 片。本片剂最大建议剂量为 2 片。本品对胃肠道的刺激作用较小。对本品过敏、严重消化性溃疡、严重肝肾功能不全、孕妇、哺乳期妇女及 15 岁以下的儿童应禁用。本品可增加甲氨蝶呤和锂盐的血药浓度。

（2）吡罗昔康（Piroxica，炎痛喜康）：每次 20mg，每日 1 次；每次 10mg，每日 2 次，饭后服。每日剂量通常不超过 40mg，1 个疗程 2 周至 3 个月。半衰期为 45 小时。对本品过敏、消化道溃疡、慢性胃病患者禁用。术前和术后应停用。

7. 选择性 COX-2 抑制药　本类药物对胃肠道作用较小，口服吸收良好，生物利用度高，主要适用于治疗骨关节炎和类风湿关节炎，以及腰背疼痛。

（1）塞来昔布（Celecoxib，西乐葆）：每日 200mg，1 次或分 2 次服。

（2）依托考昔（Eloricoxib，安康信）：推荐剂量为 120mg，每日 1 次。本品 120mg 只适用于症状急性发作期，最长使用 8 日。

（三）曲普坦类

这类药物为选择性 5-HT 受体激动药，有严格的适应证（偏头痛及丛集性头痛）、剂量，也有明确的不良反应，要在专科医师指导下服用。

（1）舒马普坦（Sumatriptan，英明格，磺马曲坦）：选择性 5-HT 拟受体激动药，可抑制硬脑膜的神经源性炎症，抑制致痛和（或）扩张血管的神经递质的释放，阻断硬脑膜血管扩张和血浆蛋白外渗，抑制疼痛刺激的传入。适用于缓解偏头痛及丛集性头痛的剂型发作。成人每次 100mg，吞服，症状复发或持续可在 24 小时内加服，24 小时内总量不超过 300mg。儿童每次 2mg/kg，24 小时内总量不超过 6mg/kg。个别患者可出现恶心、呕吐、间歇血压增高及疲劳嗜睡；偶见肝、肾功能损害等不良反应。心律失常、缺血性心脏病、血压未控制者禁用。偏瘫型偏头痛和正在使用单胺氧化酶抑制药、5-HT 在吸收抑制药、锂盐治疗者禁用。老年人不建议使用。

（2）佐米曲普坦片（Zolmitriptan，佐米格、帝宁、卡曲、乐米欣）：选择性 5-HT$_{1B/1D}$ 受体激动药，通过激动颅内血管和三叉神经系统交感神经干上的 5-HT$_{1B/1D}$ 受体，引起颅内血管收缩，并抑制炎症神经肽的释放。适用于有/无先兆偏头痛的急性治疗。每次 2.5mg，24 小时内复发或症状持续再服仍有效。2 次服药间隔＞2 小时，反复发作时 24 小时内总量不超过 15mg。对本品任何成分过敏的患者、血压未经控制的患者、心律失常及缺血性心脏病患者禁用。使用本品 12 小时内避免使用 5-HT$_{1D}$ 激动药。

（3）那拉曲普坦（Naratriptan，那拉曲坦）：高选择性 5-HT$_{1B/1D}$ 受体激动药。适用于中、重度头痛剂型发作，也可作预防性用药。首剂 2.5mg，间隔 4 小时以上可重复用药，最大剂量每 24 小时 5mg。肝、肾功能损害时的最大剂量每 24 小时 2.5mg。对本品过敏者、脑血管疾病患者、缺血心脏病患者、未控制的高血压患者、周围血管疾病（包括缺血性肠病）、严重肝肾功能不全、偏瘫型或基底动脉性偏头痛患者、24 小时内用药麦角衍生物或其他 5-HT 受体激动药者、使用单胺氧化酶抑制药或停药不到 2 周者禁用。

（四）其他镇痛药

（1）盐酸洛美利嗪胶囊（后普、西瑞利）：适用于偏头痛的预防和治疗。成人每次 5mg（1 粒），每日 2 次，早饭后及晚饭后或睡眠前服用。根据症状适量增减，但 1 日剂量不可超过 20mg（4 粒）。困倦、眩晕、恶心、烧灼感、食欲缺乏、GOT、GPT、γ-GTP、LDH 上升等不良反应发生率低，毒性较小，耐受性良好。对本品过敏者、梗死急性期、颅内出血或有凝血倾向的患者、孕妇或可能怀孕的妇女禁用本品。

（2）苯噻啶（Pizotifen，新度美安）：为 5-HT 对抗药，主要用于偏头痛的预防和治疗，能减轻症状及发作次数，但对偏头痛急性发作无即刻缓解作用。可在第 1～3 日，每晚 0.5mg，第 4～6 天，每日中午及晚上各 0.5mg,第 7 天起 0.5mg,每日 3 次服。如病情基本控制,可酌情递减,每周递减 1 片到适当剂量维持。最常见不良反应为嗜睡,故驾驶员、高空作业工作者慎用。其他不良反应有头昏、口干等。长期服用,适当注意血象变化。青光眼、前列腺肥大患者及孕妇忌用。

(五)治疗头痛的非止痛药

使用该类药物目的是消除忧虑,加强镇痛药作用,减轻痛苦。前面已讲过,头痛的病因和发病机制很复杂,这些非镇痛药对头痛的治疗有帮助。然而它们是通过什么机制起作用的,有的比较清楚,有些尚不完全清楚;有的药效肯定,有些尚不十分确切。

(1)麦角胺咖啡因片:该药对 90% 的偏头痛患者有效,能使脑动脉血管的过度扩张和搏动恢复正常,从而减轻疼痛。但对偏头痛无预防和根治作用。每片含酒石酸麦角胺 1mg,咖啡因100mg。在偏头痛发作开始时,立即服 2 片,若头痛已达高峰时再服,难以见效。24 小时内不超过 6 片。有心血管病、肾病、肝病患者禁用。

(2)双氢麦角碱:对多巴胺和 5-羟色胺受体有兴奋作用,对 α肾上腺素受体有阻断效应。能改善受损的脑代谢,对脑血管的张力有稳定作用,因而能防治头痛(预防偏头痛)。每次 1～2mg,每日 3 次,宜饭前服。

(3)尼莫地平片:本品系作用于细胞膜的钙通道拮抗药,可与中枢神经的特异性受体相结合。可用于偏头痛、脑血管病性头痛和脑外伤后期的头痛等。每次 20～40mg,每日 3 次。

(4)氟桂利嗪(西比灵):本品是一种钙拮抗药,对 82% 的偏头痛患者有效,不良反应轻微,主要用于头痛的预防。因其作用维持时间长,每晚服 1 次(5～10mg)即可。

(5)普萘洛尔:是一种 β-肾上腺素能受体阻滞药,主要用于治疗心律失常(如心动过速等),也可用来预防偏头痛。本品不宜与帕吉林合用,心动过缓、低血压患者忌用。适应证由专科医师掌握。每片 10mg,每次 5～10mg,每日 3 次。

(6)布拉洛尔(Bupranolol)又名氯甲苯心安 Betadran,Beta-drenol:主要阻断 β_1、β_2 受体,无内在拟交感活性。用于防治偏头痛发作,治疗灼性神经痛、红斑性肢痛病、抗精神病药物所致的药源性静坐不能、焦虑症、精神分裂症、震颤等。每次 10～20mg,每日 3 次。有恶心、呕吐、腹泻、疲倦、嗜睡、皮疹不良反应等;过量可致心动过缓、传导阻滞和低血压等。支气管哮喘、房室传导阻滞、心力衰竭、低血压、肝功能减退者忌用。

(7)德巴金:每次 500mg,每日 1 次,连续 2 个月,能降低偏头痛发作频率 50%以上,同时头痛程度也显著减轻。

(8)地西泮片(安定片):具有镇静及抗焦虑作用,可消除精神紧张和不安。对镇痛药有协同作用。每片 2.5mg,每次 1～2 片,每日 2～3 次,或每晚服 5mg。

(9)硝西泮片:本剂具有镇静、催眠及抗癫痫作用。作用比安定强,且维持时间长。每晚服 5～10mg,或遵医嘱。

(10)乙哌利松(妙纳):是一种肌肉松弛药,可以减轻紧张性头痛,口服从小剂量开始,逐渐加量到 1 片(50mg),每日 3 次。

(11)黛力新:是一种抗焦虑药物,和 5-羟色胺再摄取抑制药比较,有起效迅速的特点,可以快速改善功能性头痛。

(12)γ-酪氨酸(GABA):γ-酪氨酸广泛分布于人体,脑组织浓度最大(以黑质、苍白球、大脑皮质、小脑齿状核等部位较多),肝、肾、胰、肌肉、视网膜等都有少量。参与神经组织代谢,能增强葡萄糖磷酸酯酶的活性,恢复脑细胞功能,促进大脑新陈代谢。它是中枢神经系统的一种抑制性化学递质,对某些类型的癫痫有较好的疗效。它可与血氨结合生成尿素排出,具有降血氨作用。可用于癫痫性头痛、功能性头痛、脑外伤后头痛、脑血管病性头痛等。每次 0.5～1.0g,每日 3 次,口服不良反应很少见。

(13)奥卡西平片(或卡马西平):本药为抗癫痫和治疗三叉神经痛药物,对头面部疼痛有效。每次 0.3g,每日 2～3 次,(日极量

2.4g)。安全性比卡马西平好,较少发生过敏反应。

(14)具有镇痛作用的中药:天麻素片、元胡止痛片、七叶莲片、活血止痛片、活血止痛散(具体用法,详见说明书)。

附:治疗偏头痛的药物

美国神经病学学会(AAN)和美国头痛学会(AHS)专家组分析了历年发表的关于偏头痛的用药研究,总结概括了防治成人发作性偏头痛的用药指南,根据循证医学的要求将用药分为三个推荐等级。注:A 级推荐表示强烈推荐,B 级推荐为其次,C 级推荐强烈程度更低。

A 级推荐药物:双丙戊酸钠、丙戊酸钠、托吡酯、美托洛尔、普萘洛尔、噻吗洛尔、蜂斗菜等药物可有效预防偏头痛的发作,降低其发作频率和严重性;夫罗曲坦可有效预防月经性偏头痛;拉莫三嗪可有效缓解偏头痛症状,但无预防作用。

B 级推荐药物:非诺洛芬、布洛芬、酮洛芬、萘普生、萘普生钠、MIG-99(野甘菊)、镁、核黄素和皮下注射组胺很可能对偏头痛有预防作用。孟鲁司特也可作为治疗偏头痛的用药,但很可能没有预防作用。

C 级推荐药物:赛庚啶、辅酶 Q_{10}、雌激素、甲芬那酸和氟比洛芬可能会对缓解偏头痛有效;阿司匹林、吲哚美辛、ω-3 脂肪酸等药物是否有预防偏头痛的作用,目前尚存在争议。